高等职业教育中医药类创新教材

中医诊断学

（供中医学、针灸推拿、中医骨伤、中医康复技术等专业用）

主　编　吴慧娟　赵桂芝　张明丽
副主编　尚云冰　平　凡　郭淑婧　贺　敏
编　委　（以姓氏笔画为序）
　　　　平　凡（江苏卫生健康职业学院）
　　　　孙景环（重庆市江津区中医院）
　　　　吴慧娟（遵义医药高等专科学校）
　　　　张方毅（南阳医学高等专科学校）
　　　　张明丽（南阳医学高等专科学校）
　　　　林　晶（福建卫生职业技术学院）
　　　　尚云冰（山东中医药高等专科学校）
　　　　赵桂芝（山东中医药高等专科学校）
　　　　祖　琦（山东中医药高等专科学校）
　　　　贺　敏（重庆三峡医药高等专科学校）
　　　　郭淑婧（菏泽医学专科学校）
　　　　赖　蕾（重庆医药高等专科学校）
　　　　谭忠乐（重庆三峡医药高等专科学校）
主　审　王农银（遵义医药高等专科学校）

中国健康传媒集团
中国医药科技出版社

内容提要

本教材是高等职业教育中医药类创新教材之一，根据高职高专院校中医药类专业的中医诊断学教学大纲的基本要求和课程特点编写而成，内容上涵盖诊法、辨证、诊断综合运用方法与思路，以及病案书写等内容。本教材具有重视技能、严守考纲、强调实用、融入思政、学考结合等特点，突出必需够用，体现职业核心能力培养。本教材为书网融合教材，配套有视频、教学课件、题库等数字资源，使教学资源更加多样化、立体化。本教材供中医学、针灸推拿、中医骨伤、中医康复技术等专业用。

图书在版编目（CIP）数据

中医诊断学 / 吴慧娟，赵桂芝，张明丽主编 . —北京：中国医药科技出版社，2022.8（2024.7 重印）
高等职业教育中医药类创新教材
ISBN 978-7-5214-3191-9

Ⅰ.①中…　Ⅱ.①吴…②赵…③张…　Ⅲ.①中医诊断学—高等职业教育—教材　Ⅳ.①R241

中国版本图书馆 CIP 数据核字（2022）第 078654 号

美术编辑　陈君杞
版式设计　南博文化

出版　**中国健康传媒集团** | 中国医药科技出版社
地址　北京市海淀区文慧园北路甲 22 号
邮编　100082
电话　发行：010-62227427　邮购：010-62236938
网址　www.cmstp.com
规格　889×1194mm $\frac{1}{16}$
印张　14
彩插　3
字数　411 千字
版次　2022 年 8 月第 1 版
印次　2024 年 7 月第 3 次印刷
印刷　三河市万龙印装有限公司
经销　全国各地新华书店
书号　ISBN 978-7-5214-3191-9
定价　**56.00 元**

获取新书信息、投稿、为图书纠错，请扫码联系我们。

代爱英（菏泽医学专科学校教务处处长）

刘　亮（遵义医药高等专科学校教务处副处长）

兰作平（重庆医药高等专科学校教务处处长）

王庭之（江苏医药职业学院教务处处长）

张炳盛（山东中医药高等专科学校教务教辅党总支原书记）

张明丽（南阳医学高等专科学校中医系党委书记）

苏绪林（重庆三峡医药高等专科学校中医学院院长）

王　旭（菏泽医学专科学校中医药系主任）

于立玲（山东医学高等专科学校科研处副处长）

冯育会（遵义医药高等专科学校中医学系副主任）

万　飞（重庆医药高等专科学校中医学院院长）

周文超（江苏医药职业学院医学院党总支书记）

办公室主任

范志霞（中国医药科技出版社副总编辑、副经理）

徐传庚（山东中医药高等专科学校中医系原主任）

数字化教材编委会

出版说明

中医药职业教育是医药职业教育体系的重要组成部分，肩负着培养中医药行业多样化人才、传承中医药技术技能、促进就业创业的重要职责。为深入贯彻落实国务院印发的《中医药发展战略规划纲要（2016—2030年）》《国家职业教育改革实施方案》和教育部等九部门印发的《职业教育提质培优行动计划（2020—2023年）》等文件精神，充分体现教材育人功能，适应"互联网+"新时代要求，满足中医药事业发展对高素质技术技能中医药人才的需求，在"高等职业教育中医药类创新教材"建设指导委员会的指导下，中国医药科技出版社启动了本套教材的组织编写工作。

本套教材包含21门课程，主要特点如下。

一、教材定位明确，强化精品意识

本套教材认真贯彻教改精神，强化精品意识，紧紧围绕专业培养目标要求，认真遵循"三基""五性"和"三特定"的原则，在教材内容的深度和广度上符合中医类专业高职培养目标的要求，与特定学制、特定对象、特定层次的培养目标相一致，力求体现"专科特色、技能特点、时代特征"。以中医药类专业人才所必需的基本知识、基本理论、基本技能为教材建设的主题框架，充分体现教材的思想性、科学性、启发性、先进性和适用性，注意与本科教材和中职教材的差异性，突出理论和实践相统一，注重实践能力培养。

二、落实立德树人，体现课程思政

党和国家高度重视职业教育事业的发展，落实立德树人是教材建设的根本任务。本套教材注重将价值塑造、知识传授和能力培养三者融为一体，在传授知识和技能的同时，有机融入中华优秀传统文化、创新精神、法治意识，弘扬劳动光荣、技能宝贵、创造伟大的时代风尚，注重加强医德医风教育，着力培养学生"敬佑生命、救死扶伤、甘于奉献、大爱无疆"的医者精神，弘扬精益求精的专业精神、职业精神、工匠精神和劳模精神，以帮助提升学生的综合素质和人文修养。

三、紧跟行业发展，精耕教材内容

当前职业教育已经进入全面提质培优的高质量发展阶段。教育部印发的《"十四五"职业教育规划教材建设实施方案》强调：教材编写应遵循教材建设规律和职业教育教学规律、技术技能人才成长规律，紧扣产业升级和数字化改造，满足技术技能人才需求变化，依据职业教育国家教学标准体系，对接职业标准和岗位能力要求。本套教材编写以学生为本，以岗位职业需求为标准，以促进就业和适应产业发展需求为导向，以实践能力培养为重点，增加实训内容和课时的设置，力争做到课程内容与职业标准对接、教学过程与生产过程对接，突出鲜明的专业特色。内容编写上注意与时俱进，注重吸收融入行业发展的新知识、新技术、新方法，以适应当前行业发展的趋势，实现教材与时代的融合，以提高学生创造性解决实际问题的能力。

四、结合岗位需求，体现学考结合

为深入贯彻执行《国家职业教育改革实施方案》中推动的1+X证书制度，本套教材充分考虑学生考取相关职业资格证书、职业技能等级证书的需要，将岗位技能要求、劳动教育理念、国家执业助理医师资格考试等有关内容有机融入教材，突出实用和实践。教材理论内容和实训项目的设置涵盖相关考试内容和知识点，做到学考结合，满足学生在学习期间取得各种适合工作岗位需要的职业技能或资格证书的需求，以提升其就业创业本领。

五、配套数字教材，丰富教学资源

本套教材为书网融合教材，编写纸质教材的同时，重视数字资源配套增值服务的建设，通过教学课件PPT、思维导图、视频微课、题库等形式，丰富教学资源，利用中国医药科技出版社成熟的"医药大学堂"智能化在线教学平台，能够实现在线教学、在线评价、在线答疑、在线学习、在线作业、在线考试、在线互动等功能，极大提升教学手段，满足教学管理需要，为提高教育教学水平和质量提供支撑。

六、以学生为本，创新编写形式

本套教材在编写形式上坚持创新，在内容设置上注重模块化编写形式，整套教材设立相对统一的编写模块，模块设计分为"必设模块"和"选设模块"两种类型。"必设模块"是每本教材必须采用的栏目，使整套教材整齐划一。"选设模块"是每本教材根据课程的特点自行设计，目的是增强课堂互动和教材的可读性，提高学习的目的性和主动性。模块设置注重融入中医经典，融入课程思政，融入职业技能与中医助理执业医师资格考试内容，凸显本轮中医学专业教材编写的"传承创新"特色。

为编写出版一套高质量的精品教材，本套教材建设指导委员会的专家给予了很多宝贵的、建设性的指导意见，参编的几十所院校领导给予了大力支持和帮助，教材的编写专家均为一线优秀教师，他们业务精良，经验丰富，态度认真严谨，为本套教材的编写献计献策、精益求精、无私奉献，付出了辛勤的汗水和努力，在此一并表示衷心感谢。

本套教材目标明确，以满足高等职业院校中医药类专业教育教学需求和应用型中医药学人才培养目标要求为宗旨，旨在打造一套与时俱进、教考融合、特色鲜明、质量优良的中医类高职教材。希望本套教材的出版，能够得到广大师生的欢迎和支持，为促进我国中医类相关专业的职业教育教学改革和人才培养做出积极贡献。希望各院校师生在教材使用中提出宝贵意见或建议，以便不断修订完善，为下一轮教材的修订工作奠定坚实基础。

中国医药科技出版社

2022年6月

本教材编写严格遵循教学大纲及中医执业助理医师资格考试大纲的要求，以科学性、先进性、实用性为指导原则，坚持服从并服务于满足中医药事业发展对高质量中医药技术技能型人才的需求。

本教材内容主要包括诊法篇、辨证篇、综合运用篇三个部分。诊法篇重点阐述"望、闻、问、切"四诊的方法和注意事项，以及一些重要症状和体征的临床意义，主要是为辨证部分打基础。辨证篇主要介绍八纲辨证、病因辨证、气血津液辨证、脏腑辨证、六经辨证、卫气营血辨证、三焦辨证几种重要的辨证方法，突出各个证候的概念、临床表现、证候分析和辨证要点以及类证鉴别要点。综合运用篇包括诊断综合运用方法与思路、中医病历书写。本教材为了增强学生的学习趣味性和可读性，并切合"互联网＋"创新思想，增设了重点知识回顾、视频、课件、题库等大量数字资源。重点知识回顾以思维导图形式对章节重点知识进行梳理，并以"★"标出执业助理医师资格考试的重点内容，并在每个章节后增设一些执业助理医师资格考试的模拟题，有助于学生复习备考。为落实立德树人的根本任务，在教材中增设"思政课堂"版块，以满足当代职业教育的思政要求。本教材适用于高等职业教育专科层次的中医学、针灸推拿、中医骨伤、中医康复技术等专业用，亦可作为中医执业助理医师资格考试的参考用书。

本教材编写分工如下：绪论、第四章由郭淑婧编写，第一章第一、二节由赖蕾编写，第一章第三、四节由张明丽编写，第一章第五节由贺敏编写，第二章、第六章由祖琦编写，第三章与第七章第一、二节由吴慧娟编写，第五章由赵桂芝编写，第七章第三、四节与第九章由尚云冰编写，第八章第一节、第三节由平凡编写，第八章第二节、第四节由张方毅编写，第八章第五、六节由谭忠乐编写，第十章由林晶编写，第十一章由孙景环编写。数字资源中，第一章目标检测答案由张明丽编写，第一章习题由张明丽、贺敏、赖蕾编写，其余数字资源编写分工同纸质教材。

本教材的编写得到了中国医药科技出版社、各参编单位，以及提供图片等资料的临床医务工作者的大力支持。编者在编写过程中还参阅了多位专家和学者的著作、期刊以及相关资料，在此对支持本教材编写的各单位、专家表示衷心的感谢！虽然编者在教材编写过程中以严谨、认真、求实的态度做了大量工作，但由于编者水平所限，书中难免存在疏漏与不足之处，敬请各院校师生以及广大读者提出宝贵意见和建议，以便进一步修订与完善。

《中医诊断学》编委会

2022 年 5 月

CONTENTS **目录**

辨 证 篇

综合运用篇

绪　论

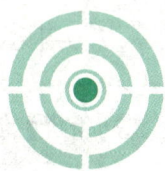

PPT

学习目标

知识要求：

1. 掌握中医诊断学的概念、基本内容、中医诊断学的原则。
2. 熟悉中医诊断学的地位、基本原理。
3. 了解中医诊断学的发展简史和学习方法。

技能要求：

1. 熟练掌握病、证、症的区别与联系。
2. 学会判断什么是病、什么是证、什么是症。

一、中医诊断学的概念

诊，即诊察了解；断，即分析判断。"诊断"，就是通过医生对病人进行的望、闻、问、切等检查，进而掌握病情资料，以求对患者的健康情况、疾病本质进行准确辨别，并对其患病情况做出概括性判断。

中医诊断学，是在中医理论指导下，研究诊察病情、判断病种、辨明证候的基础理论、基本知识、基础技能的一门学科。中医诊断学是中医专业的基础课程，是中医理论引申至临床各科的桥梁课程，也是中医各专业课程体系内的主干课程。

二、中医诊断学的发展简史

关于中医诊断学的理论和方法，起源很早。

公元前五世纪，《史记·扁鹊仓公列传》中记载著名医家扁鹊"切脉、望色、听声、写形，言病之所在"，为人诊病。

在《黄帝内经》中，从诊法上论述望神、察色、闻声、问病、切脉、诊尺肤等内容，且提出诊断时必须结合内外致病因素全面考虑。《素问·疏五过论》提出："凡欲诊病者，必问饮食居处，暴乐暴苦。"为中医诊断的四诊法奠定了理论基础。《难经》提出了"独取寸口"的诊脉方法。

西汉时期，名医淳于意首创"诊籍"（即病案），并开始记录病人的姓名、居址、病状及方药等，作为诊病资料以及复诊参考。

东汉时期，伟大的医学家张仲景（张机）著作《伤寒杂病论》，将病、脉、证、治相结合，作出诊病、辨证、论治的规范，创立了六经辨证的论治体系。

西晋时期，王叔和著《脉经》，集汉以前脉学之大成，既阐明脉理，又分述寸口、三部九候、二十四脉等，是我国最早的脉学专著。

隋代巢元方编撰的《诸病源候论》，该书是我国第一部论述病源及证候诊断的专著，其中记载疾病证候1739论。

唐代名医孙思邈在《备急千金要方·大医精诚》中提出："五脏六腑之盈虚，血脉营卫之通塞，固非耳目之所察，必先诊候以审之。"

宋、金、元时期，中医诊断学又有了新发展，宋代陈无择在《三因极一病证方论》中论述了内因、外因、不内外因三因，本书是病因辨证理论与方法较完备的著作。敖氏所著、杜清碧增补的《敖氏伤寒金镜录》，为我国现存最早的舌诊专著。危亦林在《世医得效方》中，论述了"十怪脉"。

明清时期，关于中医诊断学四诊和辨证的研究，取得了不少成就，其中脉诊与舌诊为突出。明代李时珍著《濒湖脉学》，撷取诸家精华，详分27脉，编成歌诀，言简意赅，便于诵习，备受后人推崇。脉学更有《诊家正眼》《脉诀汇辨》《三指禅》《洄溪脉学》《脉要图注详解》等脉诊专著。《伤寒观舌心法》《伤寒舌鉴》（载有120舌图）、《舌鉴辨证》（载图149幅）、《舌胎统志》等对望舌辨证多有研究。

明代张景岳著《景岳全书》，该书内容丰富，论述精辟，其中所言"脉神章""十问歌""二纲六变"等，对后世影响颇深。

明清时期发展了温病辨证。叶天士《外感温热篇》首创卫气营血辨证，吴鞠通作《温病条辨》创三焦辨证，皆详细阐释了温病的特征与传变规律。

近代，中医诊断学不仅有多种诊断专著和教材相继出版，还运用现代科学技术手段对中医诊断进行实验研究，并取得了一定成就。

🍏 **思政课堂**

大医精诚

《大医精诚》一文出自唐代名医孙思邈的《备急千金要方》。文中对于从医者的"医德"提出了要求，并从两个方面论述：一是"精"，指的是作为医者，首要具有精湛的医术，诊病治病，"无得参差"并"必须博极医源，精勤不倦"。二是"诚"，指的是作为医者，还要具有高尚的品德，对待病人，不论贫富贵贱，皆要做到一视同仁，对病人的痛苦能感同身受，且"不得恃己所长，专心经略财物""不得以彼富贵，处以珍贵之药"。

《大医精诚》在后世一直广为流传，在当代也是我们从医者的行为准则。

三、中医诊断学的主要内容

中医诊断学的主要内容，包括诊法、辨证、诊病和病历书写等。

（一）诊法

诊法，主要包括望、闻、问、切四种基本诊察方法。张景岳："诊，视也，察也，候脉也。凡切脉望色，审问病因，皆可言诊。"

望诊，指的是医生运用视觉，有目的地观察患者的神、色、形、态、身体整体与局部及分泌物、排泄物的外观变化，从而获得病情资料、测知脏腑病变的方法。闻诊，是指通过听病人的语言、呼吸、咳嗽等声音，嗅患者发出的异常气味等判断病情的诊察方法。问诊，是指通过对病人或陪诊人员有目的的询问（如病史、自觉症状等），以了解病情及有关情况的方法。切诊，是指通过切脉及按触患者身体的某些相关部位，以测知脉象变化和身体的异常征象，从而掌握病体变化情况的诊察方法。

医生通过四诊所收集到的病情资料主要包括症状和体征。症状，指患者主观感觉到的痛苦或者不适，比如头痛、腰痛、目眩等。体征，指经过检查而检测出的异常征象，比如面色红、舌质红、脉弦等。症状和体征也可称作"症"，是中医判断病种、辨别证候的重要依据。

（二）辨证

证，是中医特有的诊断概念，是指机体在疾病发展过程中，某一阶段的病理性概括。证是对疾病目前本质做出的结论，包括对病因、病位、病性、邪正盛衰的概括。

证名，是对证本质的概括，包括病因、病位、病机等。比如肝肾阴虚证、气分热盛证等。

证候，是指证所表现出的存在联系的症状和体征群。如风寒表证的证候是：恶寒重，发热轻，头身疼痛、无汗、脉浮紧。

辨证，是指在中医理论指导下，对临床所得患者的症状、体征等资料进行辨别、分析、综合，以判断出证候、并揭示出疾病本质的诊断思维过程。

中医诊断学辨证包括八纲、病因、气血津液、脏腑、六经、卫气营血、三焦辨证等。

（三）诊病

诊病，也可称辨病，指的是在中医诊断中对疾病的病种作出判断、得出病名的诊断思维过程。

疾病的病名，指的是对该具体疾病整个过程的特点、规律所做的概括与抽象结论。比如麻疹、感冒、中风、不寐等。

诊病为临床相关各科应具体讨论的主要内容，每种疾病的发生，都有其病因、相关的脏腑部位、相应病机，并以特定病状表现在外，有一定的传变规律。在中医诊断学中，主要初步介绍病名与分类等知识，对疾病深入探讨将在中医内、外、妇、儿各科中论述。

（四）病案撰写

病案，指的是对患者临床相关诊疗情况等的书面记录，又可称病历、诊籍。

病案要求把患者的详细病情、病史及治疗经过、结果等，皆如实记录。它是临床一个重要的组成部分，临床各科都应具有完整的病案记录。

病案也可反映出医务工作者的学术水平及工作态度。

四、中医诊断学的基本原理和原则

（一）中医诊断学的基本原理

古代医家在整体观念的认识基础上，形成了中医诊断的基本原理。中医学认为，人体疾病之病变大多蕴含在内。如若仅通过望其外、听其声、嗅其味、切其脉、问其所苦去审察病情，而不能直接找到病之所在及变化，则无法判断出病之本质。

中医诊断之基本原理，就在于司外揣内，见微知著，以常衡变。《素问·阴阳应象大论》中言："以我知彼，以表知里，以观过与不及之理，见微得过，用之不殆。"

1. **司外揣内**　司，察也；揣，推测也；外，指的是病表现在外的特点；内，指的是脏腑气血阴阳发生在内的病变本质。

《灵枢·本脏》中言"视其外应，以知其内脏，则知病矣"。《灵枢·论疾诊尺》所谓"从外知内"。司外揣内，指的是通过观察患者反映于外的病理现象（症状、体征），可以测知内在脏腑的变化情况。

比如，通过望神、色、形、态等，以察内在脏腑气血津液的情况变化。

2. 见微知著　"见微知著"出自《医学心悟·医中百问歌》。

微，指的是微小、局部的变化；著，指的是比较明显、整体的情况。见微知著，指的是医生通过病人某些局部、微小的变化，可以测知到整体病情的状况。比如，中医通过舌诊、脉诊等可以审察出病人全身气血盛衰情况，以判断出疾病预后，体现了中医诊断见微知著的思想。

患病机体的某些局部变化情况，可包含着人体整体的生理、病理信息。见微知著理论与现代"生物全息"的理论可谓不谋而合。

3. 以常衡变　常，指的是健康、生理的状态；变，指的是异常、病理的状态。以常衡变，指的是在认识到正常的基础上，发现太过或者不及的异常变化。其原理是通过健康人的标准和状态以衡量病人，进而发现病人的异常之处和病变所在。此原理即《素问·玉机真脏论》中言："五色脉变，揆度奇恒。"

健康与疾病情况不同，面色、舌象、脉象等各有不同。只有通过比较，才能发现哪些是正常的、哪些是异常的，从而认识到疾病的病变本质。

值得说明的是，中医诊断学是从对比中找差别，以常衡变这一比较方法，是相对而非绝对的。

（二）中医诊断学的基本原则

中医诊断疾病可看作是不断认识的一个过程。医生只有对疾病本质有正确的认识，才能对疾病进行正确诊治。病之情况变化，复杂多端；证候也有先后真假之区别，若是要正确诊断出疾病，除了熟练掌握中医理论，尚须遵循中医诊断学的原则。

中医诊断的基本原则，主要有整体审察、诊法合参、病证结合。

1. 整体审察　整体观念，是中医学的基本特点之一。中医学认为人体是一个协调统一的有机整体，人体内的脏腑与外在体表、五官、四肢是相互统一的，进而认识到人体整个机体与外界自然环境、社会环境也是统一的。

人体如果发生病变，从局部可以影响到全身。反之，全身的病变也可以反映至人体某一局部。人体外部有病，可以向内传至内在脏腑；若内脏有病，也可反映至外部。从病因来说，人受到精神情绪刺激，可以影响到内在脏腑的功能活动；内脏病变也可以给人造成精神情绪的异常。同时，人体疾病的发展变化也与自然界气候以及人所居处生活的外在环境密切相关。

医生诊察疾病时，既要审察局部、外在，又要审察整体、内在，还需要把患者与自然、社会环境相结合起来，只有充分考虑各种可能对人体产生的影响，才能做出疾病正确的诊断。

中医诊断中的整体审察，需要全面了解局部与全身的病情。

🌿 **知识拓展**

《名医类案》（朱丹溪病案）："一人小便不通，医用利药益甚，脉右寸颇弦滑。此积痰在肺，肺为上焦，膀胱为下焦，上焦闭则下焦塞，如滴水之器，必上窍通而后下窍之水出焉。以药大吐之，病如失。"

---

2. 诊法合参　古人诊断之时，皆强调需要望闻问切四诊并重，不能偏执。《医门法律》："望闻问切，医之不可缺一。"《四诊抉微》："然诊有四，在昔神圣相传，莫不并重。"

诊法合参，指的是医生在临证时，须将望、闻、问、切四诊收集的病情资料，进行综合分析、相互参照，才能做出全面、准确地病情诊断。诸法相参，方能见病知源。

诊法合参的道理，是因四诊诊察病情时的角度不同，有其不同的方法与意义，不能互相取代。比如患者年龄非问不知，脉之变化非切不辨。所以，只有结合四诊进行全面分析，方能做出正确诊断。

临床诊察病情时，医生实际上一直是四诊参合并用，不一定非按特定的顺序（问、望、闻、切或者望、闻、问、切）进行。

3. 病证结合　中医学认识中，"病"与"证"，是密切相关而又不同的两个概念。

病，指的是对疾病全过程的特点与其发展变化规律所做出的概括。证，指的是对疾病当前阶段的病位、病性等的病理性概括。中医诊断既要求辨病，也要求辨证。

辨病与辨证的意义不同。辨病，是辨整个病变过程中，总的、本质的发展规律，从疾病的发生、发展全过程，去纵向把握病情。病为整个过程的基本矛盾。辨证，是辨出疾病在发展过程中，某一阶段机体反应的病理，是从横向认识病情。证为当前疾病的主要矛盾。

病与证，对疾病认识反映的侧重面并不相同，两者不能彼此取代。中医诊断学强调要"辨病"与"辨证"相结合。只有二者结合，才有利于对疾病本质进行全面认识。

中医临证分析，既可以先辨病、再辨证，也可以先辨证、再辨病。

目标检测

答案解析

一、A1型选择题

1. 现流传的《敖氏伤寒金镜录》是由下列哪位医家增补（　　）
   A. 张仲景　　　　B. 杜清碧　　　　C. 巢元方　　　　D. 曹炳章　　　　E. 李时珍

2. 下列属于中医诊断学基本原理的是（　　）
   A. 病证结合　　　B. 整体审察　　　C. 司外揣内　　　D. 四诊合参　　　E. 天人合一

3. 下列属于中医诊断学的基本原则的是（　　）
   A. 辨证论治　　　B. 四诊合参　　　C. 见微知著　　　D. 治病求本　　　E. 调和阴阳

4. 头痛、口干，属于（　　）
   A. 证候　　　　　B. 病名　　　　　C. 症状　　　　　D. 体征　　　　　E. 证候名

5. 在认识到正常情况的基础上，发现某些太过或者不及的异常变化称作（　　）
   A. 司外揣内　　　B. 见微知著　　　C. 整体审察　　　D. 以常衡变　　　E. 辨证论治

6. 通过患者某些局部细微的变化，能诊察到整体病情的状况称为（　　）
   A. 司外揣内　　　B. 见微知著　　　C. 整体审察　　　D. 以常衡变　　　E. 辨证论治

二、B1型选择题

（1~2题共用以下选项）
   A. 症状　　　　　B. 体征　　　　　C. 证　　　　　　D. 病　　　　　　E. 疾病

1. "脉数"属于（　　）

2. "肝阳上亢"属于（　　）

（3~4题共用以下选项）
   A. 淳于意　　　　B. 张仲景　　　　C. 扁鹊　　　　　D. 李时珍　　　　E. 孙思邈

3. 创立"六经辨证"理论的医家是（   ）

4. 首创"诊籍"的医家是（   ）

三、简答题

1. 简述中医诊断学的基本原则。

2. 简述症、病、证、辨证各自的含义。

（郭淑婧）

书网融合……

知识回顾

诊法篇

第一章 | 望 诊

学习目标

知识要求：

1. 掌握全身望诊、局部望诊、舌诊的方法以及正常舌象的表现和望舌质、望舌苔的临床意义。

2. 熟悉望排出物、望小儿指纹、舌象的分析要点和舌诊的临床意义。

3. 了解舌诊基础。

技能要求：

会用望诊的方法收集病情资料，能判断望神的分类表现，会根据局部望诊判断其病因病机和其所主证候，会根据舌诊的表现推断其病因病机和所主证候，会通过小儿指纹表现推断其病因病机和所主证候。

望诊是医生运用自身视觉对身体外部进行有目的地观察，以了解健康状况，测知脏腑病变的方法。

《灵枢·本脏》所说："视其外应，以知其内脏，则知所病矣。"中医学认为，人体是一个有机的整体，人体外部与体内脏腑之间关系密切，局部的病变也可以影响全身，而体内脏腑、气血、经络变化必然通过体表相应部位表现出来。因此观察人体外在的表现可以作为测知体内脏腑、气血、经络的依据之一。

望诊被列为四诊之首，居于重要的地位。所以医生在诊察疾病时要充分利用自己的视觉观察能力，并在日常生活和临床实践中培养和提高自己的观察能力，通过经验的积累使望诊能力日益增强。

望诊的准确性除与医生掌握知识的程度和积累的临床经验有关外，还与以下几点密切相关。①光线充足，避免干扰：尽量在充足的自然光线下进行，如无自然光线，也应在日光灯下进行，避开有色光线及室温高低的干扰。②充分暴露，排除假象：充分暴露受检者受检部位以便于观察。对于个别与整体病情不符合的征象，应认真分析，排除假象。③四诊合参，综合判断：单纯望诊信息不够全面，注意将四诊所收集到的病史资料综合判断。

本章望诊主要内容包括五个部分：全身望诊、局部望诊、望排出物、望小儿指纹、舌诊。

👥 **岗位情景模拟 1**

某日一中年男性患者前来就诊，请阐述全身望诊的操作方法及内容。

答案解析

第一节 全身望诊

全身望诊是指医生在诊察患者时首先对患者的精神、色泽、形体、姿态等进行整体性的观察，以期对患者的病情获得总体印象。

医生要重视诊察患者时的第一印象，神形合参，在刚接触患者的短暂时间里敏锐观察，能对患者的病情轻重做出估计。

一、望神

神是人体生命活动的总称。神有"神气"和"神志"之分，"神气"指脏腑功能活动的外在表现，"神志"指人的精神活动。此处的望神是对"神气"和"神志"的综合判断，即通过观察人体生命活动的整体来判断病情。

（一）望神的原理

神的产生与人体精气和脏腑功能活动关系密切，神虽产生于先天之精，但也依赖后天之精的不断充养，当先后天之精充足，精气血津液充盛，脏腑组织功能正常，人体才能表现出有神。由此可见，精气是神的物质基础，神是精气的外在体现。因此，精气充足则体健神旺，抗病力强，患病轻，预后好；精气亏虚则体弱神衰，抗病力弱，患病重，预后差。所以，通过观察患者神的旺衰，可以了解患者体内精气的盛衰，从而推断病情的轻重，判断疾病的预后。如《素问·移精变气论》所说："得神者昌，失神者亡。"

（二）望神的要点

神是人体生命活动总的体现，具体表现在两目、色泽、神情、体态等方面，因此望神时主要观察以上几方面，除此之外还要结合语言、呼吸、舌象、脉象等进行综合判断。

（三）神的分类及判断

1. **得神** 又称"有神"。临床表现为神志清楚，反应灵敏，表情自然，两目灵活，明亮有神，面色荣润，含蓄不露，肌肉壮满，运动自如。提示精气充盛，神旺体健，为健康表现，或虽病但精气未衰，病轻易治，预后较好。

2. **少神** 又称"神气不足"。临床表现为精神不振，思维迟钝，少气懒言，两目乏神，面色少华，暗淡不荣，肌肉松软，动作迟缓。提示精气不足，脏腑功能减退，多见于虚证患者或疾病恢复期患者。

3. **失神** 又称"无神"。是邪盛神乱或精亏神衰的表现，常见于邪实或久病虚证患者。

（1）邪盛神乱而失神 临床表现为神昏谵语，躁扰不宁，循衣摸床，撮空理线；或猝然晕倒，两手握固，牙关紧闭。提示邪热亢盛，内陷心包，或肝风挟痰，上蒙清窍，闭阻经络，多见于危重症患者。

（2）精亏神衰而失神 临床表现为精神萎靡，意识迷糊，反应迟钝，两目晦暗，面色无华、晦暗暴露，手撒尿遗，肉削着骨。提示精气大伤，功能极度衰退，常见于慢性久病、重病患者。

4. **假神** 是指危重病患者精气极度衰竭，而突然出现某些症状"好转"的假象。如患者本已神识不清，而突然神识似清，欲见亲人，但精神烦躁；本已两目晦暗，突然目似有光但却浮光外露；本已面色晦暗暴露，突然颧红如妆；本已久不能食，突然索食且食量大增。提示脏腑精气极度衰竭，正气将脱，阴不敛阳，虚阳外越，阴阳离决，古人将其喻为"回光返照""残灯复明"，常见于危重病人临终前。

课堂互动 1-1

简述假神和病情好转的区别？

答案解析

5. **神乱**　指神识错乱失常。临床常表现为烦躁易怒，淡漠痴呆，狂躁不安，意识障碍等，常见于癫、狂、痴、痫、脏躁患者。

（1）烦躁易怒　患者烦躁不安，坐卧不宁，多言喜动，多属热证，多为里热炽盛或阴虚火旺，扰乱心神所致。

（2）淡漠痴呆　患者表情淡漠，神识痴呆，反应迟钝，哭笑无常，喃喃自语，悲观失望，多属阴证，多为气郁痰凝，痰浊蒙蔽心神，或先天禀赋不足所致，常见于痴呆、癫病。

（3）狂躁不安　患者狂躁妄动，少寐多梦，胡言乱语，打人骂詈，不避亲疏，登高而歌，弃衣而走，多属气郁化火生痰，痰火扰乱心神，常见于狂病。

（4）意识障碍　患者突然晕倒，口吐涎沫，发出怪叫声，两目上视，四肢抽搐，醒后如常，属痫病；或突然晕倒，醒后肢体活动障碍，口眼歪斜，言语謇涩属中风。多为脏腑气机失调，肝风夹痰，闭阻清窍所致。

二、望色

望色，又称色诊，是通过观察患者皮肤的色泽变化（主要是面部皮肤）来诊察病情的方法。

（一）色诊的原理

色诊历史悠久，最早在《黄帝内经》中就有关于色诊的记载，如《素问·阴阳应象大论》中说："善诊者，察色按脉，先别阴阳。"《灵枢·五色》中详细记载了面部分候脏腑，在临床诊察疾病中具有重要的意义。

1. **望面色的意义**　《灵枢·邪气脏腑病形》中说："十二经脉，三百六十五络，其血气皆上于面而走空窍。"首先心主血脉，其华在面，手足三阳经于头面部交会，故面部血脉丰富，脏腑气血上荣头面。其次面部皮肤娇嫩薄弱，皮肤外露，色泽变化易于观察。

2. **色泽的意义与关系**　望色，包括望皮肤的颜色和光泽。

（1）皮肤的颜色　一般分成青、赤、黄、白、黑五种颜色，简称五色。皮肤的颜色可反映体内气血的盛衰和运行，反映疾病的不同性质和脏腑的不同病证。五脏之色通常隐现于皮肤之中，当脏腑功能异常，则显露出相应的异常颜色。

（2）皮肤的光泽　指肤色的荣润或枯槁。面色荣润有光泽，提示脏腑精气未衰，属无病或病轻；面色晦暗枯槁，提示脏腑精气已衰，属病重。皮肤的光泽是脏腑精气盛衰的体现，对判断病情的轻重及预后具有重要意义。

3. **色诊分候脏腑**　《黄帝内经》中色诊分候脏腑分两种。

（1）五色分候脏腑　青为肝色，赤为心色，黄为脾色，白为肺色，黑为肾色。

（2）颜面分候脏腑　额部候心，鼻部候脾，左颊候肝，右颊候肺，颏部候肾（《素问·刺热论》）。

观察面部不同区域色泽变化，有利于确定病变的具体脏腑，临床应用中常将二者结合。

（二）常色和病色

1. **常色**　健康人面部皮肤的色泽，谓之常色。常色的特点是明润含蓄。明润指面部皮肤明亮润泽，是人体神旺精充、气血津液充足、脏腑功能正常的体现。含蓄指面色红黄隐隐，隐于皮肤之内，光泽之间，是人体精气内含不外泄的体现。如《四诊抉微》所说："内含则气藏，外露则气泄。"常色又分为为主色和客色。

（1）主色　又称正色，是人种族皮肤的正常色泽。主色为人生而即来的基本色泽，基本终生不变。但由于种族、禀赋的原因，主色也有偏青、赤、黄、白、黑的差异。我国大多数民族属于黄色人种，其主色的特点是红黄隐隐，明润含蓄。

（2）客色　因外界因素（如季节、昼夜、情绪等）的不同，或地域的差异，而微有相应变化的正常肤色（特别是面色），谓之客色。如春季面色稍青，夏季面色稍赤，长夏面色稍黄，秋季面色稍白，冬季面色稍黑。又如，长期户外工作者，面色可稍黑；长期室内工作者，面色可稍白。这些变化均属正常范围，除此之外，人的面色还可因情绪、运动、饮酒、水土等影响而发生变化，但只要具有明润含蓄的特点，均属常色范畴。

2. **病色**　疾病状态下面部皮肤的色泽，谓之病色。病色的特点是晦暗暴露。晦暗指面部皮肤晦暗无光泽，是脏腑精气衰竭，胃气不能上荣的体现。暴露指某种面色异常明显地显露于外，是真脏色外露或病色外现的体现。如肝病患者出现面青暴露，为真脏色外露；实热证见满面通红，为病色外现。病色又分为善色和恶色。

（1）善色　患者面色虽有异常，但仍光明润泽。提示病变轻浅，脏腑精气未衰，其病易治，预后较好，多见于新病、轻病、阳证。如黄疸病人面黄鲜明如橘皮，即为善色。

（2）恶色　患者面色异常，晦暗暴露。提示脏腑精气衰竭，其病难治，预后较差，多见于久病、重病、阴证。如鼓胀病人面色黄黑晦暗枯槁，即为恶色。

根据《素问·五脏生成》中的有关论述，将常色、病色之善、恶色列表鉴别如下（表1-1）。

表1-1　常色与病色之善、恶色鉴别表

五色	五脏	正常面色	善色	恶色
青	肝	如以缟裹绀	如翠羽	如草兹
赤	心	如以缟裹朱	如鸡冠	如衃血
黄	脾	如以缟裹栝蒌实	如蟹腹	如枳实
白	肺	如以缟裹红	如豕膏	如枯骨
黑	肾	以缟裹紫	如乌羽	如炲

（三）五色主病

病色分为青、赤、黄、白、黑五种，分别提示疾病的不同脏腑和不同性质。根据《灵枢·五色》记载，以五色分属五脏，其对应关系是"青为肝，赤为心，黄为脾，白为肺，黑为肾"。以五色反映疾病性质，"青黑为痛，黄赤为热，白为寒"。具体表现和主病如下。

1. **青色**　主寒证、气滞、血瘀、疼痛、惊风。多由寒凝气滞，或瘀血内阻，或疼痛剧烈，或因热盛动风，使面部脉络瘀滞所致。面色淡青或青黑者，属寒盛、痛剧。面色青灰，口唇青紫，肢凉脉微，属心血瘀阻，心阳暴脱，可见于真心痛。面色青黄，属肝郁脾虚。小儿眉间、鼻柱、唇周色青者多属惊风，可见于高热抽搐患儿。

2. **赤色**　主热证，亦见于戴阳证。多由邪热亢盛，面部气血充盈，脉络扩张或虚阳浮越所致。满面通红者，属外感热邪或脏腑热盛所致实热证。两颧潮红者，属阴虚阳亢所致虚热证。久病重病患者面色苍白，却时而泛红如妆，游移不定，是由于阴寒内盛，阴盛格阳，虚阳浮越所致，属戴阳证。

3. **黄色**　主脾虚、湿证。多由脾虚不运，或湿邪内蕴所致。面色萎黄者，多因脾气虚弱，气血生化乏源，属脾胃气虚，气血不足。面黄虚浮者，多因脾失健运，水湿内停，属脾虚湿蕴。面目一身俱黄者，为黄疸，其中面黄鲜明如橘皮者，属阳黄，乃湿热为患；面黄晦暗如烟熏者，属阴黄，乃寒湿为患。

4. **白色**　主虚证、寒证、失血。多由气虚血少，或阳衰寒盛，气血不荣所致。面色淡白无华，唇舌色淡，属血虚证或失血。面色㿠白或㿠白虚浮者，属阳虚证或阳虚水泛证。面色苍白属亡阳证或大失血，或阴寒内盛之实寒证。

5. **黑色**　主肾虚、寒证、水饮、血瘀、剧痛。多由肾阳虚衰，水寒内盛，或剧痛，经脉拘急，血行不畅所致。面黑暗淡，多因阳虚火衰，水寒不化，属肾阳虚。面黑干焦者，多因阴虚火旺，虚火灼阴所致，属肾阴虚。眼眶周围色黑者，属肾虚水饮或寒湿带下。面色黧黑，肌肤甲错者，多因瘀血日久所致。

（四）望色注意事项

1. **以常衡变**　望色时必须把患者的面色（或肤色）与健康人的常色比较，加以判断。
2. **四诊结合**　切不可凭色诊片面判断，须结合其余病情资料四诊合参。
3. **排除干扰**　面部色泽可因疾病而发生异常改变，还可因其他因素如气候、情绪、光线、饮食等发生变化，故色诊时还要注意排除上述因素的干扰，以免造成误诊。

三、望形

望形，又称望形体，是通过观察患者的形体强弱和胖瘦来诊察病情的方法。

（一）望形诊病的原理

《素问·三部九候论》中记载："必先度其形之肥瘦，以调其气之虚实。"《素问·经脉别论》也说："诊病之道，观人勇怯、骨肉、皮肤，能知其情，以为诊法也。"

人体以五脏为中心，躯体由筋、脉、肉、皮、骨五体构成。五脏精气充养五体，五脏精气的盛衰和强弱也可通过五体反映于外。一般情况下内外统一，内盛则外强，内衰则外弱。故可通过观察患者形体强弱胖瘦了解内在脏腑的虚实和气血的盛衰。

（二）望形体的内容

1. 形体强弱

（1）体强　表现为骨骼粗大，胸廓宽厚，肌肉充实，身强力壮，皮肤荣润，说明体魄强健，内脏坚实，气血充盛，不易患病，患病易愈，预后较好。

（2）体弱　表现为骨骼细小，胸廓狭窄，肌肉瘦削，筋弱无力，皮肤枯槁，说明体质虚弱，内脏脆弱，气血不足，容易患病，患病难愈，预后较差。

2. **形体胖瘦**　正常人体型适中，各组织部位匀称。过于肥胖或过于消瘦可能都是病理状态。判断人的胖瘦主要根据体重指数（BMI）。体重指数（BMI）=体重（kg）/身高（m）^{2}。成人BMI数值低于18.5提示过低；18.5~23.99提示正常；24~28提示超重；28~32提示肥胖状态；高于32提示过度肥胖，专家指出最理想的体重指数是22。

（1）肥胖　若形体肥胖，肌肉结实，胖而能食，神旺有力，为形气有余；若形体肥胖，肉散皮松，肥而食少，动则气喘，是形盛气虚。肥胖多因嗜食肥甘厚味，喜静少动，脾失健运，痰湿积聚所致，故有"肥人多痰湿"之说。

（2）消瘦　若形体消瘦，但精力充沛，神旺有力属健康人。形瘦食多，为阴虚火旺，中焦有火，后期多见瘿病、消渴等；形瘦食少，是气血亏虚，中气虚弱。消瘦多因脾胃虚弱，气血亏虚，或久病消耗等所致。由于消瘦者，形瘦皮皱，多属阴血不足，内有虚火的表现，故有"瘦人多火"之说。

四、望态

望态，又称望姿态。姿即姿势，态即动态，指通过观察患者的姿势和动态来诊察病情的方法。

（一）望态诊病的原理

患者的动静姿态都是疾病的外在表现。阳主动，阴主静。阳、热、实证患者，机体功能亢进，表现为躁动不安；阴、寒、虚证患者，机体功能衰退，多表现为喜静懒动。除此之外，不同的疾病常常迫使患者采取不同的姿势达到缓解痛苦的目的。因此，通过观察患者的动静姿态不仅可以推断疾病的性质，还有助于医生诊断疾病。

（二）望态的内容

1. 姿态异常

（1）坐姿　坐而仰首，喘逆气粗者，多见于哮病、肺胀、肺气壅滞；坐而喜俯，少气懒言者，多见于体弱肺虚。但坐而不得卧，或只能半卧，卧则咳喘气逆，呼吸困难者，多见于肺胀喘咳，或支饮。

（2）卧姿　但卧不得坐，坐则眩晕，多见于气血俱虚，脱血夺气。卧时面常向内侧，喜静懒动，多属阴、寒、虚证；卧时面常向外，躁动不安，多属阳、热、实证。仰卧伸足，去衣被者，多属实热证；蜷卧缩足，加衣被者，多属虚寒证。

（3）立姿　不耐久立，站立时常欲依靠他人或他物，多为气血亏虚；站立不稳，其态似醉，伴眩晕者，多属脑有病变或内风所致；站立（或坐）时常以手扪心，闭目不语，多见心悸或心绞痛；若以手护腹，俯身前倾，多为腹痛之征。

（4）行态　以手护腰，弯腰躬背，行动缓慢，多为腰腿病；行走时，突然止步不前，以手护心，多为心痛或脘腹疼痛；行走时身体动摇不定，是肝风内动或筋骨受损或脑有病变。

2. 动态异常
不同的疾病可产生不同的病态，通过观察患者肢体的异常动态可有助于疾病的诊断。患者唇、睑、指、趾颤动者，若见外感热病，多为动风先兆，或见于内伤虚证，多为气血不足，筋脉失养，虚风内动；猝然晕倒，不省人事，口眼歪斜，伴半身不遂者，属中风；猝然晕倒，不省人事，口吐涎沫，发出怪叫声，两目上视，四肢抽搐，醒后如常者，属痫病；颈项强直，两目上视，四肢抽搐，角弓反张者，属小儿惊风、破伤风、子痫、马钱子中毒等；恶寒战栗（寒战），见于疟疾发作，或伤寒、温病正邪剧争，欲作战汗之时。肢体无力，行动不便，多属痿证；关节拘挛，屈伸不利，多属痹病；儿童手足伸屈扭转，挤眉眨眼，努嘴伸舌，状似舞蹈，不能自主，多因气血不足，风湿内侵所致。

第二节　局部望诊

局部望诊是在全身望诊的基础上，根据病情和诊断的需要，对患者的某些局部进行更深入、细致的观察，以测知相应脏腑的病变情况。人体是一个有机整体，全身的病变可反映于局部，局部的病变也可影响全身，故通过观察局部的异常变化，有助于了解全身的病变。局部望诊的内容，包括望头面、五官、躯体、四肢、二阴、皮肤。

一、望头面

（一）望头部

头为精明之府，内藏脑髓，为元神所居之处；脑为髓海，肾主骨生髓，其华在发，发为血之余；头又为诸阳之会，脏腑精气皆上荣于头。故望头部主要可以诊察肾、脑的病变和脏腑精气的盛衰。望诊时重点观察头颅、囟门、头发的异常。

1. 头颅　头形的大小异常和畸形，多见于正值颅骨发育期的婴幼儿，可成为某些疾病的典型体征。头颅的大小以头围（头部通过眉间和枕骨粗隆的横向周长）来衡量，一般新生儿约34cm，6个月时约42cm，1周岁时约45cm，2周岁时约47cm，3周岁时约48.5cm。明显超出此范围者为头形过大，反之为头形过小。头形过大或过小常伴有一定程度智力发育障碍，若头型偏大或偏小，但智力发育正常者，一般无病理意义。

（1）巨颅　小儿头颅均匀增大，颅缝开裂，面部较小，呈倒三角形，双目呈落日征，伴智力低下者，多属先天不足，肾精亏虚，水液停聚于脑，常见于脑积水。

（2）小颅　小儿头颅颅缝早合，导致头顶尖突高起，脸部相对较大，伴智力低下者，多因先天不足，颅骨发育不良所致。

（3）方颅　小儿前额左右突出，头顶平坦，顶面观头颅呈方形，为肾精不足或脾胃虚弱，颅骨发育不良所致，可见于佝偻病、先天性梅毒患儿。

2. 囟门　囟门是婴幼儿颅骨未闭合时形成的骨间隙，有前囟、后囟之分。前囟呈菱形，约在出生后12~18个月内闭合，后囟呈三角形，在出生后2~4个月内闭合。囟门是观察小儿发育和营养情况的主要部位之一。

（1）囟填　即囟门突起。多属实证，多因温病火邪上攻，或颅内水液停聚，或脑髓有病所致。但小儿哭泣时囟门暂时突起为正常。

（2）囟陷　即囟门凹陷。多属虚证，多因吐泻伤津，或气血不足，或先天不足，脑髓失充所致。但6个月以内的婴儿囟门微陷属正常。

（3）解颅　即囟门迟闭。多因先天不足或后天脾胃虚弱，发育不良所致。多见于佝偻病患儿，常兼有"五软"（头软、项软、手足软、肌肉软、口软）、"五迟"（立迟、行迟、发迟、齿迟、语迟）等表现。

3. 头发　肾之华在发，发为血之余，故通过望发可以了解肾气和精血的盛衰。正常人发黑、稠密、润泽，是肾气充盛、精血充足的表现。

（1）发黄　小儿头发稀疏黄软，生长迟缓，甚至久不生发，多因先天不足，肾精亏虚；小儿发结如穗，枯黄无泽，伴面黄肌瘦，多属疳积。成人发黄干枯，稀疏易落，多属精血不足，可见于慢性虚损患者或大病后精血未复者。

（2）发白 青年白发，伴耳鸣、腰膝酸软等，属肾虚；伴有失眠健忘等，为劳神伤血；发白无任何不适者，为先天禀赋所致，不属病态。

（3）脱发 片状脱发，显露圆形或椭圆形光亮头皮，称为斑秃，多为血虚受风所致；青壮年头发稀疏易落，伴眩晕、健忘、腰膝酸软者，为肾虚；头发易落，伴头皮瘙痒、多屑、多脂者，为血热化燥所致。

（二）望面部

面部又称颜面，是脏腑精气上荣的部位，尤其是心之气血及心神活动外华之处。观察面部的色泽形态和神情表现，可以了解神的衰旺，诊察脏腑精气的盛衰。

1. 面形异常

（1）面肿 面部浮肿，多见于水肿病。其中眼睑颜面先肿，发病迅速者属阳水，多由外感风邪，肺失宣降所致；面色㿠白，发病缓慢者属阴水，多由脾肾阳衰，水湿泛滥所致。

（2）发颐 颧下颌上耳前肿起发红，伴恶寒发热、疼痛等症，为发颐，为阳明热毒上攻所致。

（3）腮肿 一侧或两侧腮部以耳垂为中心肿起，边缘不清，按之有柔韧感及压痛者，为痄腮，多因外感瘟毒之邪，多见于儿童，属传染病。

（4）口眼歪斜 突发一侧口眼歪斜，患侧面肌弛缓，额纹消失，眼不能闭合，鼻唇沟变浅，口角向健侧歪斜者，名曰口僻，为风邪中络。口眼歪斜兼半身不遂者，多为中风，为肝阳化风，风痰阻闭经络所致。

2. 特殊面容

（1）惊恐貌 指患者面部呈现恐惧状。多见于小儿惊风，狂犬病。

（2）苦笑貌 指患者面部呈现无可奈何的苦笑样状。多由于面部肌肉痉挛所致，可见于新生儿破伤风。

二、望五官

目、耳、鼻、口、舌五官，与五脏相关联。《灵枢·五阅五使》中记载："鼻者，肺之官也；目者，肝之官也；口唇者，脾之官也；舌者，心之官也；耳者，肾之官也。"故望五官的异常变化，可以了解脏腑的病变。望舌部分将在本章第五节中论述，故本处主要介绍目、耳、鼻、口唇、齿龈和咽喉的望诊内容。

（一）望目

古人将目的不同部位分属于五脏，如《灵枢·大惑论》曰："精之窠为眼，骨之精为瞳子，筋之精为黑睛，血之精为络，其窠气之精为白眼，肌肉之精为约束。"后世医家据此而归纳总结出"五轮学说"，即瞳仁属肾，称为水轮；黑睛属肝，称为风轮；两目眦血络属心，称为血轮；白睛属肺，称为气轮；眼睑属脾，称为肉轮（图1-1）。通过观察五轮的形色变化，可以诊察相应脏腑的病变。望目重点观察两眼的目神、目色、目形和目态，其中目神变化已在望神中介绍，这里主要介绍望目色、目形和目态的变化。

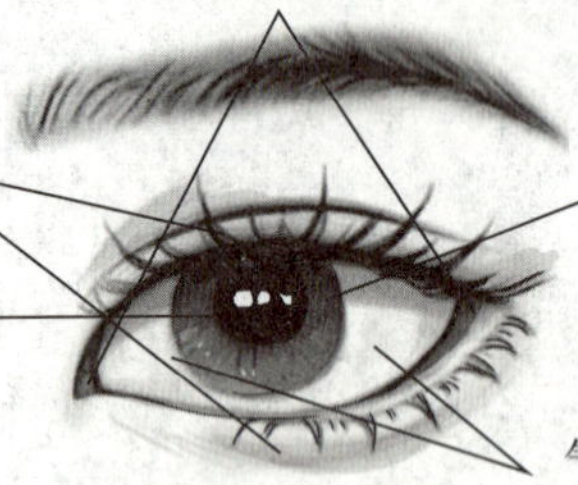

图1-1　目的五轮分布图

1. **目色**　《灵枢·论疾诊尺》中记载目色与五脏的关系："目赤色者病在心，白在肺，青在肝，黄在脾，黑在肾。"

目赤肿痛，多属实热证。白睛发红，为肺热或外感风热；两眦赤痛，为心火上炎；睑缘赤烂，为脾有湿热；全目赤肿，为肝经风热上攻。白睛发黄，为黄疸的主要标志，多由湿热或寒湿内蕴，肝胆疏泄失常，胆汁外溢。目眦淡白，属血虚、失血，是血不能上荣于目所致。目胞色黑晦暗，多属肾虚；眼眶周围色黑，常见于肾虚水泛，或寒湿下注；黑睛灰白混浊，称为目生翳，多因邪毒侵袭，或肝胆实火上攻，或湿热熏蒸，或阴虚火炎等，使黑睛受伤所致。

2. **目形**　目胞浮肿，多为水肿，因目胞属脾，脾喜燥恶湿，且该处组织较为疏松，故水肿可先见于目胞。眼窝凹陷，多见于伤津太过或气血虚衰的患者；若久病重病眼窝深陷，甚则视不见人，则为阴阳竭绝之候，属病危。眼球突出，兼咳喘气短者，属肺胀；兼颈前肿块，急躁易怒者，为瘿病。胞睑红肿，若睑缘肿起结节如麦粒，红肿不甚者，为针眼；若胞睑漫肿，红肿较重者，为眼丹，皆为风热邪毒或脾胃蕴热上攻所致。

3. **目态**　正常人双侧瞳孔等大等圆，直径为3~4mm，对光反应灵敏，眼球运动随意灵活。

（1）瞳孔缩小　直径小于2mm，可见于川乌、草乌、毒蕈、有机磷农药中毒以及某些西药导致的药物性瞳孔缩小等。

（2）瞳孔散大　直径大于5mm，可见于危重症患者，瞳孔完全散大，为脏腑功能衰竭，濒临死亡的重要体征；某些西药导致的药物性瞳孔散大，亦见于杏仁中毒。如一侧瞳孔逐渐散大，可见于温热病热极生风证、中风、颅脑外伤或颅内肿瘤等病。

（3）目睛凝视　又称目睛微定，指患者两眼固定，不能转动。固定前视者，称瞪目直视；固定上视者，称戴眼反折；固定侧视者，称横目斜视。多属肝风内动，或脏腑功能衰竭，或痰热内闭，属病重；瞪目直视还见于瘿气。

（4）昏睡露睛　指患者昏昏欲睡，睡后胞睑未闭而黑睛外露。多属脾胃虚衰，或吐泻伤津，以小儿为多见。

（5）胞睑下垂　又称睑废，指胞睑无力张开而上睑下垂。其中双睑下垂者，多为先天不足；单睑下垂者，多因脾气虚衰或外伤所致。

（二）望耳

肾开窍于耳，耳廓上有全身脏腑和肢体的反应点，耳廓上的一些特定部位与全身各部有一定的联系，其分布像一个在子宫内倒置的胎儿，头颅在下，臀足在上。当身体的某些部位出现病变时，在耳廓的相应部位可出现充血、变色、丘疹、水疱、糜烂等病理改变，可作为诊断的参考。

1. **耳之色泽** 正常人耳廓红润，提示气血充足。耳轮淡白，多为气血亏虚；耳轮红肿，多为肝胆湿热或热毒上攻；耳轮青黑，多为阴寒内盛或痛剧；耳轮干枯焦黑，多为肾精亏虚，可见于温病晚期肾阴耗伤及下消等病症；小儿耳背有红络，耳根发凉，多为麻疹前兆。

2. **耳之形态** 正常人耳廓厚大，是肾气充足的表现。耳廓瘦小而薄，多为先天不足；耳轮干枯萎缩，多为肾精耗竭，属病重；耳轮皮肤甲错，多见于瘀血日久。

3. **耳内病变** 耳内流脓水，称为脓耳，多由肝胆湿热熏蒸日久所致；脓耳后期转虚，则多为肾阴亏虚，虚火上炎。耳道局部红肿疼痛，为耳疖，多为邪热搏结于耳窍所致。

（三）望鼻

鼻又称明堂，为脾之所应，肺开窍于鼻。所以望鼻可以诊查肺和脾胃的病变，而且还可以判断脏腑的虚实、胃气的盛衰、病情的轻重以及预后。

1. **鼻之色泽** 正常人鼻色明润含蓄，是胃气充足的表现。鼻端微黄明润，多为新病而胃气未伤，属病轻；见于久病为胃气来复，属向愈；鼻端色白，多为气血亏虚，或失血患者；鼻端色赤，多为肺脾蕴热；鼻端色青，多为阴寒痛剧；鼻端色微黑，常是肾虚寒水内停之象；鼻端晦暗枯槁，多为胃气已衰，属病重。

2. **鼻之形态** 鼻头红肿生疮，多属胃热或血热；鼻端生红色粉刺，称为酒渣鼻，多为肺胃蕴热入络；鼻柱溃陷，多为梅毒或麻风恶候；鼻翼煽动，称为鼻煽，多见于痰热阻肺，常见于哮病、喘病，是肺失宣降，呼吸困难的表现。

3. **鼻内病变** 鼻流清涕多为外感风寒；鼻流浊涕多为外感风热；鼻流腥臭脓涕多为鼻渊，多见于外邪侵袭或胆经蕴热上攻于鼻所致；鼻孔干燥，黑如煤烟，多属高热日久或热毒已深；鼻腔出血，称为鼻衄，多因邪热灼伤鼻络，或外伤所致。鼻孔内赘生柔软、半透明的光滑小肉，堵塞鼻孔，气息难通者，为鼻息肉（鼻痔）。

（四）望口与唇

脾开窍于口，其华在唇，望口唇可诊察脾胃相关病变。

1. 望口

（1）**口之形色** 口角流涎，小儿多为脾虚湿盛，成人多为口僻。唇内和口腔黏膜出现灰白色小溃疡，周围红晕，局部灼痛者，为口疮，多由心脾积热上蒸；口腔黏膜糜烂成片，伴口气臭秽者，为口糜，多由湿热内蕴，上蒸口腔。小儿口腔、舌上出现片状白屑，状如鹅口者，为鹅口疮，多因湿热秽浊之气上熏口舌所致。

（2）**口之动态** 正常人口唇可随意开合。《望诊遵经》将口唇的异常动态归纳为"口形六态"。

口张，指口开而不闭，属虚证。口噤，指口闭而难开，牙关紧闭，属实证。口撮，指上下口唇紧聚，为邪正交争所致，可见于新生儿脐风，表现为撮口不能吮乳。口歪，指口角向一侧歪斜，见于口僻，属风邪中络；或见于中风，为风痰阻络。口振，指战栗鼓颔，口唇振摇，多为阳衰寒盛或邪正剧争，可见于外感寒邪，温病、伤寒欲作战汗，或疟疾发作。口动，指口频繁开合，不能自禁，常见于热极生风或脾虚生风。

2. 望唇

（1）**唇之色泽** 常人唇色红润，提示胃气充足，气血和畅。唇色淡白，为血虚或失血；唇色深红，多属热盛；口唇赤肿而干，多为热极；嘴唇呈樱桃红色，多见于煤气中毒；口唇青紫，多属瘀血；口唇青黑，多属寒盛、痛剧。

（2）唇之形态　口唇干裂，为津液亏虚，多属燥热伤津或阴虚液亏；口唇糜烂，多由脾胃积热上蒸口腔；唇边生疮，多由心脾积热上熏所致；唇内溃烂，色淡红，为虚火上炎；唇角生疮，伴麻木痛痒者，多为锁口疔；人中部生疔，多为人中疔；久病而人中沟变平，口唇翻卷不能覆齿，称"人中满唇反"，为脾气将绝的表现，属病危。

（五）望齿龈

齿为骨之余，骨为肾所主；龈护于齿，为手足阳明经分布之处，故望齿龈可诊察肾、胃的病变，以及体内津液的盈亏。其中温病学派对验齿非常重视，在阳明热盛和热伤肾阴的情况下，观察齿龈的润燥可以了解胃津、肾液的存亡情况。

1. 望牙齿

（1）牙齿色泽　正常人牙齿洁白润泽而坚固，是肾气充足，津液未伤的表现。若牙齿干燥，为胃阴已伤；牙齿光燥如石，为阳明热甚，津液大伤；牙齿燥如枯骨，多为肾阴枯竭，精不上荣，可见于温热病的晚期，属病重。

（2）牙齿动态　牙关紧急，多属风痰阻络或热极动风；咬牙龄齿，为热盛动风；睡中龄齿，多由胃热或虫积所致，亦可见于常人。

2. 望牙龈

（1）牙龈色泽　正常人牙龈淡红润泽，是胃气充足，气血调和的表现。牙龈淡白，多为血虚或失血；牙龈红肿疼痛，多为胃火亢盛，火热之邪循经上炎所致。

（2）牙龈形态　牙缝出血，称为齿衄，若兼齿龈红肿疼痛，多为胃火亢盛；若兼齿龈微肿不红不痛，多为阴虚火旺，或脾不统血；龈肉萎缩，牙根暴露，牙齿松动，称为牙宣，多属肾虚或胃阴不足，虚火旺盛，灼伤龈肉所致。牙龈溃烂，流腐臭血水，甚则唇腐齿落者，称为牙疳，多因外感疫疬，积毒上攻所致。

（六）望咽喉

咽通于胃腑，为饮食所过，为胃所系；喉连于气道，为气息之门，归肺所属；足少阴肾经循喉咙，夹舌本，亦与咽喉关系密切。故望咽喉主要可以诊察肺、胃、肾的病变。

1. 咽喉色泽　健康人咽喉色淡红润泽，不痛不肿，呼吸通畅，发音正常，食物下咽顺利无阻。若咽部深红，肿痛明显者，属实热证，多由肺胃热毒壅盛所致；若咽部嫩红、肿痛不显者，属虚热证，多由肾阴亏虚、虚火上炎所致；咽部淡红漫肿，多由痰湿凝聚所致。

2. 咽喉形态　一侧或两侧喉核红肿肥大，形如乳头或乳蛾，表面或有脓点，咽痛不适者为乳蛾，多由肺胃热盛，或虚火上炎所致。咽喉部红肿高突，疼痛剧烈，吞咽困难，为喉痈，多因脏腑蕴热，复感外邪，热毒客于咽喉所致。咽部溃烂，分散表浅，多为肺胃之热尚轻或虚火上炎；溃烂成片或凹陷者，多为肺胃热毒炽盛；咽部溃腐日久，周围淡红或苍白者，多属虚证。咽部溃烂处表面覆盖有一层黄白或灰白色膜，称为伪（假）膜，如伪膜松厚，容易拭去者，病情较轻，是肺胃热浊之邪上壅于咽喉；若伪膜坚韧，不易拭去，重拭出血，很快复生者，为白喉，又称"疫喉"，多见于儿童，属急性传染病，为肺胃热毒伤阴所致。咽喉局部红肿高突，有波动感，压之柔软凹陷者，多已成脓；压之坚硬则尚未成脓。

三、望躯体

望躯体的内容包括望颈项、望胸胁、望腹部和望腰背部。

（一）望颈项

颈项是连接头和躯干的部分，其前部称颈，后部称项。正常人颈项直立，两侧对称，气管居中，颈侧动脉搏动在安静时不易见到。

1. 外形

（1）瘿瘤　颈前结喉处有肿块突起，或大或小，或单侧或双侧，可随吞咽而上下移动。多由肝郁气滞痰凝所致，或痰火积聚所致，或因水土失调，痰气搏结所致。

（2）瘰疬　指颈侧颌下有肿块如豆，累累如串珠。多由虚火内灼，炼液为痰，或因外感风火时毒，夹痰结于颈部所致。

（3）颈瘘　指颈部痈肿、瘰疬溃破后，久不收口，形成瘘道。多因痰火日久，气血凝滞，久不收口所致。

（4）项痈、颈痈　项部或颈部两侧焮红漫肿，灼热疼痛，甚至溃烂流脓，谓之项痈或颈痈。多由风热邪毒蕴蒸，气血壅滞，痰毒互结于颈项所致。

（5）气管偏移　气管不居中，向一侧偏移。多因胸膈有水饮、气体，或瘿瘤、肿物牵拉、挤压气管所致，可见于悬饮、气胸、石瘿、肉瘿、肺部肿瘤等。

2. 动态

正常人的颈项活动自如，其活动范围约为：左右旋转各30°，后仰30°，前屈30°，左右侧屈各45°。其异常改变主要如下。

（1）项强　指项部拘急或强硬。如兼恶寒、发热，多为风寒侵袭太阳经脉，经气不利所致；如兼壮热、神昏、抽搐，多为温病火邪上攻，或脑髓有病。如兼头晕，多属阴虚阳亢，或经气不利所致。睡眠之后，项强而痛，并无他症者，为落枕，多因睡姿不当所致。

（2）项软　指颈项软弱，抬头无力。小儿项软，多因先天不足，后天失养，常见于佝偻病患儿。久病、重病颈项软弱，头垂不抬，眼窝深陷，多为脏腑精气衰竭，属危象。

（3）颈脉搏动　指在安静状态时出现颈侧人迎脉搏动明显。可见于肝阳上亢或血虚重证患者。

（4）颈脉怒张　指颈部脉管明显胀大，平卧时更甚。多见于心血瘀阻，肺气壅滞，心肾阳衰及水气凌心的患者。

（二）望胸胁

横膈以上，锁骨以下的躯干正面谓之胸；胸部两侧，由腋下至十一、十二肋骨端的区域谓之胁。胸腔内藏心肺，为宗气所聚；胸廓前有乳房，属胃经，乳头则属肝经；胁肋是肝胆经脉循行之处。望胸胁可以诊察心、肺的病变，宗气的盛衰，以及肝胆、乳房疾病。正常人胸廓呈扁圆柱形，两侧对称，左右径大于前后径（比例约为 1.5:1），小儿和老人则左右径略大于前后径或相等，两侧锁骨上下窝亦对称。常见的胸廓变形如下。

1. 扁平胸

胸廓较正常人扁平，前后径小于左右径的一半，颈部细长，锁骨突出，两肩向前，锁骨上、下窝凹陷。多见于形瘦之人，或肺肾阴虚，气阴两虚的患者。

2. 桶状胸

胸廓较正常人膨隆，前后径与左右径约相等，颈短肩高，锁骨上、下窝平展，肋间加宽，胸廓呈圆桶状。多为久病咳喘，肺肾气虚而壅滞，气聚胸肺，日久胸廓变形所致。

3. 鸡胸、漏斗胸、肋如串珠

胸骨下部明显前突，胸廓前后径长而左右径短，肋骨侧壁凹陷，形似鸡之胸廓，称为"鸡胸"；胸骨下部剑突处明显凹陷，形如漏斗，称为"漏斗胸"；胸骨两侧肋骨与肋软骨连接处明显凸起，如串珠，称为"肋如串珠"。以上情况多见于小儿佝偻病，因先天不足或后天失养，肾气不充，骨骼发育异常所致。

4．胸廓两侧不对称   一侧胸廓塌陷，肋间变窄，肩部下垂，脊骨常向对侧凸出。多见于肺痿、肺部手术等；若一侧胸廓膨隆，肋间变宽或兼外凸，气管向健侧移位，多见于悬饮、气胸等。

（三）望腹部

腹部指躯干正面剑突以下至耻骨以上的部位，属中下焦，内藏脾、胃、肝、胆、大肠、小肠、膀胱、胞宫等脏腑。故望腹部可以诊察内在脏腑的病变和气血的盛衰。正常人腹部对称、平坦，直立时腹部可稍隆起，约与胸平齐，仰卧时则稍凹陷。腹部外形异常主要如下。

1．腹部膨隆   仰卧时腹壁明显高于胸耻连线。若腹部膨胀，四肢消瘦者，多属鼓胀，为肝郁脾虚，湿阻血瘀；若腹部胀大，周身俱肿者，多属水肿，为肺脾肾三脏功能失调，水湿泛溢肌肤所致；腹部局部膨隆，多见于腹内有癥积。

2．腹部凹陷   仰卧时腹壁明显低于胸耻连线。若腹部凹陷，形体消瘦，久病多为脾胃气虚，机体失养；新病多为吐泻太过、津液大伤；若腹皮甲错，深凹着脊，可见于长期卧床不起，肉消着骨的患者，为脏腑精气耗竭，属病危。

3．腹壁青筋暴露   腹大坚满，腹壁青筋怒张。多因肝郁脾虚，湿阻日久，脉络瘀阻所致，可见于鼓胀重证。

（四）望腰背部

背为胸中之府，腰为肾之府。故望腰背部可以诊察有关脏腑经络的病变。望腰背时应注意观脊柱及腰背部有无形态异常及活动受限。

1．外形   正常人腰背部两侧对称，直立时脊柱居中，颈、腰段稍向前弯曲，胸、骶段稍向后弯曲，但无左右侧弯。其异常改变主要有如下。

（1）脊柱后突   又名龟背，俗称驼背。指脊骨过度后突，致使前胸塌陷，背部凸起。多由肾气不足，发育异常，或脊椎疾患所致，亦可见于老年人。

（2）脊柱侧弯   指脊柱偏离正中线向左或右歪曲。多由小儿发育期坐姿不良所致，亦可见于肾气不足，发育异常的患儿和一侧胸部有病变者。

（3）脊疳   指患者极度消瘦，以致脊骨突出似锯。见于慢性病，为脏腑精气极度衰竭之象。

2．动态   正常人腰背部俯仰转侧自如。异常改变主要如下。

（1）角弓反张   指患者脊背后弯，反折如弓。常兼颈项强直，四肢抽搐，为肝风内动，筋脉拘急之象，可见于小儿惊风、破伤风、马钱子中毒等。

（2）腰部拘急   指腰部疼痛，活动受限，转侧不利。多因寒湿内侵，腰部脉络拘急，或跌仆闪挫，局部气滞血瘀所致。

四、望四肢

心主四肢血脉，肺主四肢皮毛，肝主四肢之筋，脾主四肢肌肉，肾主四肢之骨，故五脏均与四肢有关，而脾与四肢的关系尤为密切。常见的异常改变如下。

1．肌肉萎缩   四肢或某一肢体肌肉消瘦、萎缩，松软无力。常兼肢体痿废不用，多见于痿病，多由气血亏虚，或湿热浸淫，经络阻闭，肢体失养所致。

2．四肢肿胀   四肢或某一肢体肿胀，常见于水肿病。四肢肿胀，兼红肿疼痛，多为瘀血或热壅血瘀所致；下肢肿胀，皮肤粗厚如象皮者，多见丝虫病。

3．膝部肿大   膝部红肿热痛，屈伸不利，见于热痹，为风寒湿邪郁久化热所致；膝部紫暗漫肿疼痛，因外伤所致者，为膝关节受损；若膝部肿大而股胫消瘦，形如鹤膝，称为"鹤膝风"，多因寒湿久留，气血亏虚所致。

4. 下肢畸形　直立时两踝并拢而两膝分离，称为膝内翻（又称"O"型腿）；两膝并拢而两踝分离，称为膝外翻（又称"X"型腿）。若踝关节呈固定型内收位，称足内翻；呈固定外展位，称足外翻。上述畸形皆属先天不足，后天失养，发育不良或治疗不当所致。

5. 青筋暴露　小腿青筋怒张，形似蚯蚓。多为寒湿内侵，络脉血瘀所致。

6. 手指变形　手指关节呈梭状畸形，活动受限者，称为梭状指，多由风湿久蕴，痰瘀互结所致；指趾末节膨大如杵者，称为杵状指，常兼气喘唇暗，多由久病心肺气虚，痰瘀阻滞而成。

五、望二阴

二阴为前后阴，前阴为排尿和生殖器官，后阴指肛门。前阴为肾所司，阴户通于胞宫并与冲任二脉相关，肝经绕阴器，故前阴病变与肾、膀胱、肝关系密切。后阴亦为肾所司，脾主运化，大肠主传导糟粕。故后阴病变与脾、大肠、肾关系密切。

（一）望前阴

对女性前阴进行诊察时，男医生需在女护士陪同下进行。望男性前阴应注意观察阴茎、阴囊和睾丸是否正常，有无硬结、肿胀、溃疡和其他异常改变。前阴常见的异常改变如下。

1. 外阴肿胀　男性阴囊或女性阴户肿胀，称为阴肿。阴肿而不痒不痛者，多见于水肿病。阴囊肿大，一般为疝气，多因体腔内容物坠入阴囊，或内有瘀血，水液停积，或脉络迂曲，睾丸肿胀等引起。若阴囊或阴户红肿、瘙痒、灼痛，多为肝经湿热下注所致。

2. 外阴收缩　男性阴囊阴茎，或女性阴户收缩，拘急疼痛，称为阴缩。多因寒邪侵袭肝经，气血凝滞，肝脉拘急所致。

3. 外阴生疮　前阴生疮，或有硬结破溃腐烂，时流脓水或血水者，称为阴疮，多因肝经湿热下注，或感染梅毒所致。若硬结溃后呈菜花样，伴腐臭气味，多为癌肿。

4. 外阴湿疹　男子阴囊，或女子大小阴唇起疹，灼热痒痛，湿润或有渗液者，分别称为肾（阴）囊风和女阴湿疹，多因肝经湿热下注所致。若日久皮肤粗糙变厚者，多为阴虚血燥所致。

5. 睾丸异常　小儿睾丸过小或触不到，多属先天发育异常，亦可见于痄腮后遗症（睾丸萎缩）。

6. 阴户有物突出　妇女阴户中有物突出如梨状，名为阴挺，即子宫脱垂。多由脾虚气陷，或多产劳伤所致。

（二）望后阴

望诊时应注意观察肛门部皮肤、色泽、形态，有无赘生物及其他异常改变。肛门部常见的异常改变有如下。

1. 痔疮　肛门内外生有紫红色柔软肿块，突起如峙者，为痔疮。以齿状线为界，齿状线以上者为内痔，齿状线以下者为外痔，内外皆有者为混合痔。多由湿热蕴结或血热肠燥，或久坐、负重、便秘等，导致肛门部血脉瘀滞。

2. 肛裂　肛门与肛管的皮肤黏膜有裂口，排便时疼痛流血者，为肛裂。多因热结肠燥或津液不足，燥屎内结，排便撑伤肛门皮肤所致。

3. 肛痈　肛门周围局部红肿疼痛，状如桃李，破溃流脓者，为肛痈。多由湿热下注，或外感邪毒。

4. 肛瘘　肛痈成脓自溃或切开后，久不敛口，外流脓水，称为肛瘘。

5. 脱肛　指直肠黏膜或直肠全层脱出肛外。轻者便时脱出，便后可自行缩回；重者脱出后不能自回，须用手慢慢还纳，本病多由脾虚气陷所致。

> 📝 **知识拓展**
>
> 　　临床上在进行肛门检查前先向患者进行必要的解释工作，让患者做好准备：如排空大小便，放松心情，消除恐惧和紧张心理。检查时要根据疾病不同性质、部位及患者身体状况选择适当的体位，常用的检查体位有：侧卧位、膝胸位、截石位、蹲位。临床上肛门检查除望诊外常常还需配合肛门指检和肛门镜检。

六、望皮肤

　　皮肤为一身之表，内合于肺，卫气循行其间，脏腑气血亦通过经络而外荣于皮肤。望皮肤不仅可以诊察皮肤的病变，还可以诊察脏腑的虚实、气血的盛衰、内脏病变的轻重和预后等。

　　正常人皮肤荣润有光泽，望诊时应注意观察皮肤色泽形态的变化和表现于皮肤的某些病证，如斑、疹、痈、疽、疔、疖等。

（一）色泽异常

　　1. 皮肤发赤　皮肤发红，色如涂丹，边缘清楚，灼热肿胀者，为丹毒。发于头面者，名抱头火丹；发于小腿足部者名流火；发于全身，游走不定者，名赤游丹。发于上部者多由风热化火，发于下部者多因湿热化火，亦有因外伤染毒而引起者。

　　2. 皮肤发黄　面目、皮肤、小便俱黄者，为黄疸。其中黄色鲜明如橘皮色者，属阳黄，因湿热熏蒸，胆汁外溢肌肤所致；黄色晦暗如烟熏者，属阴黄，因寒湿阻遏，胆汁外溢肌肤所致。

　　3. 皮肤紫黑　皮肤色黑可见于肾阳虚衰者；若皮肤呈弥漫性棕黑色改变，多为黑疸，多由劳伤肾精，皮肤失养所致。

　　4. 皮肤白斑　四肢、面部等局部处出现白斑，大小不等，界限清楚，无其他异常不适者，称为白癜风。多因风湿之邪侵袭，气血失和，肌肤不荣所致。

（二）形态异常

　　1. 皮肤干燥　指皮肤干枯无华，甚至皲裂、脱屑的症状。多因津液大伤，气血亏虚，肌肤失养，或外邪侵袭，气血滞涩所致。

　　2. 肌肤甲错　指皮肤干枯粗糙，状若鱼鳞的症状。属瘀血日久，肌肤失养所致。

（三）皮肤病症

　　1. 斑疹

　　（1）斑　指皮肤黏膜出现深红色或青紫色片状斑块，平铺于皮肤，抚之不碍手，压之不退色（彩图1）。多由热邪亢盛，内迫营血；或脾不统血，亦或外伤，血溢脉外所致。其中阳斑，多由于体内热盛造成的皮下斑点或斑块，属实证；阴斑多由脾不统血所致，属虚证。

　　（2）疹　指皮肤出现红色或紫红色粟粒状疹点，高出皮肤，抚之碍手，压之退色。常见于麻疹、风疹、瘾疹等，亦可见于温热病。多因外感风热之邪，热入营血或过敏所致。

　　①麻疹：是一种儿童常见传染病，常在发热后出疹，常先发于耳后发际，逐渐累及颜面、躯干和四

肢，疹发透彻后按出疹顺序依次消退，多因外感时邪所致。

②风疹：疹色淡红，稀疏较小，时发时止，伴瘙痒，多为外感风热时邪所致。

③瘾疹：皮肤上出现红色或苍白色风团，大小不一，形态各异，搔抓后融合成片，高出皮肤，发无定处，时隐时现，多外感风邪或过敏所致。

2. 水疱 指皮肤上出现成簇分布或散在性小水疱的症状。有白㾦、水痘、湿疹等。

（1）白㾦 又称白疹。指皮肤出现的一种白色小疱疹。其特点是：晶莹如粟，高出皮肤，内含浆液，擦破流水，多发于颈胸部，四肢偶见，面部不发，消失时有皮屑脱落。多因外感湿热郁于肌表，汗出不彻，蕴酿所致。白㾦晶莹饱满，颗粒清楚者，称为晶㾦，说明津气充足；白㾦色枯而白，干瘪无浆者，称为枯㾦，说明津气已亏。一般白㾦透发后热退神清者，是正已胜邪，为顺证；若透发后身热不退，反见神昏，为正不胜邪，为逆证。

（2）水痘 指小儿皮肤出现粉红色斑丘疹，很快变成椭圆形的小水疱，顶满无脐，晶莹透亮，浆液稀薄，皮薄易破，破后结痂，不留瘢痕，大小不等，分批出现，常伴有轻度恶寒发热，属儿科常见传染病，多因外感时邪，内蕴湿热所致。西医认为致病原因为水痘-带状疱疹病毒感染所致，该病毒成人感染常发为带状疱疹。

（3）湿疹 指局部或周身皮肤出现红斑、瘙痒，迅速形成丘疹、水疱，搔抓后破溃流液，出现红色湿润糜烂面。多因风、湿、热蕴结，郁于肌肤所致。

3. 疮疡 指发于皮肉筋骨之间的化脓性外科疾患。主要有痈、疽、疔、疖。

（1）痈 指患部红肿高突，根盘紧束，焮热疼痛，易于成脓，具有未脓易消、已脓易溃，溃后易敛的特点。常属阳证，多由火热毒邪蕴结，气血壅滞所致。

（2）疽 指患部漫肿无头，皮色不变，具有难消、难溃、难敛，溃后易伤筋骨的特点。一般指无头疽，属阴证，多由气血亏虚，阴寒凝滞所致。

（3）疔 指患部形小如粟，根深如钉，麻木痒痛的疾病，多发于颜面和手足。多因感受疫毒、疠毒、火毒等所致。

（4）疖 指患部形小而圆，红肿热痛不甚，根浅、脓出即愈的疾病。多因外感火热毒邪或湿热蕴结所致。

（赖 蕾）

第三节 望排出物

望排出物是指通过观察患者排出物的形、色、质、量等的变化，以诊察病情的方法。

排出物为脏腑生理功能和病理活动的产物，通过观察其形、色、质、量的变化，可了解脏腑功能是否正常，以及病性的寒热虚实。排出物包括排泄物（人体排出的代谢废物）、分泌物（人体官窍所分泌的液体）及某些病变时产生的病理产物。

望排出物总的规律是：凡色白、清稀者，多属虚证、寒证；凡色黄、稠浊者，多属实证、热证。

一、望痰涎涕

（一）望痰

痰为水液代谢障碍所产生的病理产物之一，由于肺、脾、肾三脏均与水液代谢密切相关，且"肺为贮痰之器""脾为生痰之源",故望痰可以诊察肺、脾、肾三脏的功能状态以及病邪的性质。

痰白、质清稀、量多者,多属寒痰。因寒邪客肺,津液不化,聚而为痰;或脾阳不足,温运无力,湿聚为痰,上逆于肺所致。

痰白、量多、质滑而易咯出者,多属湿痰。因脾失健运,水湿内停,聚而成痰,上逆于肺所致。

痰黄、质黏稠,甚则结块者,多属热痰。因邪热犯肺,肺热壅盛,煎灼津液为痰。

痰少而黏,难于咯出者,多属燥痰。因燥邪伤肺,肺津耗伤,或肺阴亏虚,肺失清肃所致。痰中带血或咯血,色鲜红者,称咯血。多因热伤肺络,或虚火灼肺所致。

咯吐脓血痰,气腥臭者,为肺痈,因热毒壅肺,血败肉腐而成。

(二)望涎

涎是口腔分泌的黏液,为脾之液,为脾精所化,又为脾气所摄,具有濡润口腔、协助进食和促进消化的作用。望涎可以诊察脾与胃的病变。

口中清涎量多者,多属脾胃阳虚,气不化津所致。口中黏涎者,多属脾胃湿热,湿浊上泛所致。

小儿口角流涎,涎渍颐下,为滞颐。多由脾虚不能摄津所致,亦可见于胃热、虫积或消化不良。

睡中流涎者,多属胃中有热,或宿食内停,痰热内蕴所致。

口角流涎,伴口眼歪斜者,多见于中风后遗症,或因风邪中络所致。

(三)望涕

新病鼻塞流清涕,是外感风寒所致。

鼻流浊涕,是外感风热所致。

阵发性清涕量多如注,伴喷嚏频作者,多属鼻鼽,是风寒束于肺卫所致。

久流浊涕,质稠、量多、气腥臭者,多为鼻渊,是外感风热或肝胆湿热所致。

二、望呕吐物

呕吐由胃气上逆所致,通过观察呕吐物形、色、质、量的变化,有助于辨别呕吐的病因和病性的寒热虚实。

呕吐物清稀无臭,或呕吐清水者,多为寒呕。因胃阳不足,或寒邪犯胃所致。

呕吐物酸腐,夹杂不消化食物者,多属伤食。因食滞胃脘,胃气上逆所致。

呕吐黄绿色苦水者,多属肝胆湿热或内有郁热所致。

呕吐物暗红有血块,或吐血鲜红,夹有食物残渣者,多属胃有积热,或肝火犯胃,或胃腑瘀血所致。

呕吐清水痰涎,伴胃脘有振水声,口干不欲饮者,为痰饮。多因饮停胃脘,胃失和降所致。

三、望大便

大便的形成和排泄与脾、胃、大肠密切相关,同时受肝、肾、肺三脏功能的影响。通过观察大便的形、色、质、量、次数等变化,可以诊察相关脏腑的功能状况,判断病性的寒热虚实。正常的大便色黄,呈软圆状,干湿适中。

大便清稀如水样,伴腹胀或冷痛者,多属寒湿泄泻。为外感寒湿或饮食生冷,脾失健运,清浊不分所致。

大便黄褐如糜,味臭伴肛门灼热者,多属湿热泄泻。为外感暑湿,或湿热之邪,伤及胃肠,大肠传导失职所致。

大便稀溏，完谷不化，或如鸭溏者，多属脾虚或脾肾亏虚。因脾胃气虚或阳虚，运化失职，或肾阳虚衰，火不煦土，脾失健运所致。

大便夹有黏冻、脓血，伴腹痛、里急后重者，多属痢疾。因饮食不洁，湿热邪毒蕴结大肠，肠络受损所致。

大便色灰白呈陶土色，多见于黄疸。因肝胆疏泄失常，胆汁不能下注于肠以助消化所致。

大便干燥硬结，排出困难，甚则燥结如羊屎者，多因热盛伤津或阴血亏虚，肠道失润，传导不利所致。

大便出血，简称"便血"。多因肠络受损所致。其中血色鲜红，附在大便表面或于排便前后滴出者，为近血（降结肠及以下部位出血），可见于风热灼伤肠络所致的肠风下血、痔疮或肛裂出血等；血色暗红或紫黑，如柏油状，与大便混合者，为远血（升结肠及以上部位出血），可因脾气亏虚，气不摄血，或胃肠热盛，灼伤脉络，迫血妄行，或胃肠瘀血积滞所致。

四、望小便

小便的形成和排泄与体内津液代谢密切相关，有赖于肾和膀胱的气化、肺的通调、脾的运化、三焦的决渎等脏腑功能的正常。故通过观察小便色、质、量、次数的变化，可以了解体内津液的盈亏及相关脏腑的功能状态。正常的小便颜色淡黄，清净而不浑浊。

小便清长者，多属虚寒证。因阳虚气化无力，气不化津，水津下趋膀胱所致。

小便短黄者，多属实热证。因热盛伤津，或汗、吐、下而津亏，化源不足所致。

尿中带血者，多因下焦热盛或阴虚火旺，热伤血络，或湿热蕴结膀胱，或结石损伤血络，或脾肾不固，统血无力所致。

尿有砂石者，多因湿热蕴结膀胱，煎熬津液，日久结为砂石所致。

小便浑浊如米泔水，或油腻如脂膏者，称为尿浊。多因脾肾亏虚，清浊不分，脂液下流，或下焦湿热，气化不利，清浊不分并下趋所致。

第四节　望小儿指纹

望小儿指纹，又称望小儿食指络脉，是通过观察3岁以内小儿食指掌侧前缘部浅表络脉的形色变化以诊察病情的方法。

一、正常小儿指纹

小儿正常指纹在食指掌侧前缘，纹色浅红、略紫，隐隐显露于风关之内，其形态多为斜形、单支，粗细适中。

（一）原理及意义

食指掌侧前缘浅表络脉与寸口脉同属手太阴肺经，故望小儿食指络脉与诊寸口脉意义基本相同。再者，3岁以内小儿寸口脉位短小，诊脉时常哭闹，不易配合，影响诊脉效果。而小儿皮肤薄嫩，脉络暴露，便于观察，故常以望食指络脉作为辅助诊断的方法，以弥补小儿脉诊的不足。

（二）方法

嘱家人抱小儿于光亮处，医生用左手拇指和食指握住小儿食指末端，再用右手拇指从小儿食指掌侧指尖向指根部（由命关向风关）轻推几次，用力要适中，使脉络显露，便于观察。

（三）三关定位

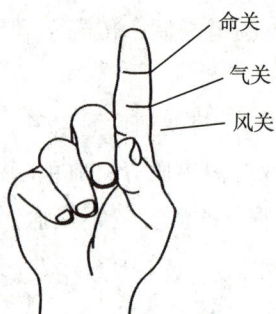

命关
气关
风关

图1–2　小儿食指络脉三关示意图

小儿食指按指节分为三关：食指第1指节（掌指横纹至第2指节横纹之间）为风，食指第2指节（第2指节横纹至第3指节横纹之间）为气，食指第3指节（第3指节横纹至指端）为命（图1–2）。

（四）影响因素

小儿指纹受多种因素的影响。如年幼小儿络脉长而显露；年长小儿络脉短而不显。皮肤薄嫩者，指纹显而易见；皮肤较厚者，络脉常模糊不显。肥胖小儿络脉较深而不显；体瘦小儿络脉较浅而易显。天热络脉扩张，指纹增粗变长；天冷脉络收缩，指纹变细缩短。因此，望小儿指纹需排除相关因素的影响，才能做出正确的诊断。

二、异常小儿指纹

望异常小儿指纹，应注意观察其显隐、色泽、形态、长短等，其辨证要领可概括为：浮沉分表里，红紫辨寒热，淡滞定虚实，三关测轻重。

（一）浮沉

络脉的浮沉变化，反映病位的深浅，可以辨证之表里。

1. **络脉浮显**　为病邪在表，见于外感表证。外邪袭表，正气抗邪，鼓舞气血趋向于表，故络脉浮显。

2. **络脉沉隐**　为病邪在里，见于外感病病邪入里，或内伤里证。因邪气内困，阻滞气血难于外达，故络脉沉隐。

（二）色泽

一般而言，络脉颜色的变化，主要反映病邪的性质。络脉色深浓而暗滞者多属实证，为邪气亢盛；络脉色浅淡者，多属虚证，为正气虚衰。

1. **络脉鲜红**　属外感表证、寒证。因外邪袭表，气血趋向于表，指纹浮显，故色鲜红。

2. **络脉紫红**　属里证、热证。因里热炽盛，脉络扩张，气血壅滞，故见紫红。

3. **络脉青色**　主疼痛、惊风。因痛则不通，脉络气血郁滞；或肝风内动，筋脉拘急，使脉络郁阻，故见青色。

4. **络脉紫黑**　为血络郁闭，属病情危重。因邪气亢盛，心肺虚衰，脉络瘀阻，故见紫黑。

5. **络脉淡白**　属脾虚、疳积。因脾胃气虚，气血生化乏源，脉络不充，故纹色淡白。

（三）长短

辨络脉的长短，可测邪气之浅深，病情之轻重。

1. 络脉显现于风关时，是邪气入络，邪浅而病轻。

2. 络脉从风关透至气关，其色较深，是邪气入经，邪深病重。

3. 络脉达于命关，其色更深，是邪入脏腑，病情严重，可能危及生命。络脉直达指端者，称为透关射甲，其色紫黑，提示病情凶险，预后不良。

（四）形状

1. **指纹增粗，分支明显者** 多属实证、热证，是因邪正相争，气血壅滞所致。
2. **指纹变细，分支不显者** 多属虚证、寒证，是因气血不足，脉络不充所致。
3. 望小儿食指络脉，对儿科疾病的诊断虽然重要，但临床运用时，还要结合其他诊法和具体病情进行综合分析，才能做出正确的诊断。

（张明丽）

第五节 舌 诊

PPT

舌诊是通过观察人体舌质、舌苔以及舌下络脉的变化，来了解机体生理功能与病理变化的一种诊察方法。舌诊是望诊的重要内容，也是中医特色诊法之一。

一、舌的形体结构与舌诊原理

（一）舌的形体结构

舌是口腔中的主要器官之一，为许多纵横交错的横纹肌组成的肌性器官，舌上称舌背，又称舌面，舌下称舌底。舌体前端称为舌尖，中部称为舌中，后部人字沟之前，称为舌根，两边称为舌边（图1-3）。舌背表面黏膜上附着的许多突起，称为舌乳头。依据乳头的不同形状，分为丝状乳头、蕈状乳头、轮状乳头和叶状乳头等。其中丝状乳头和蕈状乳头参与了舌象的形成，轮状乳头和叶状乳头则与味觉有关。

舌苔是附着于舌面上的一层苔状物，由丝状乳头、脱落细胞、黏液、食物残渣等混合而成。丝状乳头表面的上皮细胞有轻度角化和脱落，常呈微白色，是正常舌呈薄白苔的要素。蕈状乳头表面的上皮细胞透明，透过上皮隐约可见乳头内的毛细血管，肉眼观察呈红色小点。蕈状乳头的色泽和形态改变，是舌质变化的主要因素。

（二）舌诊原理

1. **脏腑经络联系于舌** 舌与脏腑经络紧密相关，五脏六腑都直接或间接与舌相联系。在脏腑中，尤其与心和脾胃关系最为密切。舌为心之苗窍，脾之外候，手少阴心经之别系舌本，足太阴脾经连舌本、散舌下。心主血脉，人体气血运行情况，可反映在舌质的颜色上；心主藏神，舌体的运动又受心神的支配。中医学认为舌苔乃胃气熏蒸谷气上蒸于舌面而成，与脾胃运化功能相应。脾胃为后天之本，气血生化之源，舌体赖气血充养，因此，舌象能反映气血的盛衰，而与脾主运化，化生气血的功能直接相关。

肝藏血、主筋，足厥阴肝经络舌本；肾藏精，足少阴肾经循喉咙，挟舌本；足太阳膀胱之经筋结于舌本；肺系上达咽喉，与舌根相连；其他脏腑也通过经络直接或间接地与舌产生联系。因而体内脏腑一旦发生病变，舌象也会出现相应的变化，所以观察舌象的变化，可以测知内在脏腑气血盛衰变化。

2. **舌面的脏腑分属** 舌质多候五脏病变，侧重血分；舌苔多候六腑病变，侧重气分。脏腑的病变反映于舌面，具有一定的分布规律，即舌尖属心肺，舌边属肝胆，舌中属脾胃，舌根属肾。（图1-4）

3. 气血津液充养于舌　舌为血管丰富的肌性组织，赖气血的充养、津液的滋润。舌体的形质和舌色，与气血的盛衰和运行状态有关；舌苔和舌体的润燥与津液的盈亏有关。中医学认为，唾为肾液，涎为脾液，它们都来自舌下肉阜部涎腺的开口（称为金津、玉液），其生成、输布与肾、脾胃等脏腑密切相关。因此通过观察舌体的润燥，可判断津液的盈亏及病邪性质的寒热。

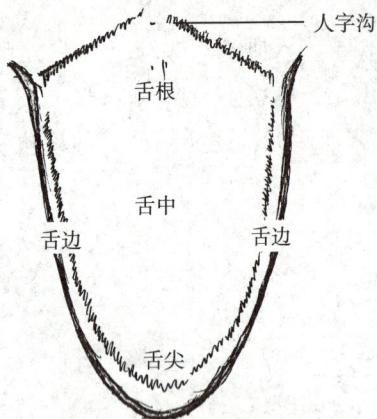

图1-3　舌的形态结构示意图

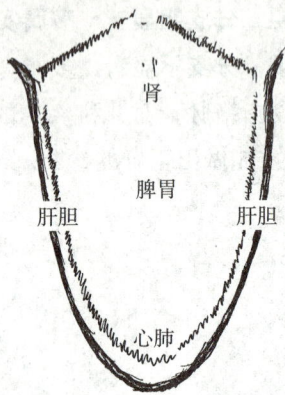

图1-4　脏腑在舌面上的分布示意图

二、舌诊的方法与注意事项

（一）舌诊的方法

1. 伸舌的姿势　望舌时医生姿势可略高于患者，患者应面向自然光线，或坐或仰卧，头略扬起，尽量张口，自然将舌伸出口外，舌体放松，舌面平展，舌尖略向下，使舌体充分暴露。在望舌过程中，既要迅速敏捷，又要全面准确，尽量减少患者伸舌时间，以免口舌疲劳。若一次望舌判断不准，可让患者休息3~5分钟后，再重新观察。

2. 望舌的顺序与内容　望舌时应先看舌尖，再看舌中、舌边，最后看舌根。先看舌质，再看舌苔。望舌质，主要观察舌质的颜色、光泽、形状及动态；看舌苔，重点观察舌苔的有无、色泽、质地及分布状态等。

3. 刮舌法和揩舌法　舌诊以望诊为主，为诊断的准确性，必要时还需结合刮、揩等方法进行全面观察。刮舌法是指以适中的力量，用消毒过的压舌板的边缘，在舌面上由舌根向舌尖刮3~5次；揩舌法是指用消毒纱布裹于手指上，蘸少许生理盐水在舌面上揩抹数次。此二法的目的是为鉴别舌苔有根无根以及排除染苔。若舌苔刮之不去或刮而留下污迹，多为里有实邪；若刮之易去，刮后舌体明净光滑，则多属虚证。

（二）舌诊的注意事项

为保障舌诊的准确性，应尽量减少或避免各种非疾病因素对舌象的影响，并注意以下几点。

1. 光线的影响　光线的强弱与色调，对舌色的影响极大。如光线过暗，可使舌色暗滞；白炽灯下舌苔多偏黄；周围有色物体的反射光，可使舌色发生相应的改变。因此，望舌应以白天充足而柔和的自然光线为佳，如在夜间或暗处，用白色日光灯为好，光线要直接照射到舌面。

2. 饮食或药物的影响　饮食及药物可使舌象发生变化。进食之后，由于食物的反复摩擦，可使舌苔由厚变薄；饮水后，可使干燥的舌苔变得湿润。刚进辛辣食物，可使舌质偏红；长期服用某些抗生素，可产生黑腻苔或霉腐苔。另外，某些饮食物或药物可使舌苔染色，称为染苔。如饮用牛奶、豆浆、钡剂、椰汁等可使舌苔变白、变厚；进食蛋黄、橘子、柿子、含核黄素的食物等，可使舌苔变黄；食用各种黑褐色食品、药品，或吃橄榄、酸梅，长期吸烟等，可使舌苔染成灰色、黑色。一般染苔多在短时间内自然退去，或可经揩舌除去。若舌象与病情不相符，可通过询问饮食、服药等情况予以鉴别。

3. 口腔对舌象的影响 牙齿残缺，可造成同侧舌苔偏厚；义齿（假牙）可使舌边留有齿痕；张口呼吸者，往往舌苔干燥。这些因素所致的舌象异常，都不是机体的病理征象，临床上应仔细鉴别，以免误诊。

三、舌诊的内容和正常舌象

（一）舌诊的内容

舌诊的内容主要包括观察舌质和舌苔两方面的变化。望舌质包括望舌的神、色、形、态四个方面，可诊察脏腑的虚实，气血的盛衰。望舌苔包括望苔质和苔色两方面，可诊察病邪的性质、病位的浅深以及邪正的消长。望舌时，必须全面观察舌质与舌苔，并进行综合分析，才能对病情做出正确的判断。

（二）正常舌象

正常舌象特征，简称"淡红舌，薄白苔"。具体来说，舌质荣润，舌色淡红，大小适中，舌体柔软、灵活自如，舌苔薄白均匀，苔质干湿适中，揩之不去，其下有根。正常舌象提示胃气旺盛，气血津液充盈，脏腑功能正常。

（三）舌象的生理变异

1. 年龄因素 儿童为稚阴稚阳之体，脾胃功能尚弱，生长发育很快，往往处于代谢旺盛而营养相对不足的状态，故舌质多淡嫩，舌苔偏少；老年人精亏血少，脏腑功能减退，气血运行迟缓，舌色多暗红。

2. 性别因素 一般舌象与性别无明显关系，但女性在经期可因舌蕈状乳头充血而使舌质偏红，或舌尖边部位点刺增大，月经后恢复正常。

3. 体质因素 因先天体质禀赋的不同，舌象可以出现一些生理性差异。肥胖之人舌质多见胖大且舌色偏淡，消瘦之人舌体略瘦且舌色偏红。其次，裂纹舌、齿痕舌、地图舌等，均有属于先天性者，除有相应病理表现外，一般多无临床诊断意义。

4. 气候因素 夏季气候炎热潮湿，舌苔多略黄而厚腻；秋季气候干燥，舌苔多偏薄、偏干；冬季寒冷，舌常湿润。

因此，临床上若发现正常人出现异常舌象时，需结合实际，仔细分析，一般可以找到符合舌象变异因素存在，而无任何不适症状者，多属于生理性变异，否则应考虑为疾病前期征象，必要时进行临床随访观察。

四、望舌质

舌质，即舌之本体，是舌的肌肉和脉络组织。望舌质包括观察舌的神、色、形、态四个方面的内容。

（一）望舌神

望舌神主要是观察舌质的荣枯及灵动方面。凡舌质红活荣润，有光彩，有生气，舌体活动自如，谓舌之有神。提示气血充盛，常见于健康人。在病中，虽病亦是善候。凡舌质干枯死板，毫无生气，运动失灵或失去光泽，谓舌之无神。提示气血衰败，多属危重病症，是为恶候。

（二）望舌色

舌色，即舌质的颜色，一般分为淡红、淡白、红、绛、青紫五种。

1. 淡红舌

[舌象特征] 舌色淡红润泽，白中透红。

[临床意义] 气血调和的表现，多见于健康人。外感病见之，多为外感初期，属表证；内伤杂病见之，多病情尚轻。

[机理分析] 红为血之色，淡红舌说明心血充足、胃气旺盛。健康人，气血调和，故舌见淡红。外感病初期，病轻邪浅，尚未波及气血、脏腑，故舌亦见淡红。内伤杂病，舌色淡红润泽，表明气血未伤，病情尚轻，或为疾病转愈之佳兆。

2. 淡白舌

[舌象特征] 比正常舌色浅淡，白多红少（彩图2、彩图3）。若全无血色，为枯白舌。

[临床意义] 主气血两虚、阳虚。枯白舌主脱血夺气。

[机理分析] 气血亏虚，血不上荣，或阳气不足，运血无力，不能温运血液上荣于舌，均可导致舌色浅淡。其中，若淡白光莹，舌体瘦薄，为气血两虚；若淡白湿润，舌体胖嫩，多属阳虚水湿内停。枯白舌为脱血夺气，病情危重，舌无血气充养所致。

3. 红舌

[舌象特征] 较正常舌色红，或呈鲜红色（彩图4、彩图5、彩图6）。

[临床意义] 主热证。舌色稍红，或舌边尖略红，多属外感风热表证初期。舌鲜红而起芒刺，或兼黄厚苔，多属实热证。舌体小、鲜红而少苔，或有裂纹，或红光无苔（彩图4、彩图5），为虚热证。舌尖红，多为心火上炎；舌两边红，多为肝经有热。

[机理分析] 血得热则行，舌体脉络气血充盈，故舌质鲜红。阴虚火旺，虚火上炎，舌体失于津液滋润，故舌色鲜红而少苔，或有裂纹。

4. 绛舌

[舌象特征] 较红舌颜色更深，或略带暗红色。

[临床意义] 主里热亢盛或阴虚火旺证。

[机理分析] 绛舌多由红舌发展而成，多由热入营血，耗伤营阴，血液浓缩；或阴虚虚热内生，虚火上炎于舌所致。其中，舌绛有苔，或伴有红点、芒刺，多属温热病热入营血或脏腑里热炽盛。绛色愈深，热邪愈甚。舌绛少苔或无苔，或有裂纹，多为久病阴虚火旺，或热病后期阴液耗伤。

5. 青、紫舌

[舌象特征] 全舌呈淡紫而无红色，称为青舌（彩图7）。舌深绛而色暗，称为紫舌。其中舌淡白而泛现青紫者，称为淡紫舌；舌红而反现紫色者，为紫红舌；舌绛而泛现紫色者，称为绛紫舌；舌体局部出现青紫色斑点，大小不等，称为紫斑或紫点，或斑点舌。

[临床意义] 主气血瘀滞。

[机理分析] 由于气血运行不畅，故舌见青紫。青紫舌多由淡白舌或红绛舌发展而来，其主病是在淡白舌或红绛舌基础上出现气血运行不畅。

全舌青紫，多为全身性血行瘀滞；舌有紫色斑点者，多为瘀血阻滞于身体某个局部。舌色淡红中泛现青紫，多因肺气壅滞，或肝郁血瘀，或气虚血行无力所致，也可见于先天性心脏病，或某些药物、食物中毒等。淡紫舌多由淡白舌发展而来，舌淡紫而湿润，多由阴寒内盛血行瘀滞，或阳虚气血运行无力，血脉阻滞而成；紫红、绛紫舌多为红绛舌进一步发展而来，其舌紫红、绛紫而少津，为热毒炽盛，内入营血，营阴被耗，气血壅滞所致。

岗位情景模拟2

吕某，男，58岁。患者3年前因胸闷、心前区不适到当地医院就诊，经心电图检查，诊断为"冠心病心绞痛"，经住院治疗后好转出院。近1周来感觉胸闷日渐加重，伴有心前区不适、心悸，前来就诊。刻诊：胸闷，心悸，偶有心前区绞痛，发作不定时，3~5分钟后缓解，神疲乏力，自汗，平素易感冒，舌质淡紫，苔薄白，脉细涩。

问题与思考

该患者为什么会出现淡紫舌？

答案解析

（三）望舌形

舌形是指舌的形状，包括老嫩、胖瘦、点刺、裂纹、齿痕等方面的特征。

1. 老、嫩舌

[舌象特征] 舌质纹理粗糙或皱缩，坚敛苍老而不柔软，舌色较暗者，为苍老舌（彩图8）。舌质纹理细腻，浮胖娇嫩，舌色浅淡者，为娇嫩舌（彩图3、彩图9）。

[临床意义] 老舌多主实证；嫩舌多主虚证。

[机理分析] 舌质老、嫩是疾病虚实的标志之一。实邪亢盛，正气未衰，正邪剧争，邪气壅滞于上，以致舌质苍老。气血不足，不能充盈舌体，或阳虚血行无力，寒湿内生，故舌嫩色淡白。

2. 胖、瘦舌

[舌象特征] 舌体较正常舌大而厚，伸舌满口，称胖大舌（彩图10）。舌体肿大盈口，甚至不能闭口，舌体伸出不能缩回，称肿胀舌。舌体比正常舌瘦小而薄，称为瘦薄舌（彩图11）。

[临床意义] 胖大舌多主水湿、痰饮内停；肿胀舌多主湿热、热毒上壅；瘦薄舌多主气血两虚、阴虚火旺。

[机理分析] 舌淡胖大，多因脾肾阳虚，津液输布障碍，水湿内停而致。舌红胖大者，多因脾胃湿热或痰热相搏，湿热痰饮上泛所致。肿胀舌的成因有三：一是心脾热盛，热毒气血上壅；二是平素嗜酒，又病温热，热邪夹酒毒上壅；三是某些药物、食物中毒而使血液凝涩，络脉瘀滞。瘦薄舌总由气血阴液不足，不能充养舌体所致。其中舌体瘦薄而色淡者，为气血两虚；舌体瘦薄而色红绛干燥者，多见于阴虚火旺。

3. 点、刺舌

[舌象特征] 点，是指突起于舌面的红色、白色或紫红色星点。其中大者为星，称红星舌；小者为点，称红点舌。刺，是指舌乳头突起如刺，摸之棘手的红色或黄黑色点刺，称为芒刺舌（彩图12、彩图13）。因点刺相似，临床常同时出现，故可合称为点刺舌。点刺多见于舌的边尖部。

[临床意义] 主脏腑热极或血分热盛。

[机理分析] 舌生点刺是因为邪热炽盛，充斥舌络所致。一般点刺越多，提示邪热愈甚。观察点刺的颜色，可以判断气血运行情况及病情之轻重。如舌红生芒刺，多为气分热盛；点刺色鲜红，多为血热内盛，或阴虚火旺；舌红而点刺色绛紫，为热入营血而气血瘀滞。临床根据点刺出现的部位，一般可以区分热在何脏何腑，如舌尖生点刺，多为心火亢盛；舌中生点刺，多为胃肠热盛；舌边生点刺，多为肝胆火盛。

4. 裂纹舌

[舌象特征] 舌面上出现各种形状的裂纹、裂沟，深浅不一，多少不等（彩图14）。裂纹既可见于

全舌，亦可见于局部，形状不一，可呈"人""川""爻""丿"等，严重者可如辐射状、脑回状、鹅卵石状，或如刀割样、剪碎样。

[临床意义] 主阴血亏虚、脾虚湿浸。

[机理分析] 舌红绛而有裂纹，多属热盛伤阴。因邪热内盛，阴液大伤，或阴虚液亏，舌体失于濡养，舌面萎缩所致；舌淡白而有裂纹，多为血虚不能上荣于舌，舌体失养；舌淡白胖嫩，边有齿痕又兼有裂纹，多为脾虚湿浸，因脾失健运，湿邪内浸，精微不能濡养舌体。若生来舌面上就有裂纹，裂纹中一般有苔覆盖，且无不适感觉者，为先天性舌裂，应与病理性裂纹加以鉴别。

5. 齿痕舌

[舌象特征] 舌体边缘有牙齿压迫的痕迹（彩图15）。

[临床意义] 主脾虚、湿盛证。

[机理分析] 舌边有齿痕，多因舌体胖大受牙齿挤压所致，多与胖大舌同见。舌淡胖大而润，舌边有齿痕，多属寒湿壅盛，或阳虚水湿内停。舌淡红而舌边有齿痕，多为脾虚或气虚；舌红而肿胀满口，舌有齿痕，为内有湿热痰浊壅滞。舌淡红而嫩，舌体不大边有轻微齿痕，可见于先天性齿痕舌，疾病中出现多提示病情较轻，多见于小儿或气血不足者。

岗位情景模拟 3

患者，女，17岁。2021年8月13日初诊。患者经期腹部胀痛，自述平素易生闷气，经前乳房胀痛，腹痛即便，大便不成形，自述自出生舌面即有裂纹，脉弦数。

问题与思考

结合本案阐述裂纹舌的临床意义？思考是不是所有裂纹舌皆为病态？

答案解析

（四）望舌态

舌态，即舌体的动态。正常情况下，舌体伸缩自如，运动灵活，提示脏腑功能旺盛，气血充足。临床常见病理舌态有痿软、强硬、歪斜、颤动、吐弄、短缩等。

1. 痿软舌

[舌象特征] 舌体软弱无力，不能随意伸缩回旋。

[临床意义] 主气血俱虚、阴亏已极。

[机理分析] 痿软舌多因气血亏虚，阴液亏损，舌肌筋脉失养而致。舌痿软而淡白无华者，多属于气血俱虚，多因慢性久病，气血虚衰，舌体失养所致。新病舌红干而痿软，多为热灼津伤或久病。舌痿软而红绛少苔或无苔，多见于外感病后期，热极伤阴，或内伤杂病，阴虚火旺所致。

2. 强硬舌

[舌象特征] 舌体板硬强直，失于柔和，屈伸不利，甚者语言謇涩。

[临床意义] 主热入心包、热盛伤津或风痰阻络。

[机理分析] 强硬舌多因外感热病，邪入心包，扰乱心神，使舌无主宰；或热盛伤津，筋脉失养，舌体失其柔和之性；或肝风夹痰，风痰阻滞舌体等所致。舌强硬，色红绛少津者，多因邪热炽盛所致。舌体强硬，胖大兼厚腻苔者，多因风痰阻络所致。舌强语言謇涩，伴肢体麻木、眩晕者，多为中风先兆。

3. 歪斜舌

[舌象特征] 伸舌时舌体偏向一侧，或左或右（彩图5）。

［临床意义］多见于中风、喑痱或中风先兆。

［机理分析］歪斜舌多因肝风内动，夹痰或夹瘀，痰瘀阻滞经络，使一侧舌肌弛缓，伸缩无力，导致伸舌时舌体向健侧偏斜。

4. 颤动舌

［舌象特征］舌体震颤抖动，不能自主。轻者仅伸舌时颤动；重者不伸舌时亦抖颤难宁。

［临床意义］主肝风内动。

［机理分析］颤动舌多因热盛、阳亢、阴亏、血虚等引起肝风内动所致。气血亏虚，筋脉失养而无力平稳伸展舌体或热极阴亏而动风、肝阳化风等导致舌颤抖难安。久病舌淡白而颤动者，多为血虚生风；新病舌绛而颤动者，多为热极生风；舌红少津而颤动者，多为阴虚动风、肝阳化风；另外，酒毒内蕴，亦可致舌体颤动。

5. 吐弄舌

［舌象特征］舌伸出口外，不即回缩者，称为"吐舌"；舌反复吐而即回，或舌反复舐口唇，摇动不停者，称为"弄舌"。

［临床意义］多主心脾有热。

［机理分析］心开窍于舌，脾开窍于口，心脾有热，心热则动风，脾热则津耗以致筋脉紧缩不舒，频频动摇，故舌摇动或常伸于口外。吐舌可见于疫毒攻心，或正气已绝；弄舌多见于热甚动风先兆。吐弄舌亦可见于小儿智力发育不全者。

6. 短缩舌

［舌象特征］舌体卷短、紧缩，不能伸长，甚至舌不抵齿。

［临床意义］主寒凝、痰阻、血虚、津伤，常为危重证候表现。

［机理分析］舌短缩，色淡白或青紫而湿润者，多属寒凝筋脉，舌脉挛缩；或气血俱虚，舌失充养，筋脉痿弱而显短缩。舌短缩而体胖，苔滑腻者，多属脾虚不运，痰浊内蕴，经气阻滞所致。舌短缩而红绛干燥者，多属热盛伤津，筋脉挛急所致。总之，病中见舌短缩，是病情危重的表现。此外，先天性舌系带过短，亦可见舌短缩，但无辨证意义。

五、望舌苔

舌苔，是附着于舌面上的一层苔状物，由胃气向上熏蒸胃中水谷之气，凝聚于舌面而形成。正常的舌苔，一般是薄白均匀，干湿适中，舌面的中部和根部稍厚。望舌苔要注意苔色和苔质两方面的变化。

（一）望苔质

苔质，是指舌苔的质地、形态。临床上常见的苔质变化有厚薄、润燥、腻腐、剥落、偏全、真假等几个方面。

1. 薄、厚苔

［舌象特征］舌苔的薄、厚以"见底"和"不见底"作为标准。即透过舌苔能隐隐见到舌质者，称为薄苔，又称见底苔（彩图16）；不能透过舌苔见到舌质者，称为厚苔，又称不见底苔（彩图17）。

［临床意义］主邪正盛衰和邪气浅深。薄苔，多见于外感表证或内伤轻病。厚苔，多主邪盛入里，或内有痰、饮、食积等。薄白苔为正常舌苔表现之一。

［机理分析］舌苔厚薄均匀，干湿适中，为正常舌苔，提示胃有生发之气。若在病中，提示病情轻浅，未伤胃气。厚苔为胃气夹湿浊、痰浊、食积等熏蒸，积滞于舌面而形成，提示疾病在里，病情较重。

在疾病过程中，舌苔厚薄的变化，主要反映邪正的消长进退。舌苔由薄变厚，提示邪气渐盛，或表邪入里，为病进；舌苔由厚变薄，提示邪去正复，为病退的征象。舌苔的厚薄转化，一般以渐变为佳，若薄苔突然增厚，提示邪气极盛，迅速入里；厚苔骤然消退，而舌上无新苔复生，为正不敌邪，或胃气暴绝。

2. 润、燥苔

[舌象特征] 舌苔润泽有津，干湿适中，称为润苔（彩图16）；舌面水分过多，伸舌欲滴，扪之湿滑，称为滑苔（彩图18）。舌苔干燥，扪之无津，望之干枯，称为燥苔（彩图19）；苔质粗糙如砂石，扪之碍手，称为糙苔。

[临床意义] 主津液盈亏和输布情况。

[机理分析] 润苔可见于常人，病中见润苔，提示体内津液未伤，如风寒表证、湿证初起、食滞、瘀血等均可见润苔。滑苔为水湿停聚的表现，主痰饮、水湿，为寒湿内侵，或阳气虚弱，不能运化水液，寒湿、痰饮内生，聚于舌面而成。燥苔主津液已伤，常见于高热、大汗、吐泻后，或久不饮水，或过服温燥药物等，导致津液不足，舌苔失于濡润所致；亦有因痰饮、瘀血内阻，阳气被遏，津液不能上承而见燥苔者。糙苔多由燥苔进一步发展而成。舌苔粗糙，津液全无，多见于热盛伤津之重证；苔质粗糙而不干者，多为秽浊之邪盘踞中焦。舌苔由润变燥，表示热盛津伤，或津失输布；舌苔由燥转润，为热退津复，或饮邪始化。

在特殊情况下，也有湿邪苔反燥而热邪苔反润者，如湿邪传入气分，气不化津则舌苔反燥；热邪传入血分，蒸动阴液则舌苔反润，故宜四诊合参。

3. 腐、腻苔

[舌象特征] 苔质颗粒细腻致密，融合成片，如涂有油腻之状，紧贴舌面，揩之不去，刮之不脱，称为腻苔（彩图20）。苔质颗粒粗大，质地疏松，状如豆腐渣堆积于舌面，揩之易去，称为腐苔（彩图21）。若舌上黏厚一层，有如疮脓，则称脓腐苔。

[临床意义] 主痰浊、食积；脓腐苔主内痈。

[机理分析] 腻苔多因湿浊内蕴，阳气被遏，湿浊痰饮停聚于舌面所致；腐苔多因阳热有余，蒸腾胃中腐浊邪气上泛所致。舌苔厚腻，多见于湿浊、痰饮、食积；舌苔薄腻，或腻而不板滞，多为脾虚湿困或食积；舌苔白腻而滑，主痰浊、寒湿内阻，阳气被遏，气血运行受阻；舌苔黏腻而厚，口中发甜，主脾胃湿热，邪气上泛；舌苔黄腻而厚，主痰热、湿热、暑湿等邪内蕴，腑气不畅。

腐苔多因阳热有余，蒸腾胃中秽浊之气，聚于舌面而成，主食积胃肠，或痰浊内蕴。脓腐苔多见于内痈或邪毒内结，属邪盛病重。病中腐苔渐退，续生薄白新苔，为正气胜邪之象，是病邪消散；若腐苔脱落，不能续生新苔，为久病胃气衰败，属无根苔。

4. 剥落苔

[舌象特征] 舌苔全部或部分脱落，脱落处光滑无苔。根据舌苔剥落部位和范围大小，可分为前剥苔（彩图22）、中剥苔（彩图23）、根剥苔、花剥苔、地图舌、镜面舌、类剥苔（彩图24）等。其中舌苔不规则地剥脱，边缘凸起，界限清楚，形似地图，部位时有转移者，称为地图舌。舌苔剥脱处，舌面不光滑，仍有新生苔质颗粒，称为类剥苔。舌苔全部剥脱，舌面光洁如镜者，称为镜面舌（彩图25）。又称为光剥苔；舌苔的前半部分剥脱为前剥苔；舌苔剥落不全，剥脱处光滑无苔，余处斑斑驳驳地残存，界限明显者，为花剥苔。

[临床意义] 主胃气不足，胃阴损伤或气血两虚。可了解胃气、胃阴之存亡及气血的盛衰，从而判断疾病的预后。

[机理分析] 剥（落）苔的形成，主要因为胃气匮乏，不得熏蒸于舌，或胃阴损伤，津液不能上潮

于舌所致。因导致胃气、胃阴亏损的原因不同，损伤之程度不同，所以形成各种类型的剥落苔。舌红苔剥多为阴虚；舌淡苔剥或类剥苔，多为血虚或气血两虚；镜面舌色红绛者，为胃阴枯竭，胃无生发之气；若舌苔部分脱落，未剥脱处仍有腻苔者，为正气已虚而痰浊未化，病情较为复杂；舌色白而光洁如镜，主营血大虚，阳气虚衰，病重难治。舌苔从全到剥，是胃气阴不足，正气渐衰的表现；舌苔剥脱后，复生薄白新苔，为邪去正胜，胃气渐复之佳兆。

5. 真、假苔

[**舌象特征**] 舌苔坚敛着实，紧贴于舌面，刮之难去，像从舌体上长出者，称为有根苔，为真苔（彩图20）。舌苔不着实，似浮涂于舌面上，刮之即去，不像舌面自生出来的，称为无根苔，即是假苔（彩图21）。

[**临床意义**] 对辨别疾病轻重、预后有重要的意义。

[**机理分析**] 真假苔的判别，以有根无根为依据。真苔是胃气所生或胃气熏蒸食浊等邪气聚于舌面而成，苔有根蒂，故舌苔与舌体不可分离。假苔因胃气匮乏，不能续生新苔，而已生之旧苔逐渐脱离舌体，浮于舌面，故苔无根蒂，刮后无垢。

常人之正常苔，见薄白有根，乃胃有生气。疾病初期、中期，舌见真苔且厚，为邪气深重，正气亦盛，病属实证；久病见真苔，说明正气虽耗，但胃气尚存，预后较佳。无根之苔，无论厚薄，只要刮后舌面光滑，无生苔迹象，便是胃气不能上承，正气已衰，病情危重。

（二）望苔色

苔色变化可分为白苔、黄苔、灰黑苔三类。既可单独出现，也可相兼出现。

1. 白苔

[**舌象特征**] 舌面上附着白色苔状物（彩图26）。白苔有厚薄、润燥、滑腻之分。

[**临床意义**] 主表证、寒证、湿证。但在特殊情况下，白苔亦主热证。此外，正常人亦见白苔。

[**机理分析**] 白苔为舌苔之本色，也是最常见的苔色。苔薄白而润，可为正常舌象，或表证初起，或里证病轻，或为阳虚内寒。苔薄白而滑，多为外感寒湿，或脾肾阳虚，水湿内停。苔薄白而干，常见于风热表证或外感凉燥。苔白厚腻，多为湿浊内停，或为痰饮、食积。苔白厚而干，见于痰浊湿热内蕴。在特殊情况下，白苔也主热证。如苔白厚如积粉，扪之不燥者，称为积粉苔，系秽浊时邪与热毒相结而成，常见于瘟疫或内痈等。苔白而燥裂，粗糙如砂石，提示内热暴起，阴液暴伤。

2. 黄苔

[**舌象特征**] 舌苔呈现黄色。黄苔有浅黄、深黄、焦黄之分（分别见彩图20、6、27）。浅黄苔呈淡黄色，多由薄白苔转化而成；苔色黄而深浓，为深黄苔；舌苔深黄色中夹有灰黑褐色苔为焦黄苔。

[**临床意义**] 主热证、里证。

[**机理分析**] 邪热熏灼于舌，故苔呈黄色。一般苔色愈黄，热邪愈盛，浅黄苔为热轻，深黄苔为热重，焦黄苔为热结。外感病舌苔由白转黄，或黄白相间，为外感表邪化热入里。舌苔薄黄，提示邪热较轻，多见于风热表证，或风寒化热入里初期。苔淡黄而润滑多津者，为黄滑苔，多为寒湿、痰饮聚久化热；或为气血亏虚，复感湿热之邪。黄苔而质腻者为黄腻苔，多因湿热或痰热内蕴，或食积化热。苔黄而干燥，甚则干裂，多见于邪热伤津，燥结腑实之证。

3. 灰黑苔

[**舌象特征**] 苔色浅黑，称为灰苔（彩图28）；苔色深灰，称为黑苔（彩图29）。灰苔与黑苔只是颜色浅深不同，其临床意义相同，故常合称为灰黑苔。

[临床意义] 主阴寒内盛，或里热炽盛。

[机理分析] 灰黑苔可见于热性病，亦可见于寒湿病，但无论寒、热均属重证，黑色越深，病情越重。舌边尖呈白腻苔，而舌中舌根部出现灰黑苔，舌面湿滑，多为阳虚寒湿内盛，或痰饮内蕴。舌边尖为黄腻苔，而舌中为灰黑苔，多为湿热内蕴，日久不化所致。舌灰黑而干燥，为热极津伤。舌苔焦黑干燥，舌质干裂起刺，为热极津枯之征。苔黑褐色或如有霉斑者，为霉酱苔，多为胃肠素有湿浊宿食，积久化热，熏蒸秽浊上泛舌面所致，亦可见于湿热夹瘀的病证。

六、望舌下络脉

舌下络脉系正常人舌下舌系带两侧两条纵行的大络脉。正常舌下络脉，其管径不超过2.7mm，长度不会超过舌尖至舌下肉阜连线的3/5颜色暗红脉络无怒张、紧束弯曲、增生，排列有序，绝大多数为单支。望舌下络脉主要观察其长度、形态、色泽、粗细、舌下小血络等变化。

望舌下络脉时，嘱咐患者张口，舌体自然放松，舌尖轻轻抵上腭，充分暴露舌下络脉。首先观察其舌下络脉长短、粗细、颜色，有无怒张、弯曲变形等，然后观察周围细小络脉颜色、形态等。如舌下络脉短而细，周围小络脉不明显，舌色偏淡，提示气血不足，脉络不充；舌下络脉怒张、分叉，或呈青紫、绛紫、紫黑，或舌下络脉细小呈暗红色或紫色网络，或舌下络脉曲张等，皆为血瘀征象（彩图30）。

舌下络脉的变化，有时会早于舌色变化，因此，舌下络脉是分析气血运行情况的重要依据。

七、舌象分析要点及舌诊的临床意义

（一）舌象分析要点

望舌，不仅要掌握望舌的方法，熟悉舌质和舌苔各自变化的特征，还应学会对病程中变化的舌象进行全面客观地分析，充分认识舌象所提示的辨证意义。因此，在分析舌象时，还应注意以下几点。

1. 舌的神气与胃气的综合判断 舌神是全身神气表现的一部分。通过观察舌神的有无，可把握体内气血、津液的盈亏，脏腑的盛衰及疾病转归之凶吉等基本情况。舌的胃气主要是从舌苔的生长及是否有根表现出来。舌苔薄白均匀，或舌苔虽厚，刮之仍有苔迹，或脱落后复生新苔，舌苔有根，均提示胃气充足。舌苔似有似无，或浮而无根，刮之即去，光滑如镜，则提示胃气衰败。舌象有神气、有胃气，提示正气未衰，病情较轻，或病情虽重，预后良好；舌象无神气、无胃气，提示病情较重，不易恢复，预后较差。

2. 舌质与舌苔的综合判断 舌质与舌苔的变化，所反映的生理病理意义各有所侧重，舌质主要反映脏腑气血津液的盛衰，舌苔主要反映所感受病邪的性质和病证的性质。一般情况下，舌质与舌苔的变化是统一的，其主病往往一致。如舌质红，舌苔黄而干燥，主实热证；舌质红绛而有裂纹，舌苔焦黄干燥，多主热极津伤。但在临床实践中，舌质与舌苔的变化并不总是统一的，有时甚至出现相反的变化，多提示病因病机比较复杂，此时应对二者的病因病机及相互关系进行综合分析。如舌质淡白，舌苔黄腻，淡白舌多主虚寒，黄腻苔常为湿热之征，舌色与舌苔所反映的病性相反。因舌质主要反映正气，舌苔主要反映病邪，所以平素脾胃虚寒者，复感湿热之邪，便可见上述舌象，此为寒热错杂，本虚标实。当舌质和舌苔所反映的病性不一致时，多提示体内存在两种或两种以上的病理变化，舌象分析亦是二者的结合，临床应注意辨别病变的标本缓急。

3. 舌象的动态分析 在疾病发展过程中，舌象作为反应疾病的敏感体征，亦会随之发生相应变化，通过对舌象的动态观察，可以了解疾病的进退、顺逆等病变趋势。如外感病中，舌苔由薄变厚，提示病邪由表入里；舌苔由白转黄，为病邪化热之象；舌色由淡红变红绛，舌苔干燥，为邪热充斥，气营两燔；舌苔剥落，舌质红绛，为热入营血，气阴俱伤。在内伤杂病的发展过程中，舌象也会出现一定的变化规律。如中风患者舌质淡红，舌苔薄白，表示病情较轻，预后良好；若舌色由淡红转红，再转暗红、红绛、紫暗，舌苔由白转黄腻或焦黑，表明风痰化热，瘀血阻滞。反之，舌色由暗红、紫暗转为淡红，舌苔渐化，提示病情趋向稳定、好转。掌握舌象变化与疾病发展变化的关系，即可更好地认识疾病的演变规律，为早期诊断、早期治疗提供重要依据。

（二）舌诊的临床意义

舌诊简便易行，舌象的变化能比较客观地反映病情，可作为诊断疾病、了解病情发生发展变化和辨证的重要依据。

1. **分辨病位浅深** 一般情况，若病邪轻浅多见舌苔的变化，其苔质偏薄，表明病邪多在体表；随着病情深重，可出现舌质、舌苔均发生明显改变。如在外感温热病中，舌苔薄白，为疾病初起，邪在卫分，病情轻浅；舌苔黄厚，舌质红提示病邪入里，病情较重，为气分热盛；而邪入营分，可见舌绛；邪入血分，可出现舌质深绛或紫暗，苔少或无苔。说明不同舌象往往提示病位浅深不同。

2. **区别病邪性质** 不同性质的病邪侵袭人体，可出现舌象特征的不同改变。如外感风热，苔多薄白而干；外感风寒，苔多薄白；热邪可致舌质红绛，舌苔黄或灰黑而干燥；燥邪可致舌红少津；湿浊、痰饮、食积内阻或外感秽浊之气，均可见舌苔厚腻；内有瘀血，则舌紫暗或有瘀点瘀斑，或舌下络脉怒张。

3. **判断邪正盛衰** 正气盛衰，可以在舌象方面表现出来。如舌淡红，苔薄白而润，舌体柔软灵活，主气血旺盛；舌色淡白，为气血两虚；舌色青紫，为气滞血瘀；舌干苔燥为津液亏虚；舌苔有根，是胃气充足；舌苔无根或光剥无苔，是胃气衰败。

4. **分析病势进退** 通过对舌象的动态观察，可测知疾病进退趋势。如苔色由白转黄，由黄转灰黑，苔质由薄转厚，由润转燥，多为病邪由表入里，由轻变重，由寒化热，邪热内盛，津液耗伤，为病进。反之，若舌苔由厚变薄，由黄转白，由燥变润，为病邪渐退，津液复生，病情向愈。若舌苔骤增骤退，多为病情骤变所致。如薄苔突然增厚，是邪气急骤入里的表现；若满舌厚苔突然消退，是邪盛正衰，胃气暴绝的表现，二者皆为恶候。从舌质上看，若淡红舌转淡白、淡紫湿润，舌体胖嫩有齿痕，提示阳气受伤，阴寒内盛，病邪由表入里，由轻转重，为病进。

5. **推断病情预后** 舌荣有神，舌面有苔，舌态正常者，为邪气未盛，正气未伤，胃气未败，预后较好；舌质枯晦，舌苔无根，舌态异常者，为正气亏虚，胃气衰败，病情多凶险。

（贺 敏）

目标检测

答案解析

一、A1型选择题

1. 望神最主要是可以判断（ ）

　　A. 气血的盛衰　　　　　　　B. 津液的盈亏　　　　　　　C. 病性的寒热

　　D. 精气的盛衰　　　　　　　　E. 邪正的强弱

2. 赤色主（　　）

　　A. 瘀血　　　　　　B. 痛证　　　　　　C. 寒证　　　　　　D. 热证　　　　　　E. 湿证

3. 虚热证的面色是（　　）

　　A. 满面通红　　　　B. 两颧潮红　　　　C. 面色青灰　　　　D. 面红如妆　　　　E. 面黄带晦

4. 表现为面目一身俱黄，鲜明如橘皮色的是（　　）

　　A. 阳黄　　　　　　B. 阴黄　　　　　　C. 萎黄　　　　　　D. 黄胖　　　　　　E. 苍黄

5. 下列各项，不属青色所主病证的是（　　）

　　A. 寒证　　　　　　B. 惊风　　　　　　C. 血瘀　　　　　　D. 痛证　　　　　　E. 热证

6. 小儿惊风的典型面色是（　　）

　　A. 面色淡青或青黑　　　　　　B. 面色与口唇青紫　　　　　　C. 眉间、鼻柱、唇周发青

　　D. 面色青黄　　　　　　　　　E. 两颧发红

7. 全目赤肿为（　　）

　　A. 肝经风热　　　　B. 肺火炽盛　　　　C. 脾胃蕴热　　　　D. 心脾积热　　　　E. 心火上炎

8. 牙龈红肿而痛，多属（　　）

　　A. 阴虚火旺　　　　B. 肝火上炎　　　　C. 肺经有热　　　　D. 脾经火热　　　　E. 胃火上攻

9. 在"五轮学说"中，黑睛为（　　）

　　A. 血轮　　　　　　B. 气轮　　　　　　C. 水轮　　　　　　D. 肉轮　　　　　　E. 风轮

10. 大便夹有黏冻、脓血，多见于（　　）

　　A. 寒湿泄泻　　　　B. 湿热泄泻　　　　C. 痢疾　　　　　　D. 黄疸　　　　　　E. 热盛伤津

11. 小儿食指络脉鲜红，其临床意义是（　　）

　　A. 外感表证、寒证　　　　　　B. 里热证　　　　　　　　　　C. 疼痛、惊风

　　D. 脾虚、疳积　　　　　　　　E. 血络郁闭

12. 舌边红起点刺的临床意义是（　　）

　　A. 肝胆火盛　　　　B. 胃肠热盛　　　　C. 心火亢盛　　　　D. 心阴亏虚　　　　E. 胃阴不足

13. 舌根所候的脏腑一般是（　　）

　　A. 肝胆　　　　　　B. 肾　　　　　　　C. 脾胃　　　　　　D. 三焦　　　　　　E. 心肺

14. 舌尖所候的脏腑一般是（　　）

　　A. 肝胆　　　　　　B. 肾　　　　　　　C. 脾胃　　　　　　D. 三焦　　　　　　E. 心肺

15. 因年龄、体质禀赋影响，儿童舌象常见的生理变异是（　　）

　　A. 舌苔偏干燥　　　　　　　　B. 舌质多淡嫩　　　　　　　　C. 舌苔多稍厚

　　D. 舌色多暗红　　　　　　　　E. 舌上多裂纹

16. 主里热亢盛的舌象是（　　）

　　A. 舌色淡红　　　　　　　　　B. 舌质淡白　　　　　　　　　C. 舌质绛红

　　D. 舌质紫暗　　　　　　　　　E. 舌起红刺

17. 阴寒内盛，血行瘀滞的舌象表现是（　　）

　　A. 舌淡红润泽　　　　　　　　B. 舌红绛少苔　　　　　　　　C. 舌绛紫而干

　　D. 舌淡白光莹　　　　　　　　E. 舌淡紫湿润

18. 伸舌偏左或偏右是（　　）

　　A. 强硬舌　　　　　　　　　　B. 痿软舌　　　　　　　　　　C. 颤动舌

D. 歪斜舌　　　　　　　　　E. 吐弄舌

19. 观察舌苔以辨别病邪浅深的主要依据是（　）

　　A. 舌苔的有无　　　　　　　B. 苔质的厚薄　　　　　　　C. 苔色的黄白

　　D. 苔质的润燥　　　　　　　E. 舌苔的真假

20. 舌苔干燥，扪之无津，甚则干裂的舌象是（　）

　　A. 滑苔　　　　　B. 燥苔　　　　　C. 糙苔　　　　　D. 润苔　　　　　E. 腻苔

21. 胃阴枯竭的舌象是（　）

　　A. 淡红舌　　　　B. 紫舌　　　　　C. 绛舌　　　　　D. 镜面舌　　　　E. 鲜红舌

22. 舌苔有根无根的临床意义是（　）

　　A. 邪气盛衰　　　B. 津液存亡　　　C. 气血盈亏　　　D. 胃气有无　　　E. 脏腑虚实

二、A2型选择题

1. 患者舌短缩，色淡白而胖嫩的临床意义是（　）

　　A. 寒凝筋脉　　　B. 气血俱虚　　　C. 痰湿内蕴　　　D. 热盛伤津　　　E. 动风先兆

2. 患者舌短缩，色红绛而干的临床意义是（　）

　　A. 寒凝筋脉　　　B. 气血俱虚　　　C. 痰湿内蕴　　　D. 热盛伤津　　　E. 动风先兆

三、B1型选择题

（1~2题共用以下选项）

　　A. 青紫舌　　　B. 淡紫舌　　　C. 绛紫舌　　　D. 点刺舌　　　E. 瘦薄舌

1. 热毒炽盛，气血两燔证所见的舌象是（　）

2. 阳气虚弱，气血运行不畅所见的舌象是（　）

（3~4题共用以下选项）

　　A. 热盛伤津　　　B. 血虚不润　　　C. 脾虚湿盛　　　D. 寒湿壅盛　　　E. 痰浊内阻

3. 舌淡白有裂纹的临床意义是（　）

4. 舌淡白胖嫩，边有齿痕，又有裂纹的临床意义是（　）

（5~6题共用以下选项）

　　A. 舌苔的润燥　　B. 舌苔的腐腻　　C. 舌苔的颜色　　D. 舌苔的偏全　　E. 舌苔的薄厚

5. 判断邪气在表在里，主要观察的舌苔变化是（　）

6. 判断津液盈亏，主要观察的舌苔变化是（　）

四、简答题

1. 何谓善色、恶色？各有何临床意义？

2. 试述面部赤色的主病及临床意义。

书网融合……

知识回顾　　　微课　　　习题

学习目标

知识要求：

1. 掌握听声音中音哑与失音、谵语、郑声、错语、狂言、言謇、咳嗽、哮与喘、呃逆、嗳气、太息的临床表现与意义。
2. 熟悉异常声音中呼吸、语言及呕吐的表现及临床意义。
3. 了解各种特殊气味的临床意义。

技能要求：

学会根据听到的患者异常声音判断其临床意义。

闻诊是通过听声音和嗅气味来诊察疾病的方法。听声音包括诊察病人的语声、呼吸、语言、咳嗽、呕吐、呃逆、嗳气、太息、喷嚏、鼻鼾、肠鸣等各种响声。嗅气味包括嗅病体发出的异常气味、排出物的气味及病室的气味。

人体的各种声音和气味，都是在脏腑生理活动和病理变化过程中产生的，所以鉴别声音和气味的变化，可以判断出脏腑的生理和病理变化，为诊病、辨证提供依据。

第一节　听声音

听声音是指听辨患者语言气息的高低、强弱、清浊、缓急变化，以及咳嗽、呕吐、肠鸣等异常声响，以判断病变寒热虚实等性质的诊病方法。

声音的发出，不仅是口、鼻等器官直接作用的结果，而且与肺、心、肾等脏腑的虚实盛衰有着密切的关系。人体是一个有机的整体，所以其他脏腑的病变也可通过经络影响声音。声音可以反映脏腑功能活动和气血津液的盛衰。所以，听声音不仅可以诊察发声器官的局部病变，还可根据声音的变化，进一步诊察脏腑和整体的病变。

一、正常声音

人在正常生理状态下发出的声音称为常声，具有发声自然、柔和圆润、声调和畅、语言流畅、应答自如、言与意符等特点，提示人体气血充盈、发声器官和脏腑功能正常，是宗气充沛、气机调畅的反映。

由于年龄、性别和禀赋等个体的差异，正常人的声音也有不同，例如男性多声低而浊、女性多声高而清，儿童多声尖利而清脆、老年人多声浑厚而低沉。此外，声音的变化亦与情志因素有关。比如喜时发声多欢快，怒时发声多急厉，悲时发声多凄楚而断续，乐时发声多舒畅而缓和，敬时发声多正直而严肃，爱则发声多温柔等。这些因一时间感情触动而发出的声音，也属于正常范畴。

二、异常声音

异常声音，是指人在病理状态下发出的声音，又称为病变声音。病变声音是疾病反映在语声、语言及人体其他声响方面的变化，除正常生理变化和个体差异外的声音，均属于病变声音。

（一）语声

语声主要指患者在疾病过程中说话的声音以及呻吟、惊呼等异常声响。通过听辨语声的变化来判断正气的盛衰、邪气的性质和病情的轻重。一般来说，凡患者语声高亢有力，声音连续者，多属实证、阳证、热证，多为阳盛气实、功能亢奋所致；语声低微无力，声音断续者，多属虚证、阴证、寒证，多为禀赋不足、气血亏虚所致。

听辨语声应注意语声的有无，语调的高低、强弱、清浊、钝锐以及有无异常声响等。

1. 语声重浊　声音沉闷而不清晰称为语声重浊，又称声重。多因外感风、寒、湿诸邪或痰湿阻滞，以致肺气失宣，鼻窍不利所致。

2. 音哑与失音　声音嘶哑者，称为音哑；声音不能发出者，称为失音，古称"喑"。二者病因病机基本相同，但有轻重之分，失音为音哑之甚。新病音哑或失音，多为实证，多因外感风寒、风热，或痰浊壅滞肺络，以致肺失清肃，清窍壅塞，称为"金实不鸣"。久病音哑或失音，多为虚证，多因肺肾阴虚，虚火灼肺，以致津枯肺损，声音难出，称为"金破不鸣"。暴怒喊叫或持续高声宣讲，气阴耗伤，咽喉失润，亦可导致音哑或失音。若久病重病，突然出现声音嘶哑，多属脏气将绝之危象。妊娠后期出现音哑或失音者，为妊娠失音，古称"子喑"，多为经络胞脉受阻而致肾精不能荣于咽喉，一般分娩后即愈。

3. 呻吟　病痛难忍时所发出的哼哼声，称为呻吟。呻吟多因身有痛楚难以忍受或胀满不舒所致。新病呻吟，声音高亢有力者，多为实证，病势较剧；久病呻吟，声音低微无力者，多为虚证。临床常结合望姿态的变化，判断病痛部位。如呻吟护腹者，多为腹痛；呻吟扪腮者多为齿痛。

4. 惊呼　患者突然发出的惊叫声，称为惊呼。声音尖锐，表情惊恐者，多因剧痛或惊恐所致；小儿阵发惊呼，多是惊风；小儿夜啼惊呼，多为脾寒腹痛，或食积、虫积、惊恐，或心脾有热所致；成人惊呼，除惊恐外，多为剧痛或精神失常。

（二）语言

"言为心声"，语言是神明活动的表现之一。语言错乱多属于心的病变。常见的语言异常如下。

1. 谵语　神志不清、语无伦次、声高有力者，称为谵语。多属邪热亢盛，扰乱心神之实证，常见于急性热病的极期。

2. 郑声　神志不清、语言重复、不相接续、声音低弱模糊者，称为郑声。多属久病脏气衰竭，心神散乱所致之虚证。常见于久病、重病后期，或亡阴、亡阳证。

3. 独语　自言自语、喃喃不休、无人时言、见人语止、首尾不续者，称为独语。多为气血大伤，心神失养，或气郁痰结，阻蔽心窍，蒙蔽心神所致，属阴证。常见于癫病、郁病。

4. 错语 神志清楚、语言时有错乱、言后自知说错者，称为错语。错语有虚证、实证之分。虚证多因气血不足，心神失养，或肾精亏虚，脑髓失养所致；实证多为痰湿、瘀血、气郁等阻遏心神所致。

5. 狂言 精神错乱、狂躁妄言、语无伦次、骂詈而不避亲疏者，称为狂言。多因情志不遂，气郁化火，痰火互结，内扰神明所致，属阳证、热证、实证。

6. 语言謇涩 神志清楚、思维正常而吐字困难或吐字不清，语言不流畅者，称为语言謇涩，简称言謇。因习惯而成，或因先天性舌系带过短所致者，称为口吃，不属病态。言謇与舌强并见者，多由风痰阻络所致，为中风之先兆或中风后遗症。

（三）呼吸

闻呼吸主要是了解患者呼吸运动的快慢均匀，气息的强弱粗细，呼吸音的清浊等情况。

正常呼吸每分钟16~20次，自然调匀通畅，不疾不徐，深浅适中。肺主司呼吸，肾主纳气，呼吸异常，每责于肺肾。一般而言，呼吸气粗而快，属热证、实证，多因邪盛气机壅滞所致；呼吸气微而慢，属虚证、寒证，多因内伤正气不足所致。常见的病态呼吸有以下几种。

1. 喘 呼吸困难，短促急迫，声如拽锯，甚则鼻翼翕动，张口抬肩，不能平卧者，称为喘。喘有虚、实之分。发病急骤，气粗声高息涌，胸中胀闷，唯以呼出为快者，属实喘，多为风寒（热）袭肺，或痰热壅肺，痰饮内停，或水气凌心，肺失宣肃，气道不畅所致；喘发病徐缓，气怯声低息微，呼多吸少，息短不续，唯以深吸为快者，属虚喘，多为肺肾亏虚，摄纳无权所致。

2. 哮 呼吸急促似喘，且喉中有哮鸣音者，称为哮。哮有寒、热之分，多因痰饮内伏，复感外邪所诱发，或过食酸咸生冷，或因久居寒湿之地所诱发。临床上哮与喘常常同时出现，故常并称为哮喘，实际上两者有区别。喘以气息急迫，呼吸困难为主，而哮以喉中哮鸣声为主要特征。哮必兼喘，而喘未必兼哮。

3. 气短 轻度呼吸困难，呼吸短促而不相接续，气短不足以息者，称为气短。气短似喘而不抬肩，息快而不相接续，气急而无痰鸣声。气短有虚、实之分，虚证则表现为气短息微兼形瘦神疲、头晕乏力，多因肺气亏虚，或元气不足所致；实证则表现为气短息粗，兼胸部窒闷、胸腹胀满，多因痰饮、胃肠积滞或气滞或瘀血内阻所致。

4. 少气 呼吸微弱，短而声低，言语无力，气少不足以息者，称为少气，又称气微。多因久病体虚或肺肾气虚所致，主诸虚劳损。

🌿 知识拓展

少气、气短与虚喘的联系与区别

肺肾气虚或元气虚弱之人，轻则口鼻气弱，言懒无力，谓之少气；甚则息微，气急短促而频数，谓之气短；再重则气不接续，动则益甚，或张口抬肩，谓之虚喘。总之，三者有轻重、缓急之分。

（四）咳嗽

咳嗽是指肺气向上冲击喉间，气道受到刺激而发出的一种声响。咳嗽是肺失清肃，肺气上逆的表现，多因六淫外邪袭肺、有害气体刺激、痰饮停肺、气阴亏虚所致。有声无痰称为咳，有痰无声称为

嗽，有痰有声称为咳嗽。现在临床上并不区分，统称为咳嗽。咳嗽病位在肺，但不为肺所独主，引起咳嗽的病因病机与其他脏腑也有一定关系。故《素问·咳论篇》中有"五脏六腑皆令人咳，非独肺也"的记载。

临床上可根据咳声和痰的色、质、量的变化以及发病的时间、兼症、病史等情况，来判断病证的寒热虚实。

咳声重浊有力，多属实证，多因寒痰湿浊停聚于肺，肺失肃降所致。

咳声轻清低微，多属虚证，多因久病肺气虚损，失于宣降所致。

咳声不扬，痰稠色黄，不易咯出，多属热证，多因热邪犯肺，肺津被灼所致。

咳声沉闷，痰多易咯，多属痰湿阻肺所致。

干咳无痰或少痰，多因阴虚肺燥或燥邪犯肺所致。

咳声短促，呈痉挛性、阵发性，连声不断，咳后有鸡鸣样回声，反复发作者，称为顿咳，因病程长，缠绵难愈，又称百日咳，多因风邪与伏痰搏结所致，常见于小儿。

咳声如犬吠，伴声音嘶哑、呼吸困难，喉头红肿伴伪膜，重擦出血，随之复生，多因肺肾阴虚，火毒攻喉所致，常见于白喉。

岗位情景模拟4

秦某，女，26岁，患者于3天前自觉周身发热怕冷，头痛鼻塞，咳嗽。昨起发热微恶风寒，咳嗽加重，痰稠色黄，鼻塞流浊涕，口渴咽痛，微有汗出，苔薄黄，脉浮数。

问题与思考

请分析该患者可能出现哪种咳声？如何根据咳声的特点区别病证的寒热虚实？

答案解析

（五）呕吐

呕吐，是指饮食物、痰涎从胃上涌，自口而出的症状，是胃失和降，胃气上逆的表现。古人云：有声有物谓之呕，无声有物谓之吐，有声无物谓之干呕。但临证时，三者很难截然划分，故一般统称为呕吐。

临床上可根据呕吐的声音、吐势、呕吐物的气味和性状，来判断病证的寒热虚实。

呕声微弱、吐势徐缓、呕吐物清稀者，多属虚证、寒证，多因脾胃阳虚，脾失健运，胃失和降，胃气上逆所致。

呕声壮厉、吐势较猛、呕吐物呈黏痰黄水或酸或苦者，多属实证、热证，多因热邪伤胃，胃失濡润，胃气上逆所致。

呕吐呈喷射状者，多因热扰神明，或头颅外伤，颅内有瘀血、肿瘤等，使颅内压升高所致。

呕吐酸腐食糜，多因食滞胃脘，胃气上逆所致。

对于一些特殊呕吐，需要四诊合参，综合判断。如吐利、腹痛并作，多为霍乱，或类霍乱所致。朝食暮吐，暮食朝吐者，称为反胃，多因胃阳虚或脾胃阳虚，不能消谷所致。口干欲饮，饮后即吐，称为水逆，多因痰饮停胃，胃气上逆所致。多人共同进餐后皆发吐泻，多为食物中毒所致。

（六）呃逆

呃逆古代称为"哕"，俗称"打嗝"，是因胃气冲逆而上，气冲咽喉而发出的一种声短而频、呃呃作响的声音。临床上可根据呃声的高低、强弱、间歇时间长短来推测病情的虚实寒热。

偶发呃逆，呃声短暂，并且可以自愈，多因饮食刺激，或偶感风寒，一时胃气上逆动膈所致，不属病态。

呃逆频作，不能自愈，则属病态。一般而言，呃声高亢、短而有力者，多属邪热客胃；呃声低沉、气弱无力者，多属脾胃虚寒。如久病、重病胃气衰败，出现呃逆，呃声低而无力者，提示病情危重。

（七）嗳气

嗳气古称"噫"，俗称"打饱嗝"。嗳气是指胃中气体上出咽喉所发出的一种声长而缓的声音，是胃气上逆的一种表现。饮食之后，偶有嗳气，不属病态；长期嗳气，不能自愈，则属病态。临床上可以根据嗳声的症状和气味的不同，判断虚实寒热。

嗳气声重浊有酸腐臭气，兼脘腹胀满，多为宿食内停，胃脘气滞所致，属实证。

嗳气频作而响亮，嗳后胁脘宽舒，可随情绪变化而增减，多为肝气犯胃所致，属实证。

嗳气声低沉断续，兼纳呆食少，无酸腐气味，多为胃虚气逆所致，常见于老年人或体虚之人，属虚证。

嗳气频作，兼脘腹冷痛，得温痛减者，多为胃阳亏虚，或寒邪客胃所致。

（八）太息

太息，又称为叹息，俗称"叹气"，是指情志抑郁，胸胁胀闷不畅时发出的长吁或短叹声。太息后自觉稍宽舒，多由情志不遂，肝气郁结，气机不利所致。

（九）喷嚏

喷嚏是因肺气上逆，气冲喉鼻而突然暴发的声响，是人体阳气上行于鼻，抗御外邪的一种表现。应注意喷嚏的次数及是否有兼症。

常人偶发喷嚏，不属病态。

新病喷嚏频频发作，兼恶寒发热、鼻流清涕者，多为外感风寒，肺失宣肃，鼻窍不利所致。

阳虚久病之人，突然出现喷嚏者，多为阳气回复，是病情趋于好转之佳兆。

（十）呵欠

呵欠是指张口深吸气，微有响声的症状，是阳弱阴胜，阳气欲伸之象。由于困倦欲睡而呵欠者，不属病态。患者不拘时间，频频呵欠，称为数欠，多因上气不足，气虚阳衰，肾气不充所致。

（十一）鼻鼾

鼻鼾是熟睡或昏迷时，因气道不利以致鼻喉所发出的一种异常呼吸声。熟睡鼾声，无其他明显症状，多由睡姿不当，或慢性鼻病引起，常见于年老、体胖多痰之人；昏睡不醒、鼾声不绝，多属痰迷心窍，热入心包，或中风入脏之危候。

（十二）肠鸣

肠鸣，又称腹鸣，是胃肠蠕动引起气液流动而发出的辘辘声。在正常情况下，肠鸣音低弱而和缓，一般难以直接闻及，借助听诊器，能够在脐部听得较为清楚，4~5次/分。当肠道传化失常或阻塞不通时，导致胃肠中水气相搏而发出的声响，则可直接闻及。肠鸣发生的频率、音调、强度等与胃肠功能、感邪性质、进食情况等有关。临床上可以根据肠鸣所发生的部位和声音，来判断疾病的性质与部位。

胃脘部鸣响，如囊裹水，振振有声，起立行走或以手按抚，声音辘辘下引，称为振水声，若为饮水过后出现多属正常现象，若非饮水而常闻及此声者，多为痰饮留聚于胃所致。

鸣响发自脘腹部，如饥肠辘辘，得温得食则减，挨饿、受寒则加重，多为中虚肠胃不实所致。

腹中肠鸣如雷、脘腹痞满、大便溏泄者，多为感受风、寒、湿邪导致气机紊乱所致。

肠鸣音完全消失、腹满胀痛拒按者，多属肠道气滞不通之重证，可见于肠痹或肠结等病。

第二节 嗅气味

嗅气味，是指嗅辨与疾病有关的气味，包括嗅辨病体气味和病室气味两方面。正常人脏腑气血和调，代谢正常，故不产生异常气味；病理状态下，由于邪气侵扰，脏腑功能失调，气血运行失常，可出现气味异常，故可以通过嗅气味来判断、分析疾病的病因、病位和病性。

一、病体之气

病体之气，是指由患者所散发出的各种异常气味，如口气、汗、痰、涕、呕吐物、二便、经、带、恶露等的异常气味。医生可直接闻诊所得，也能通过询问患者或陪诊者而知悉。

（一）口气

口气，是从口中散发出的异常气味。正常人呼吸或讲话时，口中无异常气味。较为特殊的口气临床诊断意义见表2-1。

表2-1 口气临床诊断意义表

口气	诊断意义
散发臭气，亦称口臭	多与口腔不洁、龋齿、便秘或消化不良有关
酸臭，伴食欲不振，脘腹胀满	多属食积胃肠
臭秽	多属胃热
尸臭之气	久病重病，脏腑功能衰败
腐臭，或兼咳吐脓血	多是内有溃腐脓疡
臭鸡蛋样气味	肺痈、口腔溃疡日久不愈、口腔恶性肿瘤破溃
烂苹果样气味（酮体气味）	多为消渴病患者
臭秽难闻，牙龈腐烂者	为牙疳

（二）汗气

汗气，是患者汗液散发出的气味。有汗气味，可知患者身上曾有汗出。

汗气腥膻，多为湿热久蕴皮肤，熏蒸津液所致，多见于风温、湿温等，或汗后衣物不洁。

汗气臭秽，多见于瘟疫或暑热火毒内盛。

腋下汗气阵阵、臊臭难闻，称为狐臭，多因湿热内蕴所致。

（三）痰涕之气

正常情况下，人体可排出少量无异常气味的痰和涕。较为特殊的痰涕之气临床诊断意义见表2-2。

表2-2　痰涕之气临床诊断意义表

痰涕之气	诊断意义
咳痰黄稠臭秽	多为肺热壅盛
咳吐浊痰脓血	为肺痈，热毒炽盛所致
流清涕，无异常气味	多为外感风寒
咳吐痰涎清稀，无异常气味	多为寒饮停肺
流浊涕腥秽如鱼脑	为鼻渊，多属湿热熏蒸所致

（四）呕吐物之气

呕吐物清稀无臭味者，多为胃寒；气味酸腐臭秽者，多为胃热。

呕吐未消化食物，气味酸腐者，多为食滞胃脘。

呕吐脓血而腥臭者，多因脏腑痈疡。

（五）排泄物之气

排泄物之气，包括二便以及妇人经、带、恶露等的异常气味。较为特殊的排泄物之气临床诊断意义见表2-3。

表2-3　排泄物之气临床诊断意义表

排泄物	异常气味	诊断意义
大便	臭秽难闻	多属热结肠道
	溏泄而腥	多属脾胃虚寒
	泄泻臭如败卵，或夹有未消化食物，矢气酸臭者	宿食停滞，消化不良
小便	臊臭、黄赤浑浊	多属膀胱湿热
	味甜并散发烂苹果气味	为消渴病
月经	臭秽	多属热证
	腥者	多属寒证
带下	黄稠臭秽者	多属湿热
	清稀而腥	多属寒湿
	奇臭色杂	常见于癌肿，病多危重
恶露	产后恶露臭秽	多因湿热或湿毒下注

二、病室之气

病室之气是患者或患者排出物、分泌物所散发的气味。若从气味发出到病气充斥病室，提示病情危重甚至脏腑败坏，同时也表明患者的卫生护理条件较差，应引起重视与警惕，防止病情迅速恶化，甚至发生疫病。临床上通过嗅病室之气，可以为推断病情及诊断特殊疾病提供参考，较为特殊的病室之气临床诊断意义见表2-4。

表2-4 病室之气临床诊断意义表

病室之气	诊断意义
臭气触人	多为瘟疫类疾病
血腥味	多患失血
散有腐臭气	多患溃腐疮疡
尸臭	多为脏腑衰败，病情危笃
尿臊气（氨气味）	多见于水肿病晚期（尿毒症）
烂苹果样气味（酮体气味）	多为消渴病患者，属危重病症
蒜臭气味	多见于有机磷中毒

🔬 知识拓展

　　嗅气味是中医诊断不可缺少的诊病方法，但由于人的嗅觉受多种因素的影响，对气味的判断，单凭嗅觉器官是不准确的。因此运用物理、化学方法并研制高精密度、高灵敏度分析仪器对嗅阈、嗅觉影响因素等进行定性、定量分析很有必要。例如，目前有运用红外光谱法测定和鉴定呼吸气息成分；利用气相-液相色谱分析法，能在不发生化学反应的前提下分析样品。我们应该充分利用现代科学技术，进一步开发异常气味的鉴定系统，制定参照标准并建立相关数据库，更好地为临床诊断提供依据。

目标检测

答案解析

一、A1型选择题

1. 大病、久病之人音哑或失音，称为（　）
   A. 子喑　　　B. 少气　　　C. 金实不鸣　　　D. 金破不鸣　　　E. 短气

2. 声高有力，语无伦次，称为（　）
   A. 郑声　　　B. 错语　　　C. 谵语　　　D. 夺气　　　E. 独语

3. 郑声的病因多为（　）
   A. 心气不足　　　B. 心神散乱　　　C. 痰火扰心　　　D. 风痰阻络　　　E. 热扰心神

4. 咳声如犬吠样，可见于（　）
   A. 百日咳　　　B. 白喉　　　C. 感冒　　　D. 肺痨　　　E. 肺痿

5. 嗳气酸腐者，多属（　）
   A. 肝胃不和　　　B. 肝脾不调　　　C. 寒客于胃　　　D. 宿食停积　　　E. 脾胃虚弱

6. 病室有蒜臭气味多见于（　）
   A. 瘟疫发生　　　B. 溃腐疮疡　　　C. 脏腑衰败　　　D. 有机磷中毒　　　E. 肾衰竭

7. 尿液散发烂苹果味多见于（　）
   A. 失血　　　B. 消渴病　　　C. 脏腑败坏　　　D. 瘟疫　　　E. 肾衰竭

8. 热邪犯胃其呕吐的特点是（　　）

    A. 呕吐呈喷射状   B. 呕声壮厉，吐黏稠黄水   C. 呕吐酸腐食糜

    D. 朝食暮吐   E. 暮食朝吐

9. 咳声不扬，痰黄难咯者属（　　）

    A. 热邪犯肺   B. 痰湿阻肺   C. 燥邪犯肺   D. 肺肾阳虚   E. 寒邪犯肺

10. 咳声短促，连续不断，咳后有鸡鸣样回声称为（　　）

    A. 顿咳   B. 肺痨   C. 肺痈   D. 肺痿   E. 白喉

二、B1 型选择题

（1~2 题共用以下选项）

    A. 谵语   B. 独语   C. 郑声   D. 错语   E. 狂言

1. 以神志清楚，但语言有时错乱，语后自知言错为特征的是（　　）

2. 以自言自语，喃喃不休，见人则止为特征的是（　　）

（3~4 题共用以下选项）

    A. 燥邪犯肺   B. 痰湿阻肺   C. 肺阴不足   D. 肺气虚损   E. 热邪犯肺

3. 咳嗽，咳声不扬，痰稠色黄，不易咯出，其临床意义是（　　）

4. 咳嗽，咳有痰声，痰多色白易咯，其临床意义是（　　）

（5~6 题共用以下选项）

    A. 口气臭秽   B. 口气酒臭   C. 口气酸臭

    D. 口气腐臭   E. 口中散发烂水果气味

5. 胃有宿食，可闻到（　　）

6. 消渴重证，可闻到（　　）

（7~8 题共用以下选项）

    A. 口腔不洁   B. 食积胃肠   C. 牙疳

    D. 胃热   E. 内有溃腐脓疡

7. 口气臭秽者多见于（　　）

8. 口臭难闻，牙龈腐烂者多见于（　　）

（9~10 题共用以下选项）

    A. 短气   B. 夺气   C. 喘   D. 少气   E. 哮

9. 呼吸急迫困难，张口抬肩，难以平卧的是（　　）

10. 呼吸急促困难，喉中痰鸣的是（　　）

三、简答题

1. 什么是常声？其特点是什么？

2. 简述喘与哮的特征及区别。

（祖　琦）

书网融合……

知识回顾   习题

第三章 | 问 诊

学习目标

知识要求：

1. 掌握主诉的概念和临床意义、各症表现及其临床意义。
2. 熟悉问诊的主要内容。
3. 了解问诊的注意事项。

技能要求：

1. 熟练掌握问诊的方法。
2. 学会应用问诊收集病情资料，并学会归纳主诉。

第一节 问诊的意义、方法与注意事项

问诊是医生通过有目的地、有步骤地询问患者或陪诊者，了解疾病的发生、发展、诊治经过、现在症状和与疾病相关的其他情况，以诊察病情、收集病史资料的方法。

一、问诊的意义

问诊作为收集病情资料的一种诊断技能，要求收集的病情资料及时、准确、客观、真实而全面，因此，问诊时，宜直接向患者询问，若因患者陈述不清或意识模糊时，应向其家人或陪同者询问。问诊在诊法中具有十分重要的地位，是诊病的要领。

（一）有利于全面收集病情资料

虽然有些信息可以通过望诊、闻诊来诊察，但是疾病的发生、发展、变化过程、诊治经过，患者的自觉症状、既往病史、生活习惯、饮食嗜好以及其他与疾病有关的情况等，是正确辨证不可缺少的重要依据，只有通过问诊才能获得。

（二）有利于早诊断、早治疗

尤其是在疾病早期，患者只有自觉症状，而无客观体征时，问诊作为最先收集病情资料的方法，就显得尤为重要。此时问诊所收集的病情资料将作为早期诊断和治疗的重要依据。

（三）有利于建立良好的医患关系

医生通过问诊，和患者进行交流，可以了解患者的思想动态，有利于及早进行心理疏导和建立良好的医患关系。

二、问诊的方法与注意事项

问诊的目的是为了做出正确的诊断，因此在问的过程中要结合辨证和辨病，有技巧、有针对性地询问患者或其家属及陪护者。

（一）问诊的方法

1. **抓住重点，全面询问** 问诊必须是有目的的询问，不是医患之间的简单交谈。首先要认真倾听患者叙述，然后抓住主症、找到主诉。其次是围绕主症和主诉有目的地进行深入细致、全面详尽地询问。在此过程中切忌泛泛而问，甚至被患者的思绪左右。

2. **边问边辨，问辨结合** 在问诊过程中，医生要善于应用中医基本理论，分析患者叙述的主要症状，并结合望、闻、切三诊收集的信息，进一步有目的、有重点地询问，做到边问边辨，边辨边问，问辨结合，从而减少问诊的盲目性，以利于疾病的正确诊断。

（二）问诊的注意事项

1. **诊室环境安静适宜** 安静的诊室环境，可以避免各种干扰。医生可以全神贯注地致力于收集病情资料和诊察疾病，做到信息准确而全面。同时，患者也能在一个轻松愉快的环境之下，敞开心扉和医生进行交流，准确无误地叙述病情，尤其是一些有隐私的患者，避开第三人在场很重要。

2. **医生态度和蔼可亲** 问诊过程中，一定要视患者为亲人，这不仅是问诊消除紧张感的需要，更是作为医生所应具备的品质。问诊时，对待病情要严肃认真，对待病人要和蔼可亲，言语间流露出对病人的关爱之情，使患者有亲切感，这样不仅有利于患者主动交代病情，还有利于树立医生形象，促进良好的医患关系。此外，医生要鼓励患者树立战胜病魔的信心，切忌在问的过程中流露出惊讶、悲观和厌烦的情绪，这样会给病人增加思想负担，不利于病情的好转，甚至会加重病情。

3. **语言通俗而有技巧** 问诊时，医生的语言要通俗易懂，切忌使用患者无法理解的医学术语，比如问女性"月经"或"例假"不能说成"月事"。此外，在问诊时，语言要有技巧性，可以迎合患者的身份而问，如问一个五十岁的老年人的婚育史时，不能问"您结婚了吗？"或是"您有子女吗？"可以问"您老伴身体还好吧""子女们怎么样"等，以间接获得自己所需的病情资料，并能让患者倍感亲切，加强医患关系。

4. **问诊内容应全面可靠** 问诊过程中，如遇患者描述病情不够清楚，医生可对患者进行某些必要的、有目的地追问或提示，但不可凭自己的主观意愿去暗示、套问患者，以免片面或失真，影响正确诊断。比如患者说腹部不适，医生便问："是不是有点胀，还有点硬满？"此时患者的回答有可能不是真实情况的反应。

此外，问诊时，应直接询问患者本人，若因病重意识不清或小儿不能自述者，可向知情人或陪诊者进行询问，但当患者能正常陈述时，应及时进行核实或补充，以便掌握准确、可靠的病情资料。精神失常的患者，应主要询问其亲属或陪诊者。如遇危急患者，应坚持"抢救为先"的原则，抓住主症，扼要地询问，重点检查，以便迅速抢救患者，待患者病情缓解后，再进行详细询问，以完善病史资料，切不可因问诊而延误病情，造成不良后果。

第二节　问诊的内容

问诊的内容主要包括一般情况、主诉、现病史、既往史、个人生活史、家族史和现在症等。问诊时应根据患者是初诊或复诊、门诊或住院等实际情况，采取有目的和针对性、主次分明地询问。

一、一般情况

一般情况包括患者的姓名、性别、年龄、民族、婚姻状况、职业、籍贯、发病节气、工作单位、现住址、电话号码等。其中发病节气一般是用二十四节气来表示，如发病在清明节前后，写"清明"。在住院病历中，一般情况往往有栏目，问诊后根据栏目填上去即可。

询问一般情况的意义在于：一是收集与疾病有关的资料、为诊断和治疗提供一定的依据；二是便于联系和随访，对患者的诊断和治疗负责。不同性别、年龄、职业、籍贯、工作等人群，易发疾病各异。就性别而言，女性易患月经、带下、妊娠、产育等方面的特殊疾病；男性易患遗精、阳痿等特殊病变；就年龄而言，婴幼儿脏腑娇嫩，气血未充，易虚易实，易寒易热，故易患外感、水痘、麻疹、顿咳、惊风、伤食等病症；青壮年气血充盛，抗病力强，多患实证；老年人气血不足，抗病力下降，多患虚证，而肿瘤、胸痹、眩晕、中风等也多见于中老年人。此外，对职业和籍贯等的询问，亦可作为诊病的依据，尤其对于职业病及地方病的诊断具有更重要的意义。就职业而言，如长期从事水中作业者，易患寒湿痹病；低温作业者易患冻疮；长期吸入粉尘易患矽肺；汞、铅中毒等也常与患者所从事的职业有关。就地方病而言，内陆地区因水土缺碘而使人易患瘿瘤，岭南等地易发疟疾，而蛊虫易发于长江中下游一带。发病节气也会影响疾病的发生，如春季易患麻疹、水痘等，夏季易患中暑、痢疾，长夏易患霍乱，秋季易患燥证，冬季易患寒证、哮喘等。

二、主诉

主诉是患者就诊时最感痛苦的症状、体征及其持续的时间。如"咳嗽、咯痰3天""腹胀、食欲不振1个月，加重伴呕血1天"等。主诉一般只有一二个症状，对主诉的描述要求文字精练，一般不超过20个字。主诉一般是通过望、闻、问、切等收集的症状或体征，但若患者症状较轻，此时若借助于西医学手段，检查出了重要体征，也可以作为主诉。如患者症状表现不明显，经CT等检查发现体内有肿块，此时肿块发现后及其持续的时间也可以作为主诉。

询问时，一般患者告诉你的第一个症状就有可能是主诉，但有的患者在陈述其病情时，可能是凌乱而主次不清的，因此医生首先要善于抓住主诉，然后以主诉为中心，进一步问清其部位、性质、程度、持续时间等。一般病情简单、病程短者，主诉容易确定；病情复杂、病程长、多脏腑病变、症状繁多者，提取主诉相对困难，这时应以患者目前最感痛苦的症状或亟待解决的体征作为主诉。

主诉是患者就诊的主要原因，疾病的主要矛盾，问诊的核心内容和辨证辨病的主要线索和依据。主诉可作为某系统疾病的诊断向导，找到主诉，一般可以初步估计疾病的范畴和类别，推断病势的轻重缓急。如主诉"反复心前区憋闷疼痛半年，加重3天"，可初步考虑为心病。然后围绕该主诉进一步深入询问胸痛的部位、性质、程度、持续的时间及有关兼症和病史，再结合其他三诊全面诊察，以便做出正确的诊断。

三、现病史

现病史是指围绕主诉从起病到就诊时，疾病的发生、发展、变化以及诊治的经过。其内容包括发病情况、病变过程、诊治经过和现在症状四个部分。

（一）发病情况

发病情况主要包括发病时间的新久，发病原因或诱因，疾病最初的症状、性质、部位，曾做过哪些处理等。一般起病急、时间短者，多为外感病，属实证；患病已久、反复发作、经久不愈者，多为内伤病，属虚证或虚实夹杂证。若因情志不舒所致胁肋胀痛，急躁易怒者，多属肝气郁结；因暴饮暴食所致胃脘胀满疼痛者，为食滞胃脘；因过食生冷而致脘腹冷痛，肠鸣泄泻为寒邪直中，损伤脾胃。询问发病情况，对辨别疾病的病因、病位、病性有重要意义。

（二）病变过程

病变过程是指从起病到就诊时的病情变化。询问病变过程，应按发病时间的先后顺序，询问其某一阶段发病的原因或诱因，出现过哪些主要表现，症状的性质、程度，有何变化，何时好转或加重，何时出现新的病情，病情变化有无规律等。通过询问病变过程，可以了解疾病邪正斗争情况和病情发展趋势等。

（三）诊治经过

诊治经过是指患者从起病到就诊的过程中，曾经被医生做出的诊断和治疗情况。询问诊治经过，主要询问初诊患者曾做过哪些检查、结果怎样、做过何种诊断、经过哪些治疗、治疗的效果和反应如何等。了解既往的诊治情况，可作为疾病当前诊断与治疗的参考和借鉴。

（四）现在症状

现在症状是辨证与辨病的重要依据，是问诊的主要内容。因内容繁多，故后面另列专节（第三章第三节）进行讨论。

四、既往史

既往史，主要包括患者既往健康状况和既往患病情况，又称"过去病史"

（一）既往健康状况

患者既往健康状况，可作为分析判断病情的参考依据。素体健壮者，其患疾病多为实证；素体衰弱，其患疾病多为虚证；素体阴虚者，易感温燥之邪，多为热证、燥证；素体阳虚者，易感寒湿之邪，多为寒证、湿证。

（二）既往患病情况

既往患病情况包括：糖尿病、心脑血管疾病、哮喘等重大内科疾病病史；传染病（结核、肝炎等）史；手术外伤史；过敏史（食物、药物），疫苗接种史等。询问既往病史对诊断现患疾病有一定的参考作用。

> ✍ **知识拓展**
>
> 在病历记录时，过敏史一栏，若是没有，一般记载为："否认食物或药物过敏史"；若是有对某食物或某药物过敏，则引起过敏的食物或药物务必要用红色标出，以便查看和开药时引起重视。

五、个人生活史

个人生活史的内容，主要包括生活经历、精神情志、饮食起居和婚姻生育等情况。询问患者个人生活史，具有十分重要的诊断学意义。

（一）生活经历

询问患者的出生地、居住地、经历地，应注意有地方病或传染病流行的地区，主要是有助于某些地方病或传染病的诊断或排除。如"居住地阴冷潮湿"有利于"风湿痹病"的诊断。

（二）精神情志

了解患者的性格特征、当前精神情志状况及其与疾病的关系等，有助于病情诊断和进行思想和心理上的开导，以利于疾病的治疗。平素抑郁、忧思恼怒者，易致肝气郁结，易患郁证。女子以肝为先天，因此情志抑郁还易致妇科疾病。对于这类疾病，宜在用药同时，及时进行心理疏导，以助治疗。

（三）饮食起居

"饮食有节，起居有常"，则"度百岁乃去"，而"饮食不节""起居无常"则是导致某些疾病发生的原因，了解饮食的偏嗜和烟、酒、茶等嗜好，以及生活起居情况，对诊察病情有一定意义。素嗜肥甘者，易生痰湿证；偏食辛辣者，易患阳热证；恣食生冷者，易患阴寒证；好逸恶劳者，易生痰湿；劳倦过度者，耗伤精气，易患诸虚劳损；起居失常，饮食无节，酗酒过度者，易患肝胃疾病等。

（四）婚姻生育

婚姻生育史，主要是询问成年患者是否结婚、结婚年龄、配偶的健康状况以及有无传染病或遗传病等。育龄期女性还要询问其月经初潮年龄或绝经年龄、月经周期、行经天数、月经的颜色和量（可问诊或直接望诊）和带下的色、质、量、气味（可结合望诊和闻诊）等变化。已婚女性还要询问其妊娠次数、生产胎数以及有无流产、早产、难产等。

六、家族史

家族史主要包括询问患者的父母、兄弟姐妹、子女等直系亲属和配偶的健康状况和患病情况。询问家族史对某些遗传病和传染病的诊断具有重要意义，如癫、狂、痫、狐臭、消渴等病，与遗传关系密切；有些传染性疾病，如肺痨、黄疸、疫病等，与密切接触患者家属有关。此外，必要时还应注意询问直系亲属的死亡原因。

第三节　问现在症

问现在症即询问患者就诊时的痛苦和不适，以及和病情相关的全身情况。现在症是患者就诊时的病理变化反映于外的表现，它最能揭示患者就诊时疾病的主要矛盾和病理本质，是辨证和辨病的重要依据。疾病过程中，有些症比如疼痛、沉重、痞硬、胀满、困倦、麻木、酸软等，它们是患者的主观感觉，只有通过问诊才能获得，以确保病情资料的完整性，便于医生对患者就诊时的病情做出正确的判断，因此问现在症是问诊的重要内容。

现在症表现各异，内容繁多，明代医学家张景岳在总结前人问诊经验的基础上，在其《景岳全书·传忠录·十问篇》中，编成了"十问"，清代医家陈修园将其略做修改补充，在其《医学实在易》中记载了"十问歌"内容，即："一问寒热二问汗，三问头身四问便，五问饮食六胸腹，七聋八渴俱当辨，九问旧病十问因，再兼服药参机变，妇女尤必问经期，迟速闭崩皆可见，再添片语告儿科，天花麻疹全占验。""十问歌"的内容简明扼要，对问诊具有一定的指导意义，但在临床运用时，必须根据患者的具体情况，灵活而有主次地进行询问，不能按照"十问歌"进行套问。

一、问寒热

问寒热即询问患者有无怕冷或发热的感觉。寒与热是疾病最为常见的症状，为问诊的重点内容。

"寒"，即怕冷的感觉。根据怕冷的程度及病因病机的不同，怕冷的感觉又常分为以下四种情况：恶风、恶寒、畏寒、寒战。恶风是指患者怕风吹，遇风觉冷，程度较轻，避风则缓解；恶寒是指患者怕冷的程度较重，加衣被或近火取暖仍然不能缓解；畏寒是指患者自觉怕冷，程度较轻，加衣被或近火取暖能够缓解；寒战是指恶寒重，全身发抖。

> 📝 **知识拓展**
>
> 正常体温标准：
>
> 成人：口腔温度36.3~37.2℃，直肠温度36.5~37.7℃，腋窝温度36~37℃。
> 儿童：口腔温度36.2~37.3℃，肛门温度36.5~37.5℃，腋窝温度35.9~37.2℃。

"热"是指发热，既包括患者体温升高的情况，也包括患者自觉全身或局部（如手足心）有发热的感觉，但体温并不升高的情况，比如"五心烦热""骨蒸潮热"等。

寒与热的产生，主要和病邪的性质、阴阳盛衰变化有关。从邪气而言，若患者感受寒邪，因为寒为阴邪，其性清冷，故多见恶寒等症；若患者感受热邪，因为热为阳邪，其性炎热，故多见发热的表现。从机体阴阳而言，当阴阳失调时，阳胜则热，阴胜则寒，阴虚则热，阳虚则寒。故寒和热是判断患者病邪性质和机体阴阳盛衰的重要依据。《景岳全书·新方八阵》所说："以寒热分阴阳，则阴阳不可混。"说明了寒热是指导用药的关键，问诊需重视问寒热的内容。

根据寒热的轻重、表现形式、出现的时间、持续时间以及伴随症状等的不同，临床上常表现为四种寒热类型：即恶寒发热、但寒不热、但热不寒、寒热往来。

（一）恶寒发热

恶寒发热是指患者恶寒与发热同时出现，是表证初起的特征性症状。恶寒，是因外邪侵袭肌表，卫阳被遏，肌表失于温煦所致；发热，是因正气抗邪，正邪斗争，卫阳郁遏，郁而发热所致，故可见恶寒与发热同时出现。由于外感病过程中，邪在肌表，阻遏卫阳，肌表失于温煦，故但凡表证，都会出现或轻或重的"恶寒"表现，故古人又有"有一分恶寒就有一分表证"的说法。根据感受外邪性质的不同，寒热症状也有轻重的之别。临床上常见以下三种类型。

1. **恶寒重发热轻** 指患者怕冷的感觉明显，并伴有轻微发热的症状，是外感风寒表证的特征。因寒邪袭表，寒为阴邪，其性收引，肌表闭塞，卫阳被遏，肌表失于温煦则恶寒，卫阳郁于体内则轻微发热。此外，风寒表证还常见无汗、头身疼痛、脉浮紧等，为寒性收引凝滞所致。

2. **发热重恶寒轻** 指患者发热的感觉明显，同时又伴有轻微怕冷的症状，是外感风热表证的特征。由外感风热之邪所致，因风热袭表，风热为阳邪，易致阳盛，正邪斗争，阳胜则热，故发热明显；风热袭表，卫气功能失常，温煦失职，故有轻微恶寒。此外，风热表证还常伴见头身疼痛、汗出不畅、咽喉肿痛、口微渴、舌边尖红、脉浮数等。

3. **发热轻而恶风** 指患者有轻微发热的感觉，并有怕风吹，遇风觉冷的症状，是伤风表证的特征。由外感风邪所致，因风性开泄，腠理疏松，玄府开张，营阴外泄，故发热轻而恶风，并伴汗出、脉缓等。

恶风和恶寒，二者名称虽然不同，但症状相似，只是轻重程度不同而已，都应属于恶寒范畴，故许多医家认为，外感病中恶风和恶寒并无本质区别。

表证寒热的轻重，除了与感受病邪的性质有关，还与感受病邪的轻重、邪正的盛衰密切相关。就病邪轻重而言，一般病邪轻者，则恶寒发热俱轻；病邪重者，则恶寒发热俱重；就邪正盛衰而言，一般正气、邪气俱盛，斗争剧烈者，则恶寒发热俱重，病邪盛而正气衰者，正邪斗争不剧烈者，则恶寒重而发热轻。

外感病初期阶段，有的患者只有恶寒的感觉，并不觉得发热，但实际体温可能是升高的，随着病情的发展，又可能很快就会伴有发热的感觉。因此，恶寒与发热并见是诊断表证的重要依据。特别是恶寒一症，"有一分恶寒就有一分表证"，"恶寒"为表证的重要指征，但应注意的是，恶寒和发热是正邪相争所致，不是只有表证才会出现恶寒和发热。

（二）但寒不热

但寒不热是指病人只感怕冷而不发热，是里寒证的特征性症状。其怕冷的产生，多为寒邪入里，阻遏或损伤机体阳气，或机体阳气不足，阴寒内生所致。根据发病的缓急和病程的长短，临床上常见新病恶寒和久病畏寒两种类型。

1. **新病恶寒** 指患者突然感觉怕冷，且体温不高的症状，主里实寒证。常伴见四肢不温、脘腹或其他局部冷痛剧烈，或呕吐泄泻，或咳喘痰鸣，脉沉紧等。多因感受寒邪较重，直中脏腑、经络，郁遏阳气，肌体失于温煦所致。

2. 久病畏寒　指患者经常怕冷，四肢凉，得温可缓的症状，主里虚寒证。常兼面色㿠白，舌淡胖嫩，脉沉迟无力等症。多因阳气虚衰，机体失于温煦所致。

（三）但热不寒

但热不寒是指患者只感到发热，而无怕冷，是里热证的特征性症状。其发热的产生，多因阳盛或阴虚所致。根据发热的轻重、时间和特点等的不同，临床上常有壮热、潮热、微热三种类型。

1. 壮热　指患者高热（体温在39℃以上）持续不退，不恶寒反恶热的症状，属里实热证。多因风寒入里化热，或风热内传，正盛邪实，正邪剧争，阳热内盛，蒸达于外所致。常见于伤寒阳明经证或温病气分证。壮热常伴满面通红、口渴饮冷、大汗出、脉洪大等症。

2. 潮热　指患者定时发热，或定时热势加重，有一定规律，如潮汐之有定时的症状，临床常见以下三种情况。

（1）日晡潮热　又称为阳明潮热，即日晡（下午3~5时，即申时）发热明显，且热势较高，主伤寒阳明腑实证。因燥热结于阳明胃肠，而阳明经气旺于日晡时，阳明气盛而胃肠实热，故在此时热势加重。常兼见口渴、腹满、便秘、舌红苔黄厚燥等症。

（2）湿温潮热　即午后发热明显，且身热不扬（即肌肤初扪之不觉很热，但扪之稍久即感灼手），头身困重等，主湿温病。因湿热郁蒸，湿邪黏腻，热伏于内，故身热不扬；午后阳气盛，故发热明显。湿温潮热常伴见身重、脘痞、苔腻等症。

（3）阴虚潮热　即午后或夜间有低热，表现为五心烦热或骨蒸潮热，为阴虚证的表现。五心烦热，即手足心发热、胸中烦热；骨蒸潮热，是患者自觉有热自骨内向外透发。阴虚潮热是阴液亏损，阴不制阳，机体阳气偏亢所致，由于午后卫阳渐入于里，夜间卫阳行于里，使体内偏亢的阳气更盛而生内热。阴虚潮热还常兼见两颧潮红、盗汗、舌红少津、脉细数等，常见于阴虚内热证或温病后期，热入营血，耗伤营阴证。若见于热入营血者，常表现为身热夜甚。此外，午后或夜间热甚，亦可见于瘀血久积，积而化热者。

3. 微热　指热势不高，体温一般不超过38℃，或仅自觉发热，而体温并不升高的症状。一般微热的发热时间较长，病因病机较为复杂。常见于温病后期和一些内伤杂病。

（1）气虚发热　长期微热，劳累则甚，或仅面部发热而体温不高。常兼见神疲乏力、少气懒言、自汗、脉虚等症。由于脾胃气虚，清阳不升，郁而发热所致。

（2）阴虚发热　长期低热，兼颧红、盗汗、五心烦热等症，详见"阴虚潮热"。

（3）小儿夏季热　又称"小儿疰夏"，即小儿于夏季气候炎热时长期发热，兼有烦渴、无汗、多尿等症，至秋凉时可自愈，为小儿气阴不足（稚阴稚阳），不能适应夏季气候变化所致。

（四）寒热往来

寒热往来是指恶寒与发热交替出现的症状，是邪在半表半里的特征性病理表现。寒热往来是由于邪在半表半里，正邪相持，互为进退所致，常见以下两种情况。

1. 往来寒热，发无定时　是指患者自觉时冷时热，一日发作多次，发无时间规律。此为伤寒少阳病，即半表半里证。由于邪入于半表半里，尚未入里，邪正相持，正胜则发热，邪胜则恶寒。伤寒少阳病还常兼见胸胁苦满、心烦喜呕、默默不欲饮食、口苦、咽干、目眩、脉弦等症。

2. 往来寒热，发有定时　是指寒战和高热交替发作，发有时间规律，一日一作，或二三日一作，为疟疾的表现。发作时先出现恶寒战栗，并伴有剧烈头痛，而后又出现壮热，口渴引饮，汗出而后热退。因疟邪进入人体，伏于半表半里（膜原），入与阴争则恶寒、出与阳争则发热，故寒战与高热交替出现，休作有时。

此外，妇人热入血室，也可能出现寒热往来的表现，临床应结合病史及兼症加以辨别。

二、问汗

问汗是指询问患者有无汗出异常的情况。汗是阳气蒸化津液，经玄府达于体表而成。故《素问·阴阳别论》说："阳加于阴谓之汗。"汗液时时都在形成，但是量较少，蒸发掉不易被发现，在体力活动、剧烈运动、进食辛辣、气候炎热、衣被过厚、情绪激动等情况下会有明显汗出，属于生理性汗出，有调和营卫、调节体温、滋润皮肤、排泄废物等作用。

若全身或某一局部，当汗出而无汗，或不当汗出而多汗，均属病理现象。异常汗出与病邪的性质和机体正气盛衰以及津液的盈亏有着密切的关系。因此，询问患者汗出的异常情况，应首先询问有无汗出，再进一步询问汗出的时间、多少、部位、兼症等，对于判断病邪性质和机体阴阳的盛衰有着重要意义。

（一）无汗

指患者表现为当汗出而不汗出，可有全身性无汗或局部性无汗。

1. 全身无汗 最常见于表证，也可以见于里证。

（1）表证无汗 主外感风寒表实证。因寒性收引，腠理致密，玄府闭塞所致。常兼见恶寒重，发热轻，头身疼痛，脉浮紧等症。

（2）里证无汗 多主久病虚证。若兼见畏寒、乏力、舌淡苔白、脉虚者，多为阳气亏虚，蒸化无力所致；若兼见口干渴、形瘦、皮肤瘙痒、大便干结、舌红少津者，多为阴津亏虚，化汗乏源所致；若兼见面唇色淡、舌色淡白，多为血虚，化源不足所致。

2. 局部无汗 一般表现为半身无汗，即半侧身体（或左或右），或半身（或上或下）经常无汗。常见于中风、痿证和截瘫患者。多因风痰、瘀血、风湿之邪，闭阻患侧经络，使患侧营卫运行不周，气血失和所致。

（二）有汗

指患者表现为不当汗出而汗出，或汗出较多者，可表现为全身或某一局部汗出。

1. 全身有汗 全身有汗可见于表证或里证。

（1）表证 表证有汗常见于风热表证或伤风表证（表虚证）。风热表证常兼见发热恶寒、咽痛鼻塞、脉浮数，为风热袭表，迫津外泄所致；伤风表证常兼见恶风、脉浮缓，为风邪袭表，风性开泄，腠理疏松，卫外不固所致。

（2）里证 里证全身有汗时，临床根据出汗的特征及引起出汗的原因不同，常见有以下几种情况。

①自汗：指经常日间汗出不止，活动后尤甚，主阳虚或气虚。由于阳气亏虚，不能固护肌表，玄府不密，津液外泄所致。劳则气耗，故活动后汗出尤甚。自汗常兼神疲乏力、少气懒言或畏寒肢冷等症状，常见于气虚证或阳虚证。

②盗汗：指入睡时汗出，醒则汗止的症状，主阴虚或气阴两虚。因阴虚则虚热内生，入睡时卫阳由表入里，肌表不固，内热加重，蒸津外泄而汗出，醒后卫阳由里出表，内热减轻而肌表固密，故汗出停止，常兼见潮热、舌红少苔、脉细数等症状；若气阴两虚者，常自汗、盗汗同时出现。

③绝汗：指在病情危重的情况下，出现大汗不止的症状，常见于亡阴证或亡阳证，属危重证候，故称之为"绝汗"，又称"脱汗"。亡阳证汗出表现为冷汗淋漓、汗液清稀，兼见面色苍白、四肢厥冷、脉微欲绝，为阳气亡脱，肌表不固，津随阳泄之危象。亡阴证汗出表现为大汗不止、汗热黏如油、肢温烦躁、口渴、脉细数疾等，为津液枯竭，虚热迫津外泄之危象。

④战汗：指患者先恶寒战栗而后汗出的症状。战汗多见于外感热病或伤寒邪正剧烈斗争的阶段，是疾病发展的转折点。往往先有寒战，而后高热汗出，若汗出热退，脉静身凉，提示邪去正复，病退；若汗出而身热不退，烦躁不安，脉来急疾，提示邪盛正衰，病进而恶化。

⑤热汗：是指汗出而热，且出汗较多的症状，多为里实热证。表现为高热汗出，伴口渴喜冷饮、脉洪大等，是里热亢盛，迫津外泄所致。

⑥冷汗：即汗出而冷的症状，多见于受惊或阳气虚弱。因突然受惊，恐则气下，或阳气虚弱，汗液不固，温煦无力而至冷汗，常兼见畏寒肢冷的表现。

⑦黄汗：指汗出沾衣，色如黄柏汁的症状，多因风湿热邪交蒸所致。

2. 局部汗出　局部汗出是指某一局部汗出异常，常见于里证，有虚、实、寒、热之分。询问时应注意具体部位和兼症等，主要有下列几种情况。

（1）头汗　又称但头汗出，指仅头部或头颈部汗出较多的症状，常见于上焦热盛、中焦湿热熏蒸或虚阳上越。上焦热盛者，因热盛迫津外泄所致，兼见心胸烦闷、口渴面赤；中焦湿热熏蒸者，因中焦湿郁热蒸，迫津上越所致，兼见身重困倦、胃脘胀满等；虚阳上越者，因元气将竭，阴阳离决而上越，津随阳泄所致，兼见四肢厥冷、气喘脉微等。此外，小儿睡眠时，头汗较多而无其他不适者，属生理现象，俗称"蒸笼头"，因小儿为纯阳之体，入睡时阳气会聚于头部，蒸津外泄所致。

（2）心胸汗出　指心胸部易汗出或汗出过多的症状，多见于心脾两虚证或心肾不交证。心脾两虚者，常兼见心悸、失眠、腹胀、便溏等症；心肾不交者，常兼见心悸、心烦、失眠、腰膝酸软等症。

（3）手足汗出　若手足心微汗出，多属生理现象；若手足心汗出量多，则为病理性汗出，常见于阴虚内热、阳明热盛或中焦湿热等。阴虚内热者，因虚热迫津外泄所致，常兼见五心烦热、口燥咽干、盗汗等症；阳明热盛者，常兼见腹胀便秘、日晡潮热等症；中焦湿热者，因脾胃湿热内盛所致，常兼口干、牙龈肿痛、肢体困重、便溏呕恶等症。

（4）半身汗出　一般表现为半身有汗，即半侧身体（或左或右），或半身（或上或下）有汗，但无汗一侧才为病变部位（见局部无汗）。

（5）阴汗　只男女外阴部及其周围汗出过多的症状，多由下焦湿热熏蒸所致。

三、问疼痛

（一）概述

疼痛是临床上很常见的一种自觉症状，患病机体的任何部位都可发生。疼痛的病因病机可用虚实来进行概括。实者多因感受外邪，或气滞血瘀，或痰湿虫积等阻滞脏腑经络，使气血运行不畅，"不通则痛"；虚者多因阳气不足，精血亏虚，脏腑、经络、组织失于濡养，"不荣则痛"。问疼痛时，应注意询问疼痛的性质、部位、程度、时间、喜恶和兼症等，以便判断其虚实，以及具体是哪种"虚"或"实"。

（二）问疼痛的内容

1. 问疼痛的性质　不同病因病机，会导致疼痛的性质和特点亦各异，故询问疼痛的性质和特点，有助于诊断疼痛的病因与病机。

（1）胀痛　指疼痛且有胀感，是气滞作痛的特点。胀痛多因气滞所致，易发于胸、胁、脘、腹，时发时止，可因情绪波动而加重或减轻，可随嗳气、矢气而缓解。但头目胀痛，则多因肝火上炎或肝阳上亢所致。

（2）刺痛　指疼痛如针刺之感，是瘀血致痛的特点。刺痛的部位比较固定，夜间尤甚，常发于胸、胁、脘、腹等部位，为瘀血阻滞，血行不畅所致。

（3）窜痛　指疼痛部位游走不定，或走窜攻冲作痛，多见于气滞或行痹。发于胸、胁、脘、腹等处的窜痛，多因肝郁气滞所致；发于肢体关节的疼痛，痛处不固定者，称为"游走痛"，多见于行痹，为风邪兼寒湿邪气，闭阻经络所致。

（4）固定痛　指疼痛部位固定不移的症状多见于瘀血或痹病。若胸胁脘腹等处固定作痛，多为瘀血所致；若四肢关节固定作痛，多因寒湿、湿热，或热壅血瘀所致，常见于痛痹和着痹。

（5）冷痛　指疼痛有冷感而喜暖的症状，主寒证，常见于腰脊、脘腹、四肢关节等处。实寒证因寒邪阻滞，不通则痛；虚寒证因阳气亏虚，虚寒内生，脏腑、经络、组织失于温煦所致。

（6）灼痛　指疼痛有灼热感而喜凉的症状，主热证，常见于口舌、胁肋、脘腹、关节、肛门等处。实热证因火邪窜络，阳热熏灼所致；阴虚证因阴虚火旺所致。

（7）绞痛　指疼痛剧烈，如刀绞般难忍的症状，多见于瘀血、结石、虫积等有形实邪闭阻气机，或寒凝气滞所致。如心脉痹阻引起的"真心痛"、结石阻滞胆管引起的上腹痛、结石阻塞尿路引起的腰腹痛、寒邪入侵胃肠引起的脘腹痛、寒疝腹痛等，都具有绞痛的特点。

（8）隐痛　指痛势不剧烈，尚可忍耐，但绵绵不休的症状，主虚证，常见于头、胸、脘、腹等部位。多因阳气不足、精血亏虚，脏腑组织失于温养所致。

（9）重痛　指疼痛且有沉重感的症状，主湿证，常见于头部、四肢、腰部及全身。因湿邪困阻气机，不通则痛，又由于湿性重浊黏滞，故伴沉重感。

（10）酸痛　指疼痛兼有酸软感的症状，常见于四肢、腰背的肌肉、关节处，多因湿邪侵袭肌肉、关节，气血运行不畅所致，或因肾虚，精血不足，组织失养所致。

（11）掣痛　指疼痛而抽掣牵引感，由一处连及他处的症状，也称引痛、彻痛。多因筋脉失养而拘急或筋脉阻滞不通所致。

（12）空痛　指疼痛兼有空虚感的症状，主虚证，常见于头部或小腹部等处。多因气血亏虚，精髓不足，脏腑经络失养所致。

一般而言，新病疼痛，痛势剧烈，持续不解，或痛而拒按，多属实证；久病疼痛，痛势较轻，时痛时止，或痛而喜按，多属虚证。

2. 问疼痛的部位　由于脏腑和肌表各个部位通过经络相联系，因此通过询问疼痛的部位，可以了解病变所在的脏腑和经络。

（1）头痛　指整个头部或头的某一局部（如前后、两侧及顶部等）疼痛的症状，问头痛可诊断属于哪条经或判断病邪性质和病机虚实。

"头为诸阳之会"，手、足三阳经及督脉上行于头部交会，足厥阴肝经亦上行于头，还有其他阴经也间接上行于头，故根据头痛的部位，可确定病变经脉。如前额连眉棱骨痛者，病属阳明经；后头连项背痛者，病属太阳经；头两侧太阳穴附近痛者，病属少阳经；颠顶痛者，病属厥阴经；全头重痛者，多为太阴经头痛；脑中痛，或牵及于齿，多属少阴经头痛。

头痛还可以辨别病邪性质。若头痛连项背，恶寒重发热轻，骨节疼痛，为风寒头痛；头痛而胀，甚则如裂，发热恶风，为风热头痛；头痛如裹，肢体困重，为风湿头痛；头痛眩晕，两侧痛重，心烦易怒，两胁胀痛，为肝阳头痛；头痛昏蒙，苔腻，脉滑，为痰浊头痛；头痛如针刺，固定不移，经久不愈，为瘀血头痛；头痛绵绵，遇劳则剧，神倦乏力，脉虚无力，为气虚头痛；头痛绵绵，有空虚感，左侧卧则右侧痛、右侧卧则左侧痛者为肾精不足所致；头痛而晕，心悸失眠，舌淡，脉细，为血虚所致。

头痛有虚实之分。外感六淫或瘀血、痰浊、癥积、郁火、阳亢等所致者，多属实证；凡精气血亏虚，不能上荣于头所致者，多属虚证。临床应根据头痛的病史、兼症及头痛的性质，综合辨别头痛的病因。

（2）胸痛　即胸部正中或一侧，或某一局部疼痛，多与心肺病变有关。询问胸痛时，应注意询问胸痛的具体部位、性质和兼症等。

如胸前"虚里"部位疼痛，痛引肩背，病位在心。若心前区憋闷疼痛，时痛时止，痛引肩背，多因痰、瘀等邪闭阻心脉所致，可见于胸痹；胸痛剧烈，胸痛彻背，背痛彻心，面色青灰，手足青至节者，多因心脉急骤闭塞所致，可见于真心痛。

胸膺部位疼痛兼有咳喘者，病位在肺。如胸痛，颧赤盗汗，午后潮热，干咳，或咳血，多因肺阴亏虚，虚火灼伤肺络所致，可见于肺痨或热病后期等；胸痛，喘促鼻翕，壮热面赤者，多因肺热炽盛所致；胸痛，壮热，咳吐脓血腥臭痰者，多因痰热壅肺，腐肉成脓所致，可见于肺痈；胸胀痛窜痛，易怒，善太息者，多因情志郁结，胸中气滞所致；胸部刺痛、痛处固定者，多因跌扑损伤，瘀血阻络所致。此外，肺癌也可导致胸部疼痛。

（3）胁痛　指胁的一侧或两侧疼痛的症状，常见于肝胆病。由于两胁为肝、胆经的循行部位，故胁痛多见于肝胆病变。如肝郁气滞、肝胆湿热、肝胆火盛、肝阴虚及饮停胸胁，阻滞气机，均可导致胁痛。

（4）脘痛　又称"胃痛"或"胃脘痛"，指上腹部剑突下，胃之所在部位疼痛，由于胃失和降，气机不畅所致。问脘痛主要是询问疼痛的特征和兼症来判断其虚实寒热及病情轻重。实证多表现为进食后疼痛加剧，因寒凝、热灼、气滞、血瘀和食积等所致；虚证多表现为进食后疼痛缓解，多因胃阴虚或胃阳不足，胃失所养所致；胃脘冷痛暴作，疼痛剧烈者，多属寒邪犯胃；胃灼热疼痛、消谷善饥、口臭便秘者，多为胃火炽盛；突然胃痛暴作，出现压痛和反跳痛者，多为胃穿孔所致，属实证，病情较重；胃脘隐隐灼痛，饥不欲食者为胃阴虚所致；胃脘隐痛，喜温喜按者，为胃阳虚所致；胃脘疼痛无规律，痛无休止，日渐明显消瘦者，为胃癌气虚的表现，病情较重。

（5）腹痛　指剑突下至耻骨毛际以上（胃脘所在部位除外）的疼痛，或其中某局部疼痛的症状。腹有大腹、小腹和少腹之分。脐以上为大腹，内有脾胃；脐以下至耻骨为小腹，内有肾、膀胱、大小肠、胞宫；小腹两侧为少腹，是足阴肝经循行的部位。

问腹痛时，既要查明腹痛的具体部位以诊察病变的脏腑，又要结合疼痛的性质来判定寒热虚实。一般而言，腹痛畏寒喜暖，得热痛减者为寒证；腹痛畏热喜凉，遇冷痛减者为热证；腹痛拒按，得食痛增者为实证，常因寒凝、气滞、血瘀、食积、虫积等所致；腹痛喜按，得食痛减者为虚证，多因气虚、血虚、阳虚等所致。结合病变部位，如大腹隐痛，喜温喜按者，多为脾胃虚寒；小腹胀痛，小便不利，多为膀胱气滞；小腹胀痛或刺痛，随月经周期而发者，多为胞宫气滞血瘀证；脐周腹痛，有条索状包块，按之可移，时作时止者为虫积所致；少腹冷痛，牵引会阴部，为寒凝肝脉所致；此外，某些外科、妇科疾病所出现的疼痛，确定脏腑和寒热虚实还不够，还应结合疼痛特征、病史、兼症等详加辨别。如：腹部持续性疼痛，阵发性加剧，伴呕吐、腹胀、便闭者，常见于肠痹或肠结，多因肠道麻痹、梗阻、扭转或套叠，使气机闭阻不通所致；脐外侧及下腹部突然剧烈绞痛，向大腿内侧及阴部放射，伴尿血者，多为结石所致；全腹痛，有压痛及反跳痛者，多因腹部脏器穿孔或热毒弥漫所致；妇女少腹一侧突发撕裂样或阵发性疼痛，常见异位妊娠破裂。

（6）背痛　背痛是指背两侧或脊骨部疼痛的症状。背是指躯干后部上平大椎、下至季胁的部位。背部中央为脊骨，督脉贯脊上行，背部两侧有足太阳膀胱经分布，肩背部有手三阳经分布。故脊痛不可俯仰者，多因督脉受损所致；背痛连项者，多因风寒之邪客于太阳经所致；肩背痛，多因风寒湿邪阻滞经络，经气不利所致。

（7）腰痛　指脊柱正中或腰部两侧疼痛的症状。腰为肾之府，故腰痛主要是诊断肾的虚证和肾周围组织受邪的病变，如：腰部经常绵绵作痛，酸软无力者，多为肾虚所致；腰骶部或脊柱部冷痛重着，寒冷阴雨天加重，多为寒湿痹病；腰部刺痛，固定不移，多为瘀血阻络；腰脊痛连下肢者，多为腰椎病变；腰部绞痛、钝痛，或叩击痛，牵掣少腹或侧腹，伴尿频、尿急、尿痛或尿血，或尿中有砂石，为石淋。

（8）四肢痛　指四肢的肌肉、筋脉和关节等部位疼痛的症状。多因风、寒、湿邪或风、湿、热邪侵袭，闭阻经络关节，阻滞气血运行所致，常见于痹病，主要根据疼痛特点和兼症进行判断，如游走性疼痛者，为行痹，主要因风邪所致；疼痛剧烈，得寒痛甚，得温痛减者为痛痹，主要因寒邪所致；疼痛重着，固定不移，伴肌肤麻木不仁者，为着痹，主要因湿邪所致；关节红肿热痛者，为热痹，主要因感受湿热邪气或寒湿化热所致；若关节疼痛变形，为尪痹，为痹病日久所致。此外，四肢痛也可因虚证所致，如独足跟或胫膝酸痛，为肾虚所致，常见于老年人。

（9）周身痛　指头身、腰背、四肢等均觉得疼痛的症状。询问时，应注意询问发病的时间，病程的长短。一般来说，新病周身痛多因感受风寒湿邪所致，为实证；久病周身痛多因气血不足，筋脉失养所致，为虚证。

岗位情景模拟6

问诊示例
医生：您觉得哪里不舒服？
患者：这里疼痛（用手指右胁）。
医生：最初什么时间发生的？是什么原因引起？
患者：两年前，右边（指胁肋部）痛，当时去医院检查，医生说是"胆囊炎"，给我输液治疗后好多了，还开了些消炎药，拿回家吃。后来又痛过，也是吃些药。最近又觉得痛了，吃消炎药也没有用。
医生：是一直痛还是一阵一阵地痛？
患者：一阵一阵地痛。
医生：痛得厉害吗？能忍受吗？
患者：挺厉害的，有点忍受不了。
医生：这次痛了多久了？
患者：大概有1周了。
医生：你饮食怎么样？
患者：一点食欲都没有，总觉得肚子胀胀的。
医生：把舌头伸出来让我看看（苔白厚腻）。

医生：把手伸出来我摸一下（脉弦）。

问题与思考
1. 请写出问疼痛时应该着重问哪些内容。
2. 归纳本案例的主诉，并指出本案中医生问诊的不足之处。

答案解析

四、问头身胸腹不适

问头身胸腹是指询问患者头身、胸腹除疼痛之外的其他不适或异常及其特征和兼症等。问头身胸腹不适的内容主要包括头晕、胸闷、心悸、胁胀、脘痞、腹胀、身重、身痒、麻木、拘急、乏力等症。

（一）头晕

头晕是指患者自觉头脑眩晕的感觉，轻者闭目自止，重者感觉自身或眼前景物旋转，如坐舟车，站立不稳。头晕是临床常见症状之一，常由肝火炽盛、肝阳上亢、痰湿内阻、气血亏虚、肾精亏虚、瘀血阻络等引起。如头晕头胀，口苦，急躁易怒，舌红，脉弦数者，多因肝火上炎所致；头晕耳鸣，每因发怒而加重，头重脚轻，腰膝酸软，舌红少苔，脉弦细，多因肝阳上亢所致；头晕而重，如物裹缠，胸闷呕恶，舌苔白腻，多因痰湿内阻，清阳不升所致；头晕常因过劳或突然站立而发作，甚则猝然晕倒，伴神疲面白、舌淡脉虚者为气血不足；头晕耳鸣，遗精，健忘，腰膝酸软，多因肾精亏虚，髓海失养所致；外伤后头刺痛，多因瘀血阻滞脑络所致。

（二）胸闷

胸闷是指患者自觉胸部痞满胀闷的症状，又称为"胸痞""胸满"。胸闷多因寒热虚实等多种因素导致的心、肺二脏气机不畅有关。如，胸闷兼心悸气短者，多因心气虚或心阳不振所致；胸闷兼心胸刺痛，舌暗有瘀斑或瘀点，多因心血瘀阻所致；胸闷兼咳喘痰多者，多因痰饮停肺所致；胸闷兼壮热，鼻翼翕动，多因外感热邪或痰热壅肺所致；胸闷气喘，畏寒肢冷，多因寒邪客肺所致；胸闷气喘，少气不足以息，多因肺气虚或肺肾气虚所致。此外，气管或支气管异物、气胸等，均可导致胸闷。

（三）心悸

心悸是指患者自觉心跳剧烈，悸动不安，甚至不能自主的症状。如《伤寒明理论》说："悸者，心忪是也，筑筑惕惕然动，怔怔忪忪是也。"心悸多为心与心神的病变，包括惊悸和怔忡两种情况。其中，因受惊而发，或心慌易惊，恐惧不安者，称为惊悸；无明显外界诱因，心跳剧烈，上至心胸，下至脐腹，悸动不安，不能自主者，称为怔忡。惊悸病情较轻，怔忡病情较重，惊悸日久可发展为怔忡。问心悸，主要通过心悸的程度和兼症来辨别。心悸易惊，气短、乏力、自汗，多属心气虚或心阳虚；心悸、气短、面白、头晕、唇淡，多为气血两虚；心悸、颧红、盗汗，多为心阴虚；心悸，下肢或面目水肿，喘促，多为阳虚水泛，水气凌心；心悸、胸痛、短气喘息，舌紫暗，多为心血瘀阻。

（四）胁胀

胁胀是指胁的一侧或两侧支撑、胀满不舒的症状，常见于肝胆病，如肝气郁结、肝胆湿热。胁胀痛，善太息，易怒，脉弦，多因肝气郁结所致；胁胀痛，身目发黄，口苦，苔黄腻，多因肝胆湿热所致。此外，胁胀还可见于饮停胸胁，表现为肋间饱满，咳唾引痛。

（五）脘痞

脘痞是指胃脘部痞塞胀闷的症状，又称为"脘胀"，常见于脾胃病变。脘痞，嗳腐吞酸，多为食滞胃脘所致；脘痞，食少，便溏，为脾胃虚弱所致；脘痞，饥不欲食，干呕者，为胃阴亏虚所致；脘痞，纳呆呕恶，苔腻者，为湿邪困脾所致；脘痞，胃脘有振水声者，为饮邪停胃所致。

（六）腹胀

腹胀是指患者自觉腹部胀满不适，甚则如物支撑的症状，多与脾、胃、肠、肝、肾等有关。引起腹胀的原因有虚实之分，虚证常见脾胃气虚或阳虚，实证常见寒凝、热结、气滞、痰饮、食积、瘀血、虫积等。如腹胀时轻时重，喜按食少者为脾胃气虚，运化无力所致；腹胀伴冷痛，呕吐清水，为脾胃阳虚或寒湿犯胃所致；腹胀，伴发热面赤，便秘，腹痛硬拒按或疼痛，为热结阳明，腑实不通所致；厌食或恶闻食臭，嗳腐吞酸，或伴腹痛拒按，大便含有不消化食物，为食积所致；腹胀，兼善太息，情志不遂则加重，为肝郁气滞所致；腹胀，兼呃逆呕吐，腹部按之有振水声，为痰饮所致；若小儿腹大而面黄肌瘦，不欲进食，发结如穗，为疳积。

（七）身重

身重是指患者自觉身体沉重，如负重物的症状。主要因肺、脾、肾三脏功能失调，水湿泛溢肌肤、关节所致。

（八）麻木

麻木是指患者自觉肌肤感觉减退，甚至消失的症状，亦称不仁，如《丹溪手镜·不仁》："不仁，谓不柔和，不知痛痒，不知寒热也。"麻木有虚实之别。虚证由气血亏虚，筋脉失养所致；实证为风寒、肝风、风痰、痰湿或瘀血等停于肌肤经络，筋脉失养所致。

（九）拘急

拘急是指四肢拘挛不舒，屈伸不利的症状。是由寒邪凝滞或气血亏虚，筋脉失养所致。如《灵枢·邪客》曰："邪气恶血，固不得住留。住留则伤筋络骨节，机关不得屈伸，故拘挛也。"

（十）乏力

乏力是指患者自觉困倦，疲乏无力的表现，可见于正常人或许多疾病状态下。健康人常见于持久或过度体力和脑力劳作之后，疾病常见于虚证或湿邪困阻。若神疲乏力，气短懒言，自汗，动则益甚，舌淡脉弱，多为气虚；头晕，心悸，气短，面色无华者，多为气血亏虚；乏力，伴头身困重，或伴纳呆脘痞，苔腻脉滑者，多为湿邪困阻。

五、问耳目

耳目均为人体的感觉器官，他们与内脏、经络有着密切的联系。耳为肾之窍，足少阳胆经循行于耳后，故问耳可诊断肾和胆的病变；目为肝之窍，五脏六腑的精气皆上注于目，故问目可以诊察肝和其他脏腑的病变。

（一）问耳

耳的病变常见耳鸣、耳聋和重听。耳的病变实证一般与肝的关系最为密切；虚证一般与肾的病变最为密切。

1. **耳鸣**　耳鸣指耳内鸣响，耳聋指听力下降，两者可兼见，有虚实之分。实证表现为突发耳鸣，声大如雷，按之鸣声不减，伴不同程度听力下降，或新病暴聋，可因肝胆火盛、肝阳上亢、痰火壅结、气血瘀阻、风邪上袭，或药毒等，损伤耳窍等所致；虚证表现为渐起耳鸣，声细如蝉或口哨声，按之可减，或耳渐失聪而听力减退，可因肾精亏虚、脾气亏虚、肝血不足等引起。

2. **重听**　是指听力下降，听音不清，声音重复的症状。重听往往伴耳聋，其病因病机也和耳聋相似，新病为实证，常因痰浊或风邪上犯于耳所致，久病常因肾精不足所致。

3. **耳聋**　是指患者不同程度的听力减退，妨碍交谈，甚至听力完全丧失的症状。新病暴聋常因肝火上炎，或邪壅上焦所致；久病或年老慢性耳聋者，常因肾精不足所致。

（二）问目

问目可以判断五脏六腑精气的盛衰，尤其可以诊察肝肾的病变。问目往往要从以下几个方面进行询问。

1. **目痛**　是指单目或双目疼痛的症状，可见于许多眼科疾病。一般疼痛剧烈，病程短者，多属实证，与肝关系密切；疼痛不甚，病程长者，多属虚证，与肾的关系密切。若目痛较甚，伴目赤或痒，头晕头痛，急躁易怒者，多因肝火上炎所致；目赤肿痛，羞光流泪，多眵，或目生翳障者，多因肝经风热所致；两目隐隐作痛，时痛时止，多因阴虚火旺所致。此外，若眼球胀硬疼痛，伴头胀痛，视物模糊，恶心呕吐，瞳孔散大，为青风内障（青光眼），其实证由情志郁结或风、火、痰等，阻滞气机，气血失和所致；虚证由气血不足，目失所养所致。

2. **目痒**　是指患者自觉眼睑、目眦或目珠有瘙痒的症状，轻者揉之可止，重者极痒难忍。目赤而痒，甚如虫行，伴有羞光流泪、灼热者，多属实证，多因肝火上扰，或风热上犯，或湿热蕴结，复感风邪等所致；目微痒，时作时止，多属虚证，因血虚风燥，目失所养所致。

3. **目眩**　是指患者视物旋转，如坐舟车，或眼前如有蚊蝇飞动的症状，亦称眼花。目眩的病机有虚实之分，或本虚标实。实证常因肝阳上亢，肝火上炎或痰湿上蒙所致，虚证常因肝肾阴虚或气血不足所致。若目眩兼头晕，急躁易怒，面红目赤，腰膝酸软，脉弦细者，为肝肾阴虚，肝阳上亢所致；目眩，兼神疲体倦，舌淡脉虚者，为气血亏虚所致；目眩，兼胸闷呕恶，舌苔白腻者，为痰湿上蒙所致。

4. **目昏、雀盲、视歧**　目昏是指视物昏暗，模糊不清；雀盲是指白昼视力正常，傍晚和夜间视物不清，又称为"夜目"，或"鸡盲"，或"雀蒙眼"；视歧是指视一物为二。目昏、雀盲、视歧都与肝肾不足或肾精不足，目失充养有关。

六、问睡眠

睡眠是人体适应昼夜变化，维持机体生理平衡的需要，是人类生活的重要组成部分。正常情况下，睡眠与卫气的循行和阴阳气血的盛衰以及心肾的功能密切相关。白昼卫气行于阳经，阳气盛则机体处于兴奋而苏醒状态；黑夜卫气行于阴经，阴气盛则机体处于抑制而入眠状态。如《灵枢·大惑论》云："夫卫气者，昼日常行于阳，夜行于阴，故阳气尽则卧，阴气尽则寤。"问睡眠主要询问睡眠时间的长短、入睡的难易与程度、有无多梦等，睡眠异常主要有失眠和嗜睡。

（一）失眠

失眠是指患者经常不易入睡，或睡而易醒，难以再睡，甚至彻夜不眠，或睡而不安，时时惊醒，或兼乱梦纷纭者，又称不寐或不得眠。失眠主要是因阴阳失调，阴虚阳盛，阳不入阴，神不守舍所致，包括虚实两方面。虚证见于营血亏虚，或阴虚火旺，心神失养，或心胆气虚，心神不安；实证因火邪、痰热内扰心神，心神不宁或食滞内停，浊气扰心所致。

问失眠时，要从失眠的程度和兼症综合判断。若不易入睡，兼多梦，心烦，潮热盗汗，或遗精，腰膝酸软，为心肾不交、心火扰神所致；失眠，或睡后易醒，不易再睡，兼心悸，纳呆食少，乏力等，为心脾两虚、心神失养所致；失眠伴急躁易怒，头胀头痛，舌红，苔黄，脉弦数等，为肝火扰乱心神所致；睡中易惊醒，不易安卧或梦魇，兼眩晕，胆怯，心悸气短者，为心胆气虚、心神失养所致；若失眠见于饮食后，兼脘腹胀满，嗳气不舒，为食滞胃脘、浊气扰心所致，故有"胃不和则卧不安"之说。

（二）嗜睡

嗜睡是指患者时常精神困倦，睡意很浓，经常不自主地入睡的症状，亦称多寐，其病机主要是阳虚阴盛，阳不出阴。若困倦嗜睡，头目昏沉，胸脘痞闷，肢体困重，苔腻脉滑者，多为湿邪困脾，清阳不升所致；若饭后困倦嗜睡，纳呆腹胀，少气懒言者，多因脾气虚弱引起，或见于正常人，因饮食物消化过程中耗气所致；若精神极度疲惫，昏昏欲睡，神识朦胧，肢冷脉微者，多因心肾阳虚，阴寒内盛所致。若大病之后，神疲嗜睡，是正气未恢复的表现。

嗜睡和昏睡、昏迷不同，嗜睡是神疲困倦，时时欲睡，可能会伴思维能力低下，但呼之可醒，应答准确，意识尚存；昏睡是日夜沉睡，神志模糊不清，不能正确应答，强行唤醒又旋即入睡；昏迷指不省人事，呼之不应，对外界刺激无任何反应。嗜睡有可能进一步发展为昏睡或昏迷。

七、问饮食口味

问饮食口味主要包括询问口渴与饮水、食欲与食量及口味几个方面。口渴与饮水主要和肺、脾、肾等脏腑相关，可以反映体内津液的盈亏和输布情况，食欲和食量主要反映脾胃的生理功能和病理变化，口味主要反映脾胃和相关各个脏腑的功能和病理变化。因此问饮食口味可以反映五脏六腑的生理功能和病理变化。

（一）问口渴与饮水

口渴是口中干渴不适的感觉，饮水是指实际的饮水量的多少以及喜冷饮或热饮的感觉。口渴与否和饮水的多少可以反映体内津液的盈亏和津液输布情况。一般而言，津伤轻者，口渴亦轻，饮水量少；津伤重者，口渴亦重，饮水量亦多。也有因阳虚、痰饮、瘀血等导致津液输布障碍所致。询问时，应注意患者有无口渴、饮水的多少、喜冷饮还是热饮，以及其他兼症。

1. **口不渴**　指没有口渴的感觉，不想饮水，提示津液未伤。多见于寒证、湿证，或无明显燥热证者，因寒湿为阴邪，不会耗伤津液，无燥热也不会耗伤津液。

2. **口渴多饮**　指口渴明显，饮水量多，是津液受损的表现，常见于燥证或热证，因燥邪、热邪容易耗伤津液所致。若口大渴，喜冷饮，兼见壮热面赤，大汗出，心烦，小便短黄，舌红苔黄，脉洪数者，为里热炽盛所致；若口渴喜饮，鼻咽干燥，好发于秋季者，多因燥邪伤津所致；若口渴多饮，兼小便量多，多食易饥，形体消瘦者，为消渴病，因阴虚而燥热内生所致；若剧烈汗、吐、下之后耗伤津液，也可引起口渴多饮。

3. 渴不多饮　指有口渴的感觉，但又不欲饮水或饮水不多的症状，是伤津不甚或津液输布障碍所致。

伤津不甚者，常见于外感风热表证或阴虚内热不甚。若见口干微渴，兼发热恶寒，咽痛，脉浮数者，为外感风热，热象不重，津伤较轻所致；若口渴咽干，夜间尤甚，兼见五心烦热，颧红盗汗，舌红少津，脉细数者，属阴虚证，因虚火内扰，夜间卫气行于阴分，蒸津于外所致。此外，温病后期，见口渴不多饮，身热夜甚，心烦不寐，舌质红绛者，为营分证，因热入营分，灼伤营阴，故见口渴，但邪热蒸腾营阴上承于口，故渴不多饮。

津液输布障碍者，常见于湿热、痰饮、瘀血等。若口渴不多饮，兼身热不扬，头身困重，胸闷纳呆，舌苔黄腻者，为湿热证，因热灼津伤，故见口渴，而湿邪郁蒸于内故饮水不多；若口干，但欲漱水不欲咽，兼舌质紫暗有瘀点或瘀斑，脉涩者，为血瘀证，因瘀血阻滞，津液不能上承，故见口干，而体内津液并不亏虚，故但欲漱水而不欲咽；若口渴喜热饮，饮入不多或水入即吐者，为痰饮病，因饮停胃肠致津液输布障碍，不能上承于口，故见口渴喜热饮，饮后水停胃肠更甚，胃失和降，胃气上逆，故水入即吐。

（二）问食欲与食量

食欲是指有进食的要求和进食的欣快感，食量是指实际的进食量。食欲与食量主要反映脾胃的功能状态。脾胃的消化功能，中医可以用"胃气"来概括，人以胃气为本，有胃气则生，无胃气则死，如《素问·平人气象论》曰"人无胃气曰逆，逆者死""人以水谷为本，故人绝水谷则死，脉无胃气亦死"。故问食欲与食量可以判断脾胃功能的强弱和疾病的预后转归，询问时要详细了解患者食欲与食量的变化，以及有无食物偏嗜的情况。

1. 食欲减退　食欲减退又称为不欲食、纳少或纳呆，表现为食欲不振，不思饮食，或食之无味，食量减少，甚至毫无饥饿感和进食要求。食欲减退可见于外感新病过程中，正气奋起抗邪的一种保护性反应；或少阳病，病情较轻，预后良好。少阳病者，常见不欲饮食，兼寒热往来，胸胁苦满，神情默默，口苦咽干，目眩，脉弦等，为正邪相争，枢机不利，脾胃运化失和所致。久病食欲减退常由脾胃亏虚或湿邪困阻所致。若食少纳呆，兼形体消瘦，体倦乏力，面色淡白或萎黄，腹胀便溏，舌淡脉虚者，为脾虚失运所致。若纳呆，兼头身困重，胸闷呕恶，腹胀便溏，苔腻脉滑或濡缓者，为湿邪困脾、运化无力所致。

2. 厌食　又称恶食，指厌恶食物，甚至恶闻食味的症状。厌食可多由食滞、湿邪困阻脾胃或妊娠后冲脉之气上逆所致。若厌食，嗳腐吞酸，腹胀，脘闷欲呕，舌苔厚腻，脉滑者，为食滞胃脘，因暴饮暴食，损伤脾胃所致；若厌食油腻，兼脘腹痞满，呕恶便溏，肢体困倦者，为湿热中阻，胃气上逆所致；若厌油腻厚味，伴身目发黄，胁肋胀痛，口苦泛恶，为肝胆湿热，肝失疏泄，影响脾胃升降所致。此外，女子妊娠早期，见择食或厌食恶心，或呕吐，为妊娠反应，因妊娠后血聚养胎，冲脉之气旺盛，上逆犯胃所致，其轻者无须治疗，重者厌食明显，反复呕吐，甚至食入即吐，为病态，称为"妊娠恶阻"。

3. 消谷善饥　又称为"多食易饥"，是指食欲亢进，进食量明显多，食后不久又感饥饿的症状，常由胃热炽盛，腐熟太过所致。若消谷善饥，兼多饮多尿，身体消瘦者，常见于消渴病，为胃肾阴虚火旺所致；若多食易饥，兼见大便溏泄者，为胃强脾弱所致，胃强则腐熟水谷功能亢进，故多食易饥，脾弱则运化功能低下，故大便泄泻；若多食兼见颈前肿块，心悸多汗者，为瘿病。

4. **饥不欲食** 指虽有饥饿感但不欲进食，或进食不多的症状，常见于胃阴虚证，因虚火内扰，故胃中有饥饿感，但胃阴虚，腐熟功能减退，故不欲食。本证除了饥不欲食外，常伴胃脘部嘈杂，嗳气，干呕，呃逆，咽干口燥等症状。

5. **除中** 危重症患者，本来毫无食欲，却突然索食、食欲大增，称为"除中"，为胃气败绝，是"假神"的表现之一。

6. **偏嗜食物** 指患者偏嗜某种食物或异物，或偏嗜酸辣等。若小儿偏嗜生米、泥土、纸张等异物，兼见脐腹疼痛，面色萎黄者，属虫积，因饮食不洁，虫积肠道，脾胃运化失常所致。若妇女妊娠期间偏嗜酸辣食物，为生理现象，不属于病态。正常人也常有饮食的偏嗜，一般不会引起疾病，但若饮食偏嗜太过，则会诱发或导致疾病，如偏嗜肥甘易生痰湿，偏嗜生冷易伤脾胃，偏嗜辛辣易致燥热等。此外，还可根据患者对饮食寒热的喜好来判断病性的寒热，如喜食温热者，多为寒证，喜食寒凉者，多为热证。

在疾病的过程中，观察患者食欲与食量的变化也可测知病情的进退与轻重。若食欲减退，食量渐少，日渐消瘦者，提示脾胃功能渐衰，提示病情加重，预后不良；反之，久病食欲逐渐恢复，食量渐增，精神转好者，提示胃气渐复，病情好转，预后较好；若病情危重患者，本不能食，突然欲食或暴食，称为"除中"，为中气衰败，胃气将绝的表现，往往是临终前的征兆，又称为"回光返照"。

（三）问口味

问口味是指询问患者口中的异常味觉或气味。因脾开窍于口，五味对应五脏，故口味的异常可反映脾胃及其他脏腑的病变。

1. **口淡** 指味觉减退，口中乏味，纳食不香，或食不知味的症状，常伴食欲减退，为脾胃虚弱，或寒湿内阻，脾胃功能低下所致。

2. **口苦** 指口中有苦味，见于实热证，尤以心、肝、胆、胃火旺者多见。若口苦口渴，心烦失眠，小便短赤，为心火上炎所致；若口苦咽干，胁肋胀满，溲黄便干，脉弦数者，为肝胆火旺所致；若口苦口渴，多食易饥，胃脘灼痛，牙龈红肿或溃烂者，多为胃火炽盛所致。

3. **口甜** 指口中有甜味，多见于脾胃湿热或脾虚证。若口甜而黏腻，脘闷不舒，舌苔黄腻者，为脾胃湿热，熏蒸浊气，上溢于口所致。

4. **口酸** 指口中有酸味或泛酸水，常见于肝胃郁热或食滞胃脘。若口中泛吐酸水，嗳气不适，胁肋胃脘灼痛，烦躁易怒者，多因肝火横逆犯胃，肝胃不和所致；若口中有酸馊味，嗳气恶心，多因暴饮暴食伤脾胃，食积不化，浊气上泛所致。

5. **口咸** 指患者口中有咸味，见于肾虚或寒水上犯证。若兼头晕，腰酸痛，五心烦热，口干，为肾阴不足，虚火上炎所致；若兼畏寒肢冷，腰膝冷痛，小便清长者，为肾阳亏虚，寒水上泛所致。

6. **口涩** 指口中有涩味，如食生柿之感，为燥热伤津，或脏腑热盛所致。因燥热伤津，口舌失于濡润所致。

7. **口黏腻** 指口中黏腻不爽，多为痰热内盛、湿热蕴脾，或寒湿困脾所致。

八、问二便

二便的排泄，不仅和大肠、膀胱直接相关，还需要多个脏腑密切配合，故询二便，可以诊察脏腑功能的盛衰，以及疾病的虚实。如《景岳全书·传忠录》说："二便为一身之门户，无论内伤外感，皆当察此，以辨其寒热虚实。盖前阴通膀胱之道，而其利与不利、热与不热，可察气化之强弱……后阴开大肠之门，而其通与不通、结与不结，可察阳明之实虚。"

询问二便，应注意了解二便的性状、颜色、气味、时间、多少及排便的次数、排便的感觉与兼症等。

（一）问大便

健康人的大便一般每日1次或隔日1次，色黄，干湿适中，成圆柱状，质地柔软，排便顺畅，便内无脓血、黏液及未消化的食物。大便异常包括便次、便质及排便感的异常。

1. 便次异常　指大便次数的异常，包括便秘和泄泻。

（1）便秘　指排便困难、便次减少的症状。表现为大便燥结，排便困难，排便时间延长，伴便次减少，甚至多日不大便。此外，若排便的时间延长，但便次基本正常，也属于便秘。

①实证多热邪或寒邪结于大肠，腑气不通所致：若患者便秘，腹胀，口渴，舌红苔黄燥者，为里热伤津所致；若便秘，或热结旁流，伴日晡潮热，腹满痛拒按，舌苔焦黄，因热结胃肠，腑气不通所致；若便秘难解，腹痛拘急、拒按，手足不温，呃逆呕吐，舌苔白，脉弦紧，为寒结便秘。

②虚证多由气血阴阳不足，肠道失润或推动无力所致：若大便秘结，排出艰涩，数日1行，兼口燥咽干，舌红少津，脉细数者，为阴虚，虚热伤津，肠道失润所致；若大便秘结，艰涩不畅，兼见面色少华，神疲乏力，头晕目眩者，为气血亏虚所致。此外，体虚、久病、年老、产后等，气阴亏虚者，亦常见便秘。

（2）泄泻　指便次增多，便质稀薄，甚至便如水样的症状，其病因与脾虚、湿盛关系最为密切。一般来说，便次增多均伴有便质稀薄，但有时只有便质稀薄而便次并不增多的情况，也属于泄泻范畴。泄泻有虚实之分。

①泄泻的实证多因寒湿、湿热、食积，或肝郁乘脾等引起：若新病暴泻，清稀如水，脘闷食少，腹痛肠鸣，伴恶寒发热者，苔白腻，脉濡缓者，为寒湿泄泻；若泄泻腹痛，泻下急迫，或泻而不爽，粪色黄褐，气味臭秽，肛门灼热，小便短黄，舌红苔黄腻者，为湿热泄泻；若大便臭如败卵，含有不消化食物，伴纳呆腹痛，嗳腐吞酸者，为伤食泻；泄泻肠鸣，腹痛，泻后痛减，矢气频作，每因抑郁恼怒或精神紧张而加重，为肝郁乘脾。

②泄泻虚证多由脾虚，或肾阳虚衰所致：若大便时溏时泻，迁延反复，食少腹胀，稍进油腻或不易消化的食物则泄泻加重，面黄神疲者，为脾虚泻；若黎明前脐腹作痛，肠鸣即泻，完谷不化，泻后则安，腰膝酸冷，形寒肢冷者，称为"五更泄"，属脾肾阳虚，因肾阳不足，命门火衰，火不暖土所致，黎明前阴气较盛，故此时腹痛作泻。

3. 便质异常　指大便质地的改变。正常的大便不干不稀，软硬适中。除便秘伴便燥、泄泻伴便稀外，常见的便质异常有以下几种情况。

（1）完谷不化　指大便中夹有很多未消化的食物，多属脾肾阳虚或食滞胃肠。若大便泄泻日久，完谷不化，纳差，腹痛，喜温喜按，或兼腰膝酸冷者，为脾肾阳虚所致。若暴饮暴食后，见大便完谷不化，臭如败卵，脘腹胀痛，嗳腐吞酸者，为伤食。

（2）溏结不调　指大便时干时稀，多因肝郁脾虚所致；若大便先干而后溏者，为脾虚。

（3）便血　指血从肛门排出，或大便带血，或便血相兼，或脓血相兼。便血为胃肠血络受损的表现，有远血和近血之别。若便黑如柏油样，或便血紫暗，为远血，常见于胃、食道等部位出血；若大便带血，血色鲜红，血液附于粪便表面，或于排便前后点滴而出，或见脓血便者为近血，多由大肠湿热，或大肠风燥，伤及血络所致，常见于内痔、肛裂、痢疾等。

4. 排便感异常　正常情况下，排便没有特别不适的感觉，排便感异常有以下几方面。

（1）肛门灼热　指排便时肛门有灼热不适的感觉，多由大肠湿热或热邪下迫大肠所致。如湿热泄泻、湿热痢疾，或实热便秘等。此外，过食辣椒亦可导致肛门灼热。

（2）里急后重　指腹痛窘迫，时时欲便，肛门重坠，便出不爽，常见于痢疾，因湿热蕴结于大肠，大肠传导失司所致，常兼见脓血便。

（3）排便不爽　指排便不通畅，有涩滞难尽之感，常见于湿热蕴结大肠，肠道失司，或见于肝气乘脾，肠道气滞，或见于伤食。

（4）滑泻失禁　指大便不能随意控制，容易滑出，甚至便出而不自知的症状，为脾虚气陷或肾气不固所致。若患者滑泻不止，腹痛，形瘦纳少，乏力，为脾气虚弱，失于固摄；若滑泻失禁，兼见腰膝冷痛，或为五更泄，为肾虚不固。若前两证兼有怕冷的感觉，则为脾阳虚、肾阳虚所致。

（5）肛门重坠　指肛门有沉重下坠的感觉，见于脾虚气陷或大肠湿热证。若肛门重坠，甚或脱肛，伴面色少华，头晕乏力者，为脾虚气陷；若肛门重坠，腹痛窘迫，时时欲泻，大便臭秽，或见脓血便者，为大肠湿热所致，常见于痢疾。

（二）问小便

一般情况下，健康成人白天小便3~5次，夜间0~1次，昼夜的总尿量在1000~2000ml之间。尿次和尿量受饮水、温度、汗出、年龄等因素影响。小便的异常包括尿量、尿次、尿色质及排尿感异常三方面。

1. 尿次异常

（1）尿次增多　又称为"小便频数"或"尿频"，指小便次数增多，时时欲小便，病机有虚实之分。虚证表现为长期小便频数，清长量多，夜间明显，多见于老年人或久病体虚者，因肾阳虚衰，气化不利或肾气不固，膀胱失约所致；实证表现为小便频数，伴短赤、尿急、尿痛，常见于淋证，为湿热下注膀胱，膀胱气化不利所致。

（2）尿次减少　指尿次较平常明显减少，常见于癃闭。"癃"，指小便不畅，点滴而出；"闭"，指小便不通，点滴不出。"癃"和"闭"为程度上的区别，合起来又称为"癃闭"。癃闭也有虚实之分，其中虚证常因年老或手术损伤等，致肾气虚或肾阳不足，气化不利所致；实证常由于湿热下注，气化不利，或瘀血、结石阻滞，使尿路不通所致。

2. 尿量异常

（1）尿量增多　指日均尿量明显增多，常伴尿次也增多者，多见于虚寒证和消渴患者。若小便清长量多，形寒肢冷者，属于虚寒证，阳虚寒盛，水液失于温化，停聚于膀胱，故小便清长量多。若患者尿量多，伴多饮，多食，消瘦，属消渴病，为肾阴亏虚，开多阖少所致。

（2）尿量减少　指日均尿量明显减少，多由津液不足或水液停聚肌肤（水肿）所致。若小便短少兼高热，汗出，口渴者，属实热证，因热盛津伤所致；若汗、吐、下太过，耗伤津液，也可见小便量少；尿少，伴水肿者，为水肿病，是津液不化，停于肌肤所致。

3. 尿色质异常

（1）小便清　指小便清，没有颜色，常伴尿量多，故又称为"小便清长"，见于寒证，尤其是虚寒证。因阳虚寒盛，水液不能温化，停于膀胱所致。

（2）小便黄 指小便色黄，常伴尿量少，故常称为"小便短黄"，多属热证，因热盛伤津所致，或见于汗、吐、下太过，损伤津液者。

（3）小便浑浊 指小便浑浊乳白，或如米泔水，或如膏脂，常见于膏淋或尿浊。膏淋兼有尿涩痛，若小便浑浊如米泔水，置之沉淀如絮状，上有浮油，伴尿痛，苔黄腻，脉滑数者，为膏淋之实证，因湿热下注膀胱所致；若尿内有油脂反复发作，尿涩痛不甚，腰膝酸软者，为膏淋之虚证，因肾气不固所致。尿浊者，见小便浑浊，白如米泔，但并无排尿疼痛，常因湿热内蕴，或脾虚气陷，或肾虚不固所致。

（4）尿中带血 指小便色赤，混杂血液，甚至有血块的症状。尿血可由多种原因所致。若尿血鲜红，小便黄赤者，多因热邪伤络所致。若尿血日久，兼见面色不华，少气懒言，或见紫癜者，为脾不统血；若久病尿血，头晕耳鸣，腰膝酸软者，为肾气不固；若尿血还兼有尿痛、尿急、尿频者，为血淋，因膀胱湿热，损伤脉络所致。

（5）尿中有砂石 指尿中夹有砂石，排尿涩痛或排尿时突然中断，尿道窘迫拘急，一侧腰部绞痛难忍的症状，可兼见尿血，此为石淋，因湿热内蕴，煎尿为石，阻于尿路，损伤血络所致。

4. 排尿感异常

（1）尿痛 指排尿时尿道灼热疼痛，小便涩滞不畅，常见于淋证。是湿热蕴结，膀胱气化不利所致。

（2）余沥不尽 指排尿后仍有小便点滴不尽的症状，又称为"尿后余沥"，为肾阳虚、肾气不固所致，多见于老年人或久病体虚者。

（3）小便失禁 指神清状况下，小便不能随意控制而自行溢出的症状，多肾气不固，膀胱失约所致。若患者神昏而见小便失禁者，提示病情危重。

（4）遗尿 指3岁以上的小儿或老年人，睡眠中经常不自主排尿的症状。多因禀赋不足，或年老体虚，致肾气亏虚，不能约束膀胱所致。

九、问妇女

妇女有月经、带下、妊娠、产育等生理特点，所以对于青春期及育龄期后的女性患者，还应注意询问月经、带下、妊娠、产育等方面的情况。由于妇女妊娠、产育的病理特征性强，内容繁多，将在中医妇科学中专门讨论。故本章节主要询问的是月经和带下的情况。

（一）问月经

月经的形成，与肾、肝、脾、胞宫、冲任二脉及气血等的关系十分密切，见图3-1。

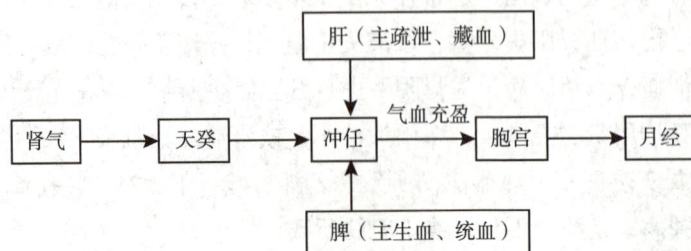

图3-1 月经与脏腑气血经脉之间的关系示意图

　　月经是指女性正常性发育成熟后，有规律的周期性子宫出血的生理现象。月经的周期一般为28天左右，和阴历每月天数大致吻合，因为月月都要经历，如潮水之涨落有时，故称为"月经"，又称月信、月事、月水、经水等。正常月经的每次行经天数为3~5天，经量中等（一般50~100ml），经色正红无血块，质地不稀不稠。月经第一次来潮，称为"初潮"，初潮年龄大概在14岁（现在有明显提前的趋势），月经停止不来称为"绝经"，绝经年龄一般在49岁左右。此外，女性在妊娠期和哺乳期月经不来潮，属正常现象。

　　问月经应重点询问月经的期（周期和行经期）、量、色、质及有无闭经或行经腹痛等情况，必要时还要询问初潮或绝经年龄、末次月经日期等。

1. 周期异常

　　（1）月经先期　指连续2个月经周期以上月经提前7天以上者，多因脾肾气虚，冲任不固或热扰冲任，血海不宁所致。脾肾气虚者，经色淡红质地稀，为虚证；热扰冲任者，血色深红质稠，有实热或虚热之别。

　　（2）月经后期　指连续2个月经周期以上月经推迟7天以上者，多因气血亏虚或气滞、寒凝、痰湿、瘀血等阻滞冲任所致。虚证者，表现为月经后期，伴经色淡红、质稀；实证者，表现为月经后期，经色紫暗，夹有血块。

　　（3）月经先后无定期　指连续2个月经周期以上，月经时而提前、时而延后达7天以上者，又称为"经期错乱"。多因肝气郁滞，气机逆乱，或脾肾虚损，冲任失调，血海蓄溢失常所致。若经行无定期，经色紫暗有血块，兼乳房胀痛，情志不舒者，为肝气郁结，气机不畅所致；若经行无定期，经色淡红质稀，腰酸乏力者，为脾肾气虚，冲任失调所致。

2. 经量异常　正常情况下经量50~100ml，可因体质而略有差异。

　　（1）月经过多　指经量比正常时明显增多，而月经周期、行经期基本正常者。引起经血增多的原因主要如下。

　　①血热，迫血妄行，可见经量多，经色深红，或伴月经先期及身热等热象。

　　②气虚，气不摄血，冲任不固，可见经量多，经色淡红，质稀量多，气短，乏力等。

　　③血瘀，瘀阻冲任，血不归经，可见月经量多，伴有月经后期，经色紫暗，有血块等。

　　（2）崩漏　指非正常行经期间，阴道突然大量出血，或持续缓慢下血不止者。其中来势凶猛者称为"崩中"，来势徐缓者称为"漏下"，合称为"崩漏"。崩漏形成的原因和月经过多相似，主要是血热、气虚、血瘀。

　　①血热，迫血妄行，见月经量多如崩，来势急骤，经色深红，质稠。

　　②气虚，气不摄血，见月经来势缓慢，漏下不止，经色淡红，质稀，常见于脾肾气虚。

　　③血瘀，血不归经，可见经血非时而下，时来时止，或时闭时崩，或久漏不止，血色紫暗或夹有血块。

　　（3）月经过少　指经量较正常时明显减少，甚至点滴即净的症状。经少多因精血亏少或气血两虚所致，或因寒凝、血瘀、痰阻等，致冲任血行不畅所致。

　　（4）闭经　亦称经闭，指女子年逾18周岁，月经尚未来潮，或曾已行经，在非孕期和哺乳期时，停经达3个月以上者。闭经的总病机可以用虚实来概括，虚证由肝肾不足，气血亏虚等，致血海空虚，经血乏源所致；实证由气滞、血瘀、寒凝、湿阻或虫侵及胞等，致冲任不通所致。

闭经应注意与初潮期、妊娠期、哺乳期、绝经期等生理性闭经相鉴别。女子在初潮后不久，月经不规律，时有停经，无其他不适者，或妇女怀孕后或哺乳期间停经者，或更年期过后停经者，均不能按闭经处理。此外，有极少数妇女终生不来月经而能受孕者，称为"暗经"，属于正常；另有当行经期间，经血上逆，出现吐血或鼻衄或眼耳出血，月经量少或闭经，称为"倒经"。

3. **经色、经质异常**　正常月经色鲜红，没有血块。若经色淡红、质稀，为气血亏虚；若色深质稠，为血热；若紫暗夹有血块，为气滞血瘀或寒凝血瘀。

4. **痛经**　指在行经期或行经前后，出现阵发性小腹部疼痛，或痛引腰骶，甚至剧痛难忍者，又称为行经腹痛。痛经有虚实之分，若经前或经期小腹胀痛或刺痛拒按，多属气滞血瘀；若行经后期或行经后小腹隐痛、空痛，多为气血两虚，或肾精不足，胞脉失养所致。如《景岳全书·妇人规》曰："然实痛者，多痛于未行之前，经通而痛自减；虚痛者，于既行之后，血去而痛未止，或血去而痛益甚。大都可按可揉者为虚，拒按拒揉者为实。"

（二）问带下

带下是指妇女阴道内的少量无色透明或白色的、无臭的分泌物，有润泽阴道、防御外邪的作用，为生理性的。生理性带下在月经前后、排卵期或妊娠期间，带下量略有增加。

若带下量明显增多，淋漓不断，或色、质、气味异常，则为病理性带下。问带下，应注意询问带下的量、色、质和气味等情况。根据带下颜色不同，可分为白带、黄带、赤带、青带、黑带、赤白带及五色带等，临床以白带、黄带、赤白带较为多见。一般而言，带下色深，质地黏稠，有臭味，多为实热证；带下质地清稀量多，或有腥味者，多为虚寒证。

1. **白带**　指带下色白量多，质稀如涕，淋沥不绝而无臭味者，多因脾肾阳虚，寒湿下注所致；若带下色白状如凝乳或豆腐渣样，伴阴部瘙痒，多因湿浊下注所致。

2. **黄带**　指带下色黄量多，质黏稠，气味臭秽的症状，多因湿热下注或湿毒蕴结所致。

3. **赤白带**　指白带中混有血液，赤白杂见的症状，多因肝经郁热，或湿热下注，损伤络脉所致。中老年妇女带下颜色赤黄略褐，称为"五色带"，或绝经后仍然赤白带下淋漓不断，臭秽异常，为湿热夹毒邪所致，可见于癌变。

此外，对成年女性，应注意询问其婚姻及配偶状况，初潮年龄及绝经年龄和绝经前后的情况，以及有无传染病或遗传性疾病。对已婚女性还应询问其妊娠次数、生产次数，以及有无滑胎、小产、早产、难产等。

十、问小儿

小儿的问诊会受到理解能力和表达能力的影响，因此儿科又被称为"哑科"，在问诊上比较困难，常要通过询问其陪诊者来获取相关的病情资料。

小儿生理上具有脏腑娇嫩、形气未充、生机蓬勃、发育迅速的特点，病理上具有发病容易、传变迅速、脏气清灵而易趋康复的特点。问诊时，应注意从小儿的生理、病理特点出发，应重点询问下列内容。

（一）问出生前后情况

新生儿（出生后至1个月）的疾病，多与先天因素，尤其是母亲妊娠时的状况及分娩情况有关，故在问诊时，应注意询问其母亲妊娠期和分娩时的健康状况、营养情况、患病情况、治疗情况，以及是否有难产、早产、窒息、黄疸、颅脑受损等。

婴幼儿（1个月至3周岁）发育较快，需要的营养较多，而脾胃功能较弱，若喂养不当易致消化不良、吐泻、疳积等，长期营养不良可表现为"五迟""五软"等。故询问时应注意小儿的喂养情况和坐、爬、立、走、出牙、学语等情况，以了解小儿的后天营养情况和生长发育情况。

（二）问预防接种、传染病史

小儿6个月到5周岁之间，从母体获得的先天免疫力逐渐消失，而后天的免疫功能尚未健全，故对某些传染病如水痘、麻疹等特别敏感，一旦接触便容易发病。预防接种能帮助小儿建立后天免疫机制，以减少某些传染性疾病的发病概率。还有些传染病，一旦发病后就会建立终生免疫机制，如麻疹、伤寒等，故询问时应注意询问预防接种情况、传染病史、传染病接触史以及家族遗传病史等。

（三）问发病原因

小儿在生理上是脏腑娇嫩，形气未充，病理上易虚易实、易寒易热。这样的生理病理特点决定了小儿对某些致病因素反应较为敏感，比如对寒热等气候环境变化不适应，易发外感疾病。脏腑娇嫩，形气未充的特点决定了小儿脾胃功能不足，消化能力低下，易伤食而出现呕吐腹泻等症。小儿心脑发育不完善，决定了易受惊吓而见哭闹惊叫夜啼等症。小儿又为"纯阳"之体，发病易高热抽搐，惊风昏迷等。

目标检测

答案解析

一、A1型选择题

1. 医生在问诊时最应重视的是（　　）
   A. 主诉　　　　　B. 体征　　　　　C. 证候　　　　　D. 既病史　　　　　E. 家族史
2. 主诉最正确的写法是（　　）
   A. 发热咳嗽头痛　　　　　B. 胃痛3年伴大便出血　　　　　C. 发热咳嗽3天
   D. 患痢疾半个月　　　　　E. 伤暑2天
3. 以"十问"来概括问诊内容的医家是（　　）
   A. 张仲景　　　　　B. 扁鹊　　　　　C. 张景岳　　　　　D. 喻嘉言　　　　　E. 张从正
4. 久病畏寒，多见于哪种证候（　　）
   A. 气虚　　　　　B. 阳虚　　　　　C. 表寒　　　　　D. 实寒　　　　　E. 阴虚
5. 久病畏寒的临床意义是（　　）
   A. 寒邪表证　　　　　B. 风邪表证　　　　　C. 内湿证　　　　　D. 里虚寒证　　　　　E. 里虚热证
6. 湿温潮热的临床表现是（　　）
   A. 至夏则热，秋凉则止　　　　　B. 身热不扬，午后热甚　　　　　C. 午后发热，入夜尤甚
   D. 长期发热，劳必益甚　　　　　E. 入夜发热，天明热退
7. 长期微热，兼疲乏、少气、自汗的临床意义是（　　）
   A. 气虚　　　　　B. 阴虚　　　　　C. 血虚　　　　　D. 阳虚　　　　　E. 气阴两虚
8. 夜间睡着后汗出，醒后汗止，称为（　　）
   A. 战汗　　　　　B. 绝汗　　　　　C. 盗汗　　　　　D. 自汗　　　　　E. 大汗
9. 下列不属于但头汗出临床意义的是（　　）

A．中焦湿热蕴结　　　　　　B．上焦热盛　　　　　　　　C．元气将脱，虚阳上越

D．进食辛辣、热汤、饮酒　　E．里热蒸迫

10．有形实邪闭阻气机所致疼痛的性质是（　　）

A．胀痛　　　　　B．灼痛　　　　　C．冷痛　　　　　D．绞痛　　　　　E．隐痛

11．病势较缓，尚可忍耐，但绵绵不休的症状是（　　）

A．空痛　　　　　B．刺痛　　　　　C．胀痛　　　　　D．重痛　　　　　E．隐痛

12．头两侧疼痛，属（　　）

A．太阳经　　　　B．阳明经　　　　C．少阳经　　　　D．太阴经　　　　E．少阴经

13．肝阳上亢头痛的临床表现是（　　）

A．头痛如裹　　　B．头晕胀痛　　　C．头痛如刺　　　D．昏沉重痛　　　E．头痛绵绵

14．饥不欲食可见于（　　）

A．胃火亢盛　　　B．胃强脾弱　　　C．脾胃湿热　　　D．胃阴不足　　　E．肝胃蕴热

15．消渴病的临床表现是（　　）

A．口渴咽干，鼻干唇燥，发于秋季

B．口干微渴，兼发热

C．大渴，喜冷饮，兼见壮热面赤，汗出，脉洪数

D．口渴多饮，伴小便量多，多食易饥，体渐消瘦

E．口渴咽干，夜间尤甚，兼颧红盗汗，舌红少津

16．情志郁结不舒所致胸痛的特点是（　　）

A．胸背彻痛　　　B．胸痛喘促　　　C．胸痛咳血　　　D．胸痛走窜　　　E．胸部刺痛

17．右少腹作痛拒按，或出现反跳痛的临床意义是（　　）

A．水鼓　　　　　B．气鼓　　　　　C．癥积　　　　　D．肠痈　　　　　E．虫积

18．厌食，脘腹胀痛，嗳气酸腐的临床意义是（　　）

A．脾胃气虚　　　B．湿邪困脾　　　C．食滞胃脘　　　D．肝胆湿热　　　E．脾胃阳虚

19．消谷善饥兼见大便溏泄的临床意义是（　　）

A．脾胃虚弱　　　B．湿热蕴脾　　　C．肝胆湿热　　　D．胃阴不足　　　E．胃强脾弱

20．妇女怀孕后厌食、呕恶，称为（　　）

A．恶食　　　　　B．厌食　　　　　C．纳减　　　　　D．纳呆　　　　　E．恶阻

21．大便溏结不调，其临床意义是（　　）

A．胃肠积热　　　B．湿热蕴脾　　　C．气血瘀滞　　　D．肝脾不调　　　E．食滞胃肠

22．腹痛窘迫，时时欲便，肛门重坠，便出不爽，其临床意义是（　　）

A．食滞胃肠　　　B．脾虚下陷　　　C．肝郁脾虚　　　D．湿热内阻　　　E．气血瘀滞

二、A2型选择题

1．患者恶寒重，发热轻，头身疼痛，无汗，舌苔薄白，脉浮紧，多属（　　）

A．表寒证　　　　B．表热证　　　　C．里寒证　　　　D．里热证　　　　E．半表半里证

2．患者日晡发热，腹满硬痛，口渴饮冷，大便秘结，舌红，苔黄焦燥，脉实有力，多属（　　）

A．热结肠胃　　　B．脾胃湿热　　　C．脾气虚弱　　　D．心火炽盛　　　E．肾阴亏虚

三、B1型选择题

（1~2题共用以下选项）

A．表寒　　　　　B．里寒　　　　　C．表热　　　　　D．里热　　　　　E．半表半里

1. 寒热往来见于以上哪种证候（　）
2. 但热不寒见于以上哪种证候（　）

（3~4题共用以下选项）

　A. 前额连眉棱骨痛　　　B. 头两侧太阳穴处痛　　　C. 后头部连项痛

　D. 头痛连齿　　　E. 颠顶痛

3. 阳明经头痛的特征是（　）
4. 太阳经头痛的特征是（　）

（5~6题共用以下选项）

　A. 恶寒发热，鼻塞流涕，舌红苔薄白

　B. 午后或入夜发热，伴见盗汗，颧红，舌干红

　C. 日晡潮热，大便干结

　D. 寒热往来，发无定时

　E. 午后热甚，身热不扬

5. 湿温发热的特点是（　）
6. 阳明腑实发热的特点是（　）

（7~8题共用以下选项）

　A. 经常汗出不止，活动后更甚　　B. 睡时汗出，醒则汗止　　　C. 蒸蒸汗出

　D. 头额汗出　　　E. 手足心汗出

7. 自汗的特点是（　）
8. 盗汗的特点是（　）

四、简答题

1. 简述"十问歌"的内容。
2. 简述常见的寒热类型有哪几种，各有何特征及临床意义？

（吴慧娟）

书网融合……

知识回顾　　　习题

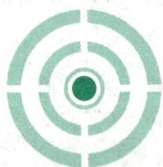

PPT

知识要求：

1. 掌握寸口脉的概念、诊脉的方法、脉象要素、平脉特征、常见病脉的特征和临床意义。

2. 熟悉脉象的形成原理、诊脉的注意事项、脉象的生理变异以及按诊的方法、内容和注意事项。

4. 了解相类脉和一些不常见脉象的特征和临床意义、相兼脉象的从舍。

技能要求：

1. 熟练掌握脉诊的操作方法，并会用脉诊收集病情资料。

2. 学会按诊的操作方法，并用按诊收集病情资料。

切诊，是指医生通过用手触摸的方式来获得病情辨证资料的一种诊察疾病的方法。在古代切诊专指脉诊，现在将切诊分为脉诊和按诊两部分。

第一节 脉 诊

脉诊，又叫切诊，是医生运用手指切按患者一定部位的动脉，根据脉搏搏动应指的形象，体察病情、辨出病证的一种诊察方法。脉诊是中医诊断学独有的一种诊断方法。

中医关于脉诊的记载由来已久。著名医学家扁鹊就擅长切脉诊病。《史记·扁鹊仓公列传》中曰："今天下之言脉者，由扁鹊也。"《黄帝内经》中记述了"三部九候"的遍诊脉法。《难经》中提出了"独取寸口"诊脉。东汉医学家张仲景确立了"平脉辨证"的原则。晋代王叔和著《脉经》，言二十四脉，为我国现存最早的一部脉学专著。明代李时珍著《濒湖脉学》记录二十七脉象，编"七言诀"，学起来朗朗上口，易于传诵。

学习脉诊，要求既能熟悉脉学相关基本知识，还需掌握切脉的基本技能，进而再反复训练，细细体会，这样才能做到正确识别出各种脉象，并将之有效运用到临床。

一、脉象形成的原理

脉象，是用手指指目切脉时，感觉到的脉动形象。中医认为，脉象的产生，与心脏搏动正常与否、心气盛衰情况、脉道是否通畅正常、气血盈亏的情况以及各个脏腑共同协调的相互作用紧密关联。

（一）心与脉是形成脉象主要的脏腑

心主血脉，包括主血和主脉。《素问·五脏生成篇》曰："心之合脉也。"《灵枢·邪客》曰："宗气积于胸中，出于喉咙，以贯心脉。"人体心脏通过规律性的不断搏动，推动着血液在人体内的脉道中运行，而脉道也可以随之而产生有相应节律的搏动。所以脉搏的搏动情况与人体心脏跳动的频率、节律相互对应，保持一致。

心血和心气是心脏能进行正常生理活动的物质基础，心阴和心阳被看作心脏功能活动是否正常的状态。心脏气血充盛，心阴心阳相互协调，脉搏搏动就正常，脉象可以表现节律从容，和缓有力。如果心脏气血阴阳失常，脉象则会出现加强、减弱、过速、减慢或者出现节律的失常等情况变化。

脉为血府，它不仅是气血运行的通道，还可以管束和推动着血液沿着脉道循行，所以，脉道功能是否正常，可以直接影响到气血是否正常运行，其功能状态可以直接影响脉象。

（二）气血是脉象形成的物质基础

气和血是构成人体组织、维持人体生命活动的基本物质。气为阳，主动，气能生血，能行血，血液在脉道中的正常循行依靠着气的运动。《灵枢·决气》："壅遏营气，令无所避，是谓脉。"脉的"壅遏营气"还要依赖着气的固摄作用；而心脏搏动的节律与强弱也要依靠气之调节。所以气血对脉象的影响来说，气的作用要更加重要一些。《中藏经·脉要论》："脉者，乃气血之先也。气血盛则脉盛，气血衰则脉衰，气血热则脉数，气血寒则脉迟，气血微则脉弱，气血平则脉缓。"

（三）其他脏腑活动与脉象形成密切相关

脉象的形成，不仅与心、脉、气、血有关系，还与人整体脏腑的功能活动密切相关。

肺可以主气、司呼吸，其对脉象的影响，主要体现在肺与心、气与血的功能关系方面。"肺朝百脉"可以辅助"心主血脉"，即肺可以助心行血，参与到全身气血的运行中去；而肺吸入的自然界清气是宗气生成的一部分，气能生血、行血、摄血，所以肺的主气、司呼吸的作用可以影响到脉搏搏动。一般来说，呼吸正常，脉象比较和缓；呼吸加快，脉动也会变数；呼吸停止，脉搏也不能维持搏动。

脾胃被称为气血生化之源，它的功能主要是运化水谷和运化水液。人体内气血的盛衰情况和水谷精微多寡的情况，可以体现为脉的"胃气"之多少，所以《素问·平人气象论》中说："人以水谷为本，故人绝水谷则死，脉无胃气亦死。"临床上根据切脉切得"胃气"的盛衰情况，可以判断疾病预后的吉凶善恶。所谓"脉以胃气为本"。

肝藏血的功能，是指肝可以贮藏血液、调节血量。肝主疏泄，可以调节气血运行，使脉道通畅。故肝功能正常，脉象正常；肝脏腑功能失调，可以使气血运行失常，脉象发生改变。

肾藏精，精可以生成气和血，肾气是人体元气的生成来源，元气是人体脏腑组织器官正常活动的原动力，肾阴肾阳是人体阴阳的根本。所以肾气如果充盛，脉搏可以表现出迟脉沉取有力，按之不绝，谓之"有根"。

所以，脉象的形成，除了心脏和气血的主导，还必须依赖各个脏腑功能活动的整体协调。

二、诊脉的部位、方法和注意事项

（一）诊脉的部位

古代中医认为，人体各个部位的脉搏搏动，受其位置的经络和该经络所相关脏腑之功能共同影响。触按不同位置脉搏，脉象不同，故提出分部位诊察脉象，或选某些特定的部位脉象来审查比较诊断。

关于诊脉的部位，中医历史上有几种不同认识。《素问·三部九候论》提出了三部九候诊脉法；《灵枢·终始》里有人迎寸口相互参合的诊脉方法；《素问·五脏别论》指出了独取寸口诊察全身情况的切脉方法。

1. 三部九候诊脉法　在《素问》中，把三部九候诊脉法又叫做遍诊法，指的是遍诊上、中、下三部相关的动脉。上部为头，中部为手，下部是足，其中上、中、下三部又可以各自分天、地、人三候，三三相合而成九，所以称三部九候法。《素问·三部九候论》："上部天，两额之动脉；上部地，两颊之动脉；上部人，耳前之动脉。中部天，手太阴也；中部地，手阳明也；中部人，手少阴也。下部天，足厥阴也；下部地，足少阴也；下部人，足太阴也……三部者，各有天，各有地，各有人，三而成天，三而成地，三而成人，三而三之，合则为九。"

2. 人迎寸口诊脉法　人迎寸口诊脉法，是指医者根据对患者的人迎脉与寸口脉的脉象进行参照并比较分析的一种脉诊方法。这一诊法较遍诊法要简单许多。《灵枢·禁服》："寸口主中，人迎主外，两者相应，俱往俱来，若引绳大小齐等。春夏人迎微大，秋冬寸口微大。如是者，名曰平人。"

3. 寸口诊脉法　寸口，又被称作气口、脉口。寸口诊脉法，指的是医生用指目单独按切被诊察者的桡骨茎突内侧缘的一段桡动脉，通过诊查掌握这段动脉搏动的情况，可以用来推测被诊者相应的生理状况以及病理特征的一种诊脉方法。《难经》："十二经皆有动脉，独取寸口，以决五脏六腑死生吉凶之法。"

《素问·五脏别论》指出："胃者，水谷之海，六腑之大源也。五味入口，藏于胃，以养五脏气，气口亦太阴也。是以五脏六腑之气味皆出于胃，变见于气口。"又有《素问·经脉别论》中曰："权衡以平，气口成寸，以决死生。"

在切脉时独取寸口，一是因为寸口位置在手太阴肺经的原穴部位，是为"脉之大会"。而且手太阴肺经源于人体中焦部位，所以通过诊察寸口脉象，可以诊查人体胃气的强弱情况。二是肺朝百脉的功能，人体全身各个脏腑的气血都可以通过百脉汇聚到肺，所以人体各脏腑的生理病理情况，可以反映到寸口脉象。根据现代解剖学，寸口所在的桡动脉，位于桡骨茎突，这个位置相对来说比较表浅、固定，诊脉时候比较便于审查不同的脉象特征，所以现代中医进行切脉时，就是通过独取寸口用以诊察全身各脏腑病变特征。

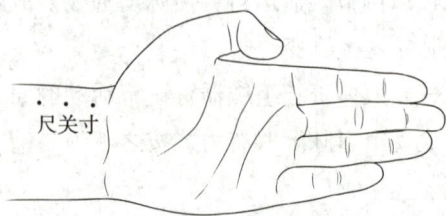

图4-1　寸口脉诊法寸关尺部位示意图

寸口脉可分为寸、关、尺三部（图4-1）。一般来说，以人腕后高骨（桡骨茎突）内侧缘部位称为关部，关前（靠近手腕一侧）称为寸部，关后（靠近手肘部侧）称为尺部。人有两手，各分寸、关、尺三部，一共六部脉象。而各手之寸、关、尺三部可分别施浮、中、沉三候。正如《难经·十八难》中言："三部者，寸、关、尺也；九候者，浮、中、沉也。"

根据文献记载的不同，寸、关、尺三部分候的脏腑也有不同的说法。现代在临床上，一般比较统一的认识：左手寸部候心脏，右手寸部候肺脏，也可以认为包括了人体胸部以上和头部相关疾病；左手关部候肝胆，右手关部候脾胃，也可以认为包括了胸膈以下、肚脐以上这一部位的各种疾病；两手尺部候肾脏，且包含了肚脐以下人体各部位的疾病。

（二）诊脉方法和注意事项

1. **平息** 所谓平息，指的是医者在给患者诊脉时，需要平心静气、调匀呼吸，用医生自己的呼吸作为参照，来计算患者的脉动频率。《太素脉诀》："大凡诊视，坐定调息己之气，呼吸平和……"

平息有两个意义：一在诊脉时，医者以自己的一次正常呼吸（一息）为一个时间单位，用来检查测量患者的脉动次数。第二是医者在切脉时保持平息的状态，全神贯注。《素问·脉要精微论》言："持脉有道，虚静为保。"

2. **体位** 在切脉时，对患者的体位要求是正坐或仰卧位，病人前臂自然向前平伸，寸口位置要与被诊者心脏处于同一水平线上。患者手腕伸直，手掌心向上，手指略微弯曲。也可在患者腕关节下方垫一个松软的脉枕，目的使其寸口位置保持充分伸展状态，使局部气血保持通畅，方便于医生诊察机体真实的脉象特征。

3. **时间** 传统认为，清晨（平旦）是诊脉的最佳时间。人体脉搏的搏动变化与气血运行、脏腑功能的关系都非常密切，而且也容易受饮食、情绪、劳逸等各种因素的影响。在清晨方醒，未起床亦尚未进食之时，人体内外环境相对比较稳定，脏腑功能和气血运行相对处于最少被干扰的一个状态，所以此时最容易鉴别病理脉象。但对于实际临床来说，这一要求不易做到，特别是一些病情比较紧急的患者来说，需要及时辨别证候，不能过于拘泥平旦一说。医生应保持诊室的安静，并让患者适度休息，平静心情，尽力减少可能的干扰因素，力求诊察出最真实的脉象。《备急千金要方·平脉大法》指出："夫诊脉当以意先自消息，压取病人呼吸以自同，而后察其脉数，计于定息之限。"

4. **候五十动** 候五十动，指的是医生每次诊脉的时间，一定要达到五十次脉搏搏动的时间。现代要求每次切脉的时间，按每一只手应该在一分钟以上，如有必要可以适当延长切脉时间。《灵枢·根结》："一日一夜五十营，以营五脏之精……予之短期，要在终始。"这一要求一是为了便于医者仔细体察脉象，认真辨别脉搏的细微变化，以防出现误诊、漏诊。二是切脉时初按和久按，指下的感觉可能会有所不同，须细细体察，用以指导临床具体辨证。

5. **指法** 指法指的是医者在临床诊脉时的具体操作方法。只有掌握了正确的指法，才能获得患者准确的脉象信息。目前中医临床上切脉诊断时，主要依靠的是医生的主观感觉，医者指下体会的脉搏搏动变化情况，王叔和说"心中易了，指下难明"，所以掌握脉诊，不但需要医生熟练掌握切脉的技巧方法，还需要大量的临床实践练习。

具体的指法要领可以概括为：三指平齐，以指目按脉脊，中指定关，三关定位，运用不同指力与指法，细细体察脉象特征。

三指平齐，指的是医者的三指（食指、中指、无名指）指端位置要平齐，手指微微弯曲，大致成一弓形，弯曲程度与被诊者手腕处大约呈45°为宜。

指目指的是指尖和指腹中间交界的部位，这一位置感觉最为灵敏，故以此处切脉。

中指定关，指的是切脉下指时，医者首先用中指指目按在被诊者的掌后高骨内侧端之动脉搏动处，即关脉位置，然后医生用食指指目按关前（靠近手腕一侧）的寸位动脉搏动处，接着以无名指指目按在关后（靠近手肘侧）的尺脉位置。《医宗必读》："诊人之脉，令仰其掌，掌后高骨，是名关上。关前为阳，关后为阴，阳寸阴尺，先后推导。"三关定位要准确固定，这样才能正确掌握正常人三部脉象的特征，也才能正确体察出异常的脉象变化。

需要注意的是，切脉定位时还要留心布指时的疏密情况。《南阳活人书》中云："凡初下指，先以中指端按得关位，乃齐下前后二指部脉指寸口也，后指尺部也。若人臂长，乃疏下指；若臂短，乃密下指。"如果患者身高臂长，医生布指时要相对疏松；如果患者身矮臂短，医生布指要相对紧密，总之以适度为宜。此外，对于小儿，因其寸口位置较短，一般诊脉时多选"一指（拇指或食指）定三关"。

切脉时医生常用的方法有举法、按法、寻法、总按、单按。正如《诊家枢要》言："持脉之要有三，曰举、曰按、曰寻。轻手循之曰举；重手取之曰按；不轻不重，委屈求之曰寻。"

举法：指医生用比较轻的指力，按在患者寸口脉搏动的皮肤层位置，用来体察脉象特征的切脉方法。此法也称为"浮取"。

按法：指医生用比较重的指力按压，甚至按到患者寸口筋骨之间，用来体察脉象特征的切脉方法。此法也称为"沉取"。如果医生切脉运用不轻不重的适中指力，按至患者寸口肌肉层，用以体察脉象特征的方法，称为"中取"。

寻法："寻"，有寻找之意。指医生切脉时，手指指力从轻到重或者从重到轻，左右前后挪动，委曲推寻；或者在患者寸、关、尺三部交替，调节适当指力，仔细探索寻找脉搏搏动最明显的部位，皆可称为寻法。此法可以捕获患者最为丰富的脉象信息。

总按：指医生三指同时按压脉搏的切脉方法。此法可以帮助医生从总体上辨别寸、关、尺三部的脉象特征，也可以辨别患者左右两手不同的脉象形态、脉位浮沉等。总按时，指力一般比较均匀，但在临床切脉时，也有三指用力不一致的情况出现。

单按：指医生单用一根手指按压脉搏搏动部位，用来诊察某一部脉象的切脉方法。此法主要帮助医生用来分别了解患者寸口寸、关、尺各个部位的具体脉象特征。

三、脉象要素和平脉特征

（一）脉象要素

所谓脉象，指的是切脉时手指下感觉出的脉搏搏动的形象特征。辨识脉象主要依靠的是医生指下所感应出的感觉。历代中医文献里主要从脉象的位（脉动位置浅深）、数（频率和节律）、形（形态）、势（趋势）四个方面来进行论述总结。

近现代以来，医家通过对中医脉学相关文献的深入理解，以及对临床系统研究的资料进行总结，用"脉象要素"来分析脉象各特征。脉象要素，就是指构成脉搏搏动体现的指下形象的主要因素。它可以分为以下八个方面：脉位、至数、力度、脉长、脉宽、流利度、均匀度、紧张度。

脉位：指脉搏搏动所显现出的部位浅深情况。脉位显现表浅者为浮脉，脉位显现深沉者为沉脉，不浅不深者称为平脉。脉位浅深需依赖医者所用指力轻重不同去体会。

至数：指脉搏搏动的频率。医生以一呼一吸为脉搏搏动的一个计算单位，称作一息。一息脉搏搏动四到五至是为平脉，一息不足四至是为迟脉，一息五至以上是为数脉。

力度：指脉搏搏动的强弱情况。脉搏指下感应有力者为实脉，指下感应无力者为虚脉。

脉长：指脉搏搏动应指的轴向范围长短。若指下感觉脉的搏动范围超过了寸、关、尺三部者，称为长脉。若指下感应不到三部，或只见于寸部、关部者称为短脉。

脉宽：指脉搏搏动应指的径向范围大小，也可以认为是手指感觉到的脉搏粗细情况。指下感觉脉道宽大者为大脉，狭小者为细脉。

流利度：指脉搏搏动应指来势的通畅流利程度。脉指下来势比较流利圆滑者，为滑脉；指下来势艰涩困难者，为涩脉。

均匀度：一指脉搏搏动的节律是否保持均匀；二是脉搏搏动的大小和力度是否保持一致。

紧张度：指脉管的弛缓与弹性程度。若脉管紧张度较高，绷紧如琴弦者，为弦脉；脉管比较松弛者，可见缓脉等。

以上脉象的八个要素，在临床上可以用来分析每一种脉象的特征。只有掌握了以上脉象的基本要素，才能在临床时学会如何辨识各种脉象的具体形态特征，才能真正掌握中医脉诊的技巧。

（二）平脉特征

《素问·平人气象论》："人一呼脉再动，一吸脉亦再动，呼吸定息，脉五动，闰以太息，命曰平人。平人者，不病也。"平脉，也可称为正常脉象，指的是正常人在生理状态下所出现的脉象特征。它是无病之人在正常生理功能下所反映出来的脉象，同时也具有一定范围的变化规律，并不是固定不变的。人在不同年龄阶段、不同情绪状态下、不同季节、昼夜不同等情况下，正常脉象也会相应发生程度不同的变化。此外，若是患病之人切到平脉，则表明此时患者患病较轻，提示正气未伤，病情预后良好。

平脉主要特征表现在：不浮不沉，不大不小，不快不慢，一息脉动四到五至（70~80次/分），脉搏从容和缓，流利有力，寸、关、尺三部皆可触及脉搏动，尺部沉取有力。

以上平脉特征在中医脉学中总结为有胃、有神、有根。

1. **有胃**　指的是脉有"胃气"。胃为气血生化之源，水谷之海，"胃气"可以反映出人体脾胃功能的强弱和全身的气血盛衰情况。"有胃气"脉象可表现为：脉位不浮不沉，脉率不快不慢，脉搏搏动力度不强不弱，脉管粗细适中，不大不小，脉动从容和缓流利。

2. **有神**　指的是脉有"神气"。《三指禅》言"缓即为有神"。"有神"之脉象特征可表现为脉搏应指柔和有力，脉律有序整齐。

3. **有根**　指的是脉有"根本"。脉的"根本"主要反映的是人体肾气的盛衰，肾为先天之本，肾气是人体生命活动的本源动力。"有根"之脉象特征表现为尺部沉取有力，按之不绝。若是患病尺脉沉取可见，提示尚无生命危险；若是尺脉按之则无，称为无根之脉，提示病情危重。

有胃、有神、有根，是古代医家从不同侧面总结出的正常脉象的必备条件，临床切脉时需要相互对照补充而不能分开。只有正确掌握胃、神、根，才能正确辨识出脉象，做出正确诊断。

值得注意的是，脉象和人体的内外环境关系非常密切，所以正常脉象可以随着人体年龄、性别、精神、起居等各种因素的影响，而出现各种生理性的相应变化。

年龄：年龄越小，脉搏搏动越快；随着年龄增长，脉象逐渐和缓。婴儿脉动每分钟可以达到120~140次；儿童每分钟脉动可至90~110次；青壮年脉动比较有力；老年人气血逐渐虚衰，脉动相对较弱。

性别：妇人脉象相较男子而言，濡、弱、细而略快；妇人妊娠，脉象可见滑数而冲和。

体格：身躯高大之人，脉搏所显现部位较长；身材矮小之人，脉动显现部位较短。瘦人肉薄，脉可较浮；肥人肉厚，脉可较沉。

精神情志：若人受到较明显的精神刺激，脉象也可随之发生变化。比如，大喜可伤心而见缓脉，过怒可伤肝而见急脉，惊慌失措可致气乱而见动脉等。且当患者精神平复、情志恢复之后，脉象也随之恢复正常。

劳逸：人进行剧烈运动后，脉多见急疾；人进入深睡眠之后，脉多见迟缓；此外，脑力劳动较多者，脉象相较体力劳动者弱。

饮食：人在饥饿时脉象可见稍缓无力；而饭后或酒后脉多见数而有力。

四时节气：传统中医将人与自然环境看作一个整体，生理功能随四时节气变化而相应变化，所以人四时之平脉受气候的影响，可发生相应的春弦、夏洪、秋浮、冬沉之变化。

地理环境：中医学的整体观念认为，地理环境也可以影响人的正常生理功能，故而影响平人脉象。比如南方偏热偏湿，人体肌肤腠理多疏松，脉多见细软或较数；北方较寒冷干燥，人体肌肤腠理相应比较紧缩，脉多可见沉实之象。此只作相对而言，临床不能一概而论。

另外，尚有少部分人，脉搏搏动不完全显现在寸口位置，而是从手腕尺部斜着向手背而去，称作斜飞脉；还有脉搏搏动完全显现在寸口部位的背侧面，则称作反关脉；还有显现在腕部的其他位置者，都属于桡动脉解剖学位置的变异，皆认为属于生理性特异脉，不作病脉看待。

四、常见病脉及临床意义

病脉指的是疾病反映于脉象的变化。一般而言，除了在正常生理变化范围之内的，及少部分个体生理特异变化的脉象，其他皆属于病脉。不同的病理脉象可以反映出不同的疾病特征。我国现存最早的脉学著作《脉经》就提出了二十四种脉象，而《景岳全书》记载了十六种脉象，李时珍所著《濒湖脉学》中分二十七种脉象，后李士材在《诊家正眼》中又增加了疾脉，近现代，中医诊断学脉诊大多论述二十八种脉象。

总的来说，脉象特征一般都是通过位、数、形、势四个方面的变化来进行体察。位指脉动之部位，即是脉搏搏动在皮肤下的深度。脉位可分浮沉，其中浅现于皮肤之下者称为浮，沉陷于筋骨之间者称为沉。数指至数，即是脉动的频率快慢。脉率可分迟数，其中一息不足四至者称为迟脉，一息五至以上者称为数脉。形指形态，可认为包括脉管的粗细和特殊形象。比如芤脉指下感觉似葱管、动脉指感似豆等。势，指的是脉动的气势、力量，可以用之辨虚实。比如，脉搏势大有力者称为实，脉搏势小无力者称为虚。临床在切脉时，对各种病理脉象要进行位、数、形、势的综合体察，才能正确区别，并做出正确诊断。

1. 浮脉

[脉象特点] 轻取即得，重按略减且不空，举之泛泛有余，按之不足。崔氏《脉诀》："浮脉轻手可举；泛泛在上，如水漂木。"也可认为是"浅脉"。

[临床意义] 主表证，也可见于虚阳浮越证。

浮脉主表，可以反映出病邪侵袭肌表，卫阳抵御抗拒邪气于外，所以脉象应指而见浮而有力。如若内伤日久，病体虚耗，致使虚阳浮越在外者，也可见浮脉，此时脉象浮大无力。

【相类脉】

（1）散脉

[脉象特点] 浮散无根，略按即无，至数不齐，脉力不匀。"散似杨花无定踪"。

[临床意义] 临床多见元气离散、脏腑精气将绝的危候。

因心力耗竭，阳气即将离散，可见脉应指浮散，稍稍用力便按不着；因心气光涣散，不能正常维系血液的运行，所以脉时快时慢，至数不齐。

（2）芤脉

[脉象特点] 浮大中空，如按葱管。

[临床意义] 多见于失血、伤阴。

芤脉临床常见于突然失血过多或严重伤阴之证。患者因外伤或吐血等原因，突然大量失血，致使营血不足，不能及时充养脉道；或因汗、吐、下太过等导致津液大伤，津血同源，血无充养，阴血伤而致阳气无所附，阳气浮散在外，也可出现浮大中空之芤脉。

（3）濡脉

[脉象特点] 浮而细软，如絮浮水，帛在水中。

[临床意义] 虚证、湿证。

诸虚日久，精血匮乏，不能充养脉道，可见脉细小无力；气虚阳虚无力鼓动，可见脉呈浮软。浮而细软，是为濡脉。如若湿邪阻压脉道，也可见脉濡。

（4）革脉

[脉象特点] 浮而搏指，外坚中空，如按鼓皮。

[临床意义] 失精、亡血、半产、漏下等。

此脉可认为是弦与芤相合之脉象，切脉时指下有一定程度的紧张感，形如弦，按之空。失精、亡血、半产、漏下等证，致精血不足，脉无所充，正气虚，气无所附，浮越于外，形成外紧中空之脉象。

2. 沉脉

[脉象特点] 轻取不应，重按方得。举之不足，按之有余。如石沉水底。也可认为是"深脉"。

[临床意义] 主里证。也可见于常人。

正气与邪气相搏于内，气血内困，可见脉沉而有力，是为里实证；如若脏腑柔弱，阳气虚衰，无力运行营阴至表，可见脉沉而无力，是为里虚证。

【相类脉】

（1）伏脉

[脉象特点] 脉搏搏动部位较深，重力推筋着骨，方可始得，甚至伏而不可见。

[临床意义] 多见于邪闭、厥证、痛极。

若暴病邪气伏于内，致脉气不得宣通，脉道潜伏而不显现，可见伏脉；若久病因阳气衰微至极，无力鼓动血脉者，也可见伏脉。

（2）牢脉

[脉象特点] 脉沉，按之实大弦长，坚牢不移。也可认为是沉实弦脉。

[临床意义] 可见于阴寒内结，癥瘕坚积。

患病日久，常年阴寒积聚于内，阳气沉潜在下，可见脉沉而实大弦长，形成牢脉。

3. 迟脉

[脉象特点] 脉来迟缓，一息脉动不足四至，大概相当于每分钟脉搏搏动不到60次。

[临床意义] 主寒证。也可见于热邪积聚所致里实热证。此外，运动员久经锻炼，脉动亦可见迟而有力，这种情况不属于病脉。

寒性凝结阻滞致阳气失宣或阳气不足，鼓动无力，故可见脉来迟缓。若阴寒冷积疼痛，可见脉迟而有力；若因阳虚而虚寒者，脉多迟而无力；若是邪热积聚，而致气血受阻，运行不畅，也可见脉迟而有力，故临床遇到迟脉，不能一概认为是寒证，当依据经验，脉症合参。

【相类脉】

（1）缓脉

[脉象特点] 一息四至，每分钟脉搏搏动60~70次；也可指脉搏来去怠缓无力。

［临床意义］湿证，脾胃虚弱。缓脉也可见于正常人。

湿性黏滞，可以困遏气机；脾胃虚弱可致气血生化乏源，气血不能充盈鼓动脉道，可见脉来缓怠。若是脉搏动平缓，则是气血充盛、身体健康之正常人。《三指禅》："四时之脉，和缓为宗。"还需注意的是，如若在病中脉象转为缓和之势，提示正气逐渐恢复。

（2）涩脉

［脉象特点］脉来迟、形细且短，往来艰涩，脉力与脉律皆不均匀，滑伯仁言"如轻刀刮竹"。可认为是不流利之脉。

［临床意义］血少、精亏、气滞血瘀、停痰、食积。

精血亏虚、津液不足，则不能滋养脉道，血液运行不畅，导致脉搏往来艰涩，见脉涩而无力。气滞血瘀，或痰食停积体内，可导致气机不畅、血运阻滞，见脉涩而有力。

4. 数脉

［脉象特点］脉来急速，一息可见五六至。每分钟脉动可达90次以上。

［临床意义］主热证、虚证。

体内热邪壅盛，致气血运行速度加快，所以可见脉数。正气未虚，正邪在人体内剧烈交争，可见数而有力，为实热证候。如若久病致使阴液耗伤，阴虚则生内热，可见脉数而无力。此外如果脉象浮而数且重按无根，提示虚阳外越，病情危重。

【相类脉】

（1）疾脉

［脉象特点］脉来急疾，一息可七至以上。

［临床意义］可见于阳极阴竭、元阳将脱之危重病症。

如若阳亢无所制、真阴衰危，可见脉来急疾有力。如若阴液耗竭、阳气即将亡脱，可见脉疾而无力。

（2）动脉

［脉象特点］脉形如豆，滑数有力，多可见于关部，脉短。《脉经》："动脉见于关上，无头尾，大如豆，厥厥然动摇。"

［临床意义］痛证、惊恐。此外，妇人在妊娠反应期也可以见动脉，对于帮助临床诊断早孕，具有一定意义。

疼痛，阴阳升降失和，导致气血冲动在脉，可见动脉。惊则气乱，心脏搏动突然，可见脉应之而动。

5. 虚脉

［脉象特点］寸关尺三部脉皆应指松软，举之无力，按之空虚。也可认为是一切无力之脉象的总称。《脉经》："虚脉，迟大而软，按之无力，隐指豁豁然空。"

［临床意义］虚证。

虚证，气虚则无力运行其血，可见脉虚无力。血虚则不足以充盈脉管，所以按之指下感觉空虚。气血虚衰，脉道松弛，可见脉势软弱无力。

【相类脉】

（1）弱脉

［脉象特点］指感极软而沉细，切脉时一般需沉取。《脉经》："极软而沉细，按之欲绝指下。"

［临床意义］气血虚衰、阳气虚证。

气血不足，无法充盈脉道；阳气虚少，无力推动血液运行，可见脉沉且细、软，是为弱脉。

（2）微脉

[脉象特点] 指下极细极软，似有若无，按之欲绝。

[临床意义] 气血阴阳虚衰已极，阳气衰微。

气血阴阳虚衰已极，阳气衰微，无力充养鼓动脉道，可见脉微。若久病见微脉，气之将绝；新病见微脉，提示阳气暴脱。

（3）短脉

[脉象特点] 脉动范围不足三部，首尾俱短。可出现于关部、寸部，尺部常不显。《濒湖脉学》："不及本位，应指而回，不能满部。"

[临床意义] 主气之病。脉短有力为气滞，短而无力为气虚。

气滞可致血瘀痰凝食滞，阻碍脉道畅通，致脉气不伸，见脉短而有力。气虚则无力行血，可见脉动短而无力。

6. 实脉

[脉象特点] 三部脉举按皆有力、充实，脉势来去皆盛。可认为是一切有力脉象的统称。《濒湖脉学》："浮沉皆得，脉大而长，微弦，应指怫怫然。"

[临床意义] 实证。

正气不虚、邪气亢盛，邪正相争、气血壅盛，脉道充盈紧满，可见脉应指呈实而有力。

此外，平人也可见到实脉，脉象和缓有力，提示正气充沛、脏腑生理功能正常。

【相类脉】

（1）滑脉

[脉象特点] 应指圆滑，如珠走盘，往来流利。也可认为是流利脉象。

[临床意义] 痰饮、食积、实热诸证。也可见于平人之脉。妇人妊娠亦可见脉滑。

痰饮内停，正气旺盛不虚，实邪蕴于内，气实血涌，可见脉应指圆滑、往来流利。如若平人见滑脉，脉象必滑而缓和。如若妇人月经推迟或停经且见脉滑数，考虑妊娠脉象。

（2）弦脉

[脉象特点] 端直以长，如按琴弦。

[临床意义] 肝胆病、痰饮、痛证、疟疾等。

肝脉为弦。脉气紧张可表现为弦。肝主流泄，可调畅气机，调节全身脏腑气血。如若邪气阻滞、情志不调、痰饮内停、疼痛等各种原因，可以致肝失疏泄，气机不利，脉气紧张而弦。若疟邪伏于半表半里之间，而致少阳不利，可见脉弦。此外，如脉象弦细而劲，"如循刀刃"，提示胃气衰败，病危难治。

需要注意的是，临床除了上述病理性弦脉，尚有平人脉象，如春天多弦；平人中年时脉亦多兼有弦象；老年人随年龄增长而气血不足，脉失其滋养而呈弦而偏硬之象。

（3）紧脉

[脉象特点] 脉来紧急，若牵绳转索，或有弹指之感。

[临床意义] 寒证、痛证等。

寒性收引，侵袭人体可致脉道紧而拘急。疼痛见脉紧，多是与寒邪相关。

（4）长脉

[脉象特点] 首尾端长，超过本位。

[临床意义] 阳证、实证、火热证。

阳热亢盛、正气充盛，可见脉道充实，脉动超过寸关尺三部，长而有力。此外，平人正气充足，也可见长脉。

7. 洪脉

[脉象特点] 脉形宽大、浮而有力。若波涛汹涌，滔滔满指，来盛去衰。

[临床意义] 热邪亢盛。

阳热亢盛，阳气有余则热，内热充斥，气盛血涌，脉道扩张可见洪脉。此外，久病出现洪脉，且浮取洪而盛，沉取洪而无根无力，认为是正虚邪盛、阴竭阳越的危重病症。

8. 细脉

[脉象特点] 脉细如线，应指明显。

[临床意义] 诸虚、湿证等。

诸虚劳损、营血亏乏不能充养脉道，气虚则无力行血，可见脉细而无力。湿邪困阻脉道，可见脉细而缓。

9. 促脉

[脉象特点] 脉来数，时有一止，止无定数。

[临床意义] 阳热亢盛、气血痰食阻滞。

阳热亢盛，或气血痰食郁滞化热，正邪相争，血运加速，脉见急、数。因邪气阻滞，阴阳不和，脉气不能接续，故脉象时有一止，止无定数。此外，脏气衰败，元气亏衰，也可见脉促而无力，为虚脱之象。

10. 结脉

[脉象特点] 脉来缓，时有一止，止无定数。

[临床意义] 阴盛气结、寒痰血瘀、癥瘕积聚。

气、血、痰、食停聚体内，或寒邪阻滞脉络，心阳受阻，脉道不通，可致脉来迟缓，脉气不相顺接，时有一止，止无定数。此外，结脉也见于虚证。久病虚劳或气血虚弱，致使脉气不继，脉结而无力。

11. 代脉

[脉象特点] 脉来一止，止有定数，良久方来。

[临床意义] 脏气衰微。

脏气衰微，脉气不得续接，脉象可见有规律的歇止，且时间间隔较长，良久复来。此外，若气滞、血瘀、痰饮、食积、痛证等可暂时阻滞脉道而见代脉，则脉代而有力。

临床切脉，如若结脉代脉同时出现，常可见于器质性心脏病变。

五、脉象的鉴别、相兼脉和真脏脉

（一）脉象的鉴别

临床常见28种病理脉象，有些脉象较为相似，容易辨识不清，故临证切脉之时，需细细体察，认真鉴别。

1. **脉位** 脉位浅表，浮取即得者，归于浮脉一类，比如浮、濡、散、芤、革脉。脉位较深，重按方得者，归于沉脉一类，比如沉、伏、牢脉。

2. **至数** 一息四到五至是为平脉。一息不足四至为迟脉，比之稍快为缓脉。一息五六至为数脉，一息七至以上为疾脉，滑数如豆为动脉，数而时止为促脉。

3. 力度　脉搏搏动应指的力度，可以反映出证候的虚实。脉应指有力属实脉类，多见于实证。脉应指无力属虚脉类，多见于虚证。

4. 脉长　平脉指下寸关尺三部皆可见。脉搏搏动指下感觉超出三部者属长脉，比如弦、洪等脉。脉搏搏动指下感觉不足三部者属短脉，短而滑数是动脉。

5. 脉宽　脉的宽度较大者属大脉。比如浮大有力而来盛去衰者，为洪脉。脉大有力而举按皆然者，为实脉。脉浮大中空者，为芤脉。

脉搏较细，如线应指者，为细脉。浮而细软者为濡脉。指感极软而沉细者为弱脉。指下极细极软，似有若无者，是为微脉。

6. 流利度　一般认为脉象较流利者为滑脉，脉象不流利者为涩脉。

7. 均匀度　脉象节律不齐者，可见于促脉、结脉、代脉。脉之均匀度失常还可见节律、力度、脉形都不一致者，比如涩脉、散脉等。

8. 紧张度　脉象的紧张度可以分弛缓和紧急两类。比如革脉、弦脉、牢脉、紧脉，指下都有较为绷紧之感。而濡脉、弱脉、微脉、散脉、缓脉等，指下感觉皆较为弛缓，甚则软而无力。

（二）相兼脉

所谓相兼脉，指的是两种或者数种单因素的脉象并见，也可称为复合脉。

在二十八种病脉中，也有单一脉与复合脉的分别。比如浮脉、沉脉仅表现为脉位的变化，而数脉、迟脉仅表现为至数的变化，是为单一脉。而有些脉，比如弱脉，可认为由沉、虚、小三脉合成；牢脉，可认为由沉、实、大、长、弦五脉合成。这类由两个或者两个以上的脉象变化而形成者，是为复合脉。临床切脉所见实际上大多皆是复合脉。除前面所述二十八病脉，还可常现数脉并见之相兼脉。

相兼脉主病，一般为各脉所主病的总结。比如浮脉主表，数脉主热，浮数脉即主表热证。常见相兼脉及主病如下。

浮紧相兼：主表寒证、风痹证。

浮缓相兼：主气虚伤寒证。

浮数相兼：主表热证。

浮滑相兼：主表证挟痰。

沉弦相兼：主肝郁气滞、水湿内停。

沉迟相兼：主里寒证。

弦数相兼：主肝火上炎、肝阳上亢。

滑数相兼：主痰湿积热、食积内热。

沉涩相兼：主血瘀证。

弦细相兼：主肝郁脾虚、肝肾阴虚。

弦紧相兼：主寒证、痛证、寒凝肝脉。

沉缓相兼：主脾虚、水湿内滞。

沉细相兼：主阴虚证、血虚证。

洪数相兼：主气分热盛证。

弦滑数相兼：主肝胆湿热、肝火夹痰。

沉细数相兼：主阴虚有热、血虚而热。

（三）真脏脉

真脏脉，指的是在疾病严重、垂危时期出现的脉象。患者出现真脏脉，提示病邪深入，元气耗竭，胃气衰败，此脉又被称为"怪脉""绝脉""败脉""死脉"。真脏脉的特点可以概括为：无胃、无神、无根。

《素问·玉机真脏论》中言："邪气胜者，精气衰也。故病甚也，胃气不能与之俱至于手太阴，故真脏之气独见，独见者，病胜脏也，故曰死。"有关真脏脉的形态也在此文中有具体描述："真肝脉至中外急，如循刀刃责责然，如按琴瑟弦……真心脉至坚而搏，如循薏苡子累累然……真肺脉至大而虚，如以毛羽中人肤……真肾脉至搏而绝，如指弹石辟辟然……真脾脉至弱而乍数乍疏……诸真脏脉见者，皆死不治也。"此外，《医学入门·死脉总诀》中指出："雀啄连来三五啄，屋漏半日一滴落，弹石硬来寻即散，搭指散乱真解索，鱼翔似有又似无，虾游静中跳一跃，更有釜沸涌如羹，且占夕死不须药。"

临床根据真脏脉表现出的形态特征，可分如下三类。

1. 无胃之脉　无胃之脉指的是脉无冲和之意，且指下感觉坚搏。

（1）偃刀脉　脉来弦急，如循刀刃。

（2）转豆脉　脉搏动短小而坚搏，如循薏苡子。

（3）弹石脉，脉象急促而坚硬如弹石。上述脉象见于临床，则提示正衰邪胜，胃气衰败，属于病情重危的征兆。

2. 无神之脉　无神之脉，指脉形散乱、脉率无序。

（1）雀啄脉　可见脉搏在筋肉间，连连数急，三五不调，止而复来，就如鸟雀啄食之状。

（2）解索脉　脉来乍疏乍密，似解乱绳。

（3）屋漏脉　脉来似屋漏残滴，良久一滴。

以上各脉的出现，可提示神气即将涣散，生命将绝。

3. 无根之脉　无根之脉，指脉搏微弱而不应指或指下虚大无根。

（1）釜沸脉　脉来浮数之极，至数不清，似釜中沸水，浮泛无根，此脉提示三阳热极，阴液枯竭。

（2）鱼翔脉　脉在皮肤，头定而尾摇，似有似无，若鱼在水中动。

（3）虾游脉　脉在皮肤，如虾游水，时欲跃然而去，却须臾又来，且伴随急促躁动之感。上述两脉见，皆提示三阴寒极，亡阳于内，虚阳外越。

现当代，随着医疗科学技术水平的提高，我们对真脏脉也有新的认识，患者出现真脏脉，并不一定绝对无药可救，作为医者，应竭力救治每一位患者。

六、诊妇人脉和小儿脉

（一）诊妇人脉

妇人具有经、孕、产、育等特殊的生理活动与病理变化，临证切脉时，具有一定的特殊性。

1. 诊月经脉　妇人左手关脉、尺脉突洪大于右手，且口不苦、身不热、腹不胀，提示月经将至。寸关脉调和，而尺脉细涩或弱者，多月经不利。

2. 诊妊娠脉　已婚妇人，平素月经正常，忽然停经，而脉来滑数冲和，且兼有饮食偏嗜等症状者，应首先考虑妊娠。《素问·阴阳别论》："阴搏阳别，谓之有子。"《素问·平人气象论》："妇人手少阴脉动甚者，妊子也。"

3. **诊临产脉**　关于即将分娩孕妇之脉象，历代中医有不同的论述。《诸病源候论》："孕妇诊其尺脉，急转如切绳转珠者，即产地。"《医存》："妇人两中指顶节之两旁，非正产时则无脉，不可临盆，若此处脉跳，腹连腰痛，一阵紧一阵，乃正产时也。"以上可供临床参考。

（二）诊小儿脉

小儿脉与成人脉不同。由于小儿寸口部较狭小，较难分寸、关、尺三部；且小儿在临诊时，容易惊吓啼哭，惊则气乱，脉也随之乱，所以小儿脉象难于掌握。后世医家多"一指定三关"，即用一指总候三部。

具体操作方法：医生用左手轻握小儿手，对三岁以下的小儿，用右手大拇指切按小儿掌后高骨之脉，不分三部，仅定息数。对四岁以上的小儿，可以掌后高骨中线定为关，以一指朝向双侧转滚，细细寻找体察三部，至七八岁即可挪动拇指诊察三部脉象。九到十岁以上者，即可次第下指，按照寸、关、尺三部诊脉。十六岁即按成人三部诊脉方法。

诊小儿脉象，一般不详求二十八脉，仅以浮沉断表里、迟数辨寒热、有力或无力分虚实。

第二节　按　诊

按诊，指的是医生直接用手触摸、按压患者体表的某些部位，以此了解局部之异常变化，进而推断出疾病的所在部位、病性和病情轻重等具体情况的一种诊断方法。

一、按诊的方法与意义

（一）方法

临床检查时，依据按诊目的不同、检查部位不同，相应选择采用不同的体位和手法。

1. **体位**　一般来说，按诊时，患者多取坐位或者仰卧位。按胸腹之时，患者多须采取仰卧位，尽量全身放松，保持两腿伸直，两手自然放在身侧。医生站在患者之右侧，用右手或者双手对患者进行切按触察。如若切按腹内肿块，或者腹肌紧张度，医生可再让患者屈起双膝，这样可使腹肌松弛，便于触按。

2. **手法**　按诊的手法，可分为触、摸、推、按、叩等。

（1）触法　指医生用手指或者手掌轻轻触在患者的局部位置，比如额部、四肢、皮肤等部位，用以了解皮肤的热、凉、润、燥等。

（2）摸　指医生用手抚摸患者局部位置，比如某些具体的肿胀部位等，用以探察出所诊局部的感觉，肿物之形态、大小等。

（3）推法　指医生手下稍微用力，在患者局部位置前后或左右移动，用以探察清楚肿块的移动度、形态、质地、肿胀程度等。

（4）按法　指的是医生用手按压局部位置，比如胸腹、肿胀部位等，用以了解所按深部有无压痛、有无肿块等。

（5）叩法　指医生用手（手指或手面）叩击体表某些部位，使之产生声音或震动，根据这些声音和手下感觉，来辨识疾病变化的一种方法。

在临床具体操作中，常常采取各种手法综合运用。多是先触摸、后推按，指力由轻到重，根据具体情况选择，力求不放过一个相关部位，仔细审察了解病变的情况。

（二）意义

按诊，属于切诊的一部分，它是四诊中不可忽略的一环。临证在望、闻、问、切脉的基础上，通过按诊，可以更进一步地深入探察疾病，辨别疾病部位和性质等。此外，对于胸腹等部位的疼痛、痰饮、肿胀、结块等病理变化，通过触按推寻，也可以更加充实诊断，为辨证提供更充分的资料。

二、按诊的内容

按诊，中医临床的应用范围较广。一般以按手足、按肌肤、按胸腹、按腧穴等常用。

（一）按手足

按手足，指的是医生通过触摸患者手足部位的冷热情况，以探明病性寒热，并判断疾病虚实、预后的一种按诊方法。一般而言，若疾病初起、手足皆寒，多是阳虚寒盛，属寒证。手足皆热，多是阳盛热炽，属热证。

通过诊察手足寒热，还可以辨别出外感内伤疾病。一般而言，手足背部较热，多为外感发热；手足心较热，多为内伤发热。此外，若患者额上热重于手心热，多为表热；手心热重于额上热，多提示里热。临证时可做参考。

儿科方面，若小儿指尖寒凉，考虑惊厥。小儿中指独热则可见外感风寒。中指指末独寒，考虑麻痘先兆。

医生通过诊手足之寒温，推测阳气之存亡，可以预测某些证候的预后。阳虚之证，若四肢尚温，属阳气尚存，病重亦可治；若四肢厥逆，则预后不良。

（二）按肌肤

按肌肤，指的是医生用手触摸具体部位的肌肤，通过感觉肌表的寒热、润燥、肿胀等情况，辨别疾病的寒热虚实、气血阴阳的盛衰。

一般来说，身热多见阳气盛；身寒多见阳气衰。

通过按肌肤，不仅可从冷暖测知寒热，更可从热的微甚情况，区分表里虚实。身热初按甚、久按之热反轻，属热在表；久按其热之更甚，有热自内向外蒸腾之感，属热在里。

肌肤软、濡、喜按，属虚证；病处硬、痛、拒按，属实证。

轻按则痛，提示邪在浅表；重按才痛，提示邪气深入。

皮肤干燥，多尚未出汗；皮肤干瘪，提示津液不足；皮肤湿润者，提示已经汗出。皮肤甲错，提示内有瘀血或者血虚。

按皮肤肿胀处，可以辨别水肿和气肿。按之凹陷，松手留印、不能即起，属水肿；按之凹陷，举手即起，属气肿。

按触肌肤所生之疮疡，可辨别病证的阴阳属性和成脓与否。肿而硬、麻木、不热，多属阴寒；肿处碍手、压痛，多属阳热。疮疡根盘平塌、漫肿，多虚；根盘紧束、高起，多实。坚硬多无脓；若边硬顶软多成脓。

（三）按胸腹

胸腹临证各部位的划分如下（图4-2）：膈上为胸；膈下为腹；左侧乳下略靠内称为虚里；腹部剑

突下方位置为心下；胸侧从腋下到十一、十二肋骨之区域为胁肋；胃脘部属于上腹部；大腹为脐上位置；小腹在脐下位置；少腹即小腹两侧部位。

按胸腹，指根据病情的需要，医生有目的地触摸、按压患者胸前区、胁肋部和腹部等位置，在必要时可进行叩击，用以了解所查位置的病变情况。其具体可分为按虚里、按胸胁、按腹部。

1. 按虚里 虚里，位于左乳下方，心尖搏动处。古代医家认为其为诸脉所宗。临证通过按虚里搏动的情况，可测知宗气的强弱、病之虚实、预后吉凶等情况。

虚里若按之应手，动而不紧、缓而不急，是为健康征象。若动见微弱无力，是为不及，提示宗气虚衰。若动而应衣，是为太过，提示宗气外泄。若按之弹手、洪大而搏，是属重证。

虚里处之按诊，对指下无脉、欲决生死者，诊断意义较大。

2. 按胸胁 肝脏位于右胁之内，肋下一般不能触及。但如若按及肿大之肝，或软或硬，多认为属气滞血瘀；表面凹凸不平者，须警惕肝癌；右胁胀痛、触之热、手不可按，是为肝痈。

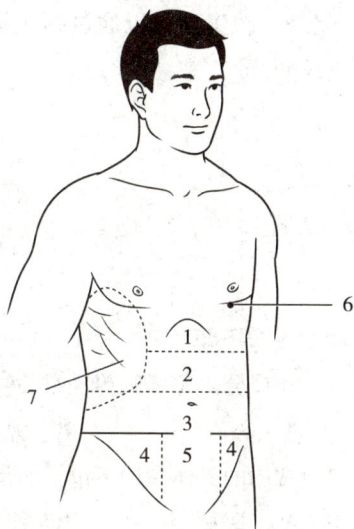

图4-2 胸腹部位划分示意图

（1. 心下 2. 胃脘部 3. 大腹 4. 少腹
5. 小腹 6. 虚里 7. 胁肋）

此外，胸胁处按之胀痛，也可能是痰热相结或水饮内停。如若前胸高起、按之气喘，可能为肺胀。

3. 按腹部 按腹部，主要可以了解肿块、满、胀、压痛、寒热等情况，并用以协助相关疾病的辨证诊断。

（1）辨识肿块 按肿块，需要注意其硬度、大小、形态、是否有压痛等情况。

积聚，指腹内的结块，或胀或痛。积和聚不同。痛有定处、按之有形、不移者，为积，病在血分；痛无定处、按之无形、聚散不定者，为聚，病在气分。

左侧小腹痛，按之累累有硬块，多认为肠有宿粪。右侧小腹痛，按之疼痛、有包块应手，多为肠痈。

（2）辨别痞满 痞满，指的是患者自觉心下，或胃脘部有痞塞不适、胀满的一种症状。如若胀满部位按之较硬、有抵抗感、有压痛，为实；如若胀满部位按之柔软、无压痛，为虚。按之有形、胀痛，推之辘辘有声，多为胃有水饮。

（3）辨别腹胀 腹部感觉胀满，按之有充实感、有压痛、叩诊声音重浊，可认为实满；腹部感觉胀满，按之无充实感、无压痛，叩诊声空，可认为虚满。

（4）辨别疼痛 若患者腹痛，凡拒按者，属实；喜按者，为虚；按之痛不可忍、局部有灼热感，是为内痈。

（5）辨别寒热 腹壁触之较寒、喜暖、并多以手按扶，是为虚寒；腹壁灼热、喜贴凉物，是为实热。

（四）按腧穴

腧穴，传统认为是脏腑之气传输之处。按腧穴，指的是医生用手按压身体上某些特定的穴位，并通过这些穴位的反应变化，以判断推断脏腑的病变。

临证腧穴的变化，主要注意是否出现结节或条索状物，是否出现压痛或敏感反应。临床某些肺病患者，可在肺俞穴处摸到结节，也或可在中府穴出现压痛。肝病患者，可在肝俞或期门穴处有压痛出现。胃病患者，在胃俞、足三里有压痛。肠痈患者，阑尾穴处有压痛。

此外，医生还可以通过指压腧穴，作试验性治疗，协助鉴别诊断。比如，胆道蛔虫病之腹痛，可用指压双侧胆俞穴来缓解等。

目标检测

答案解析

一、A1型选择题

1. 寸口分部位候脏腑，右关候（　　）
    A. 心 　　　　　B. 脾胃 　　　　　C. 肺 　　　　　D. 肾 　　　　　E. 肝胆

2. 常用的具体指法不包括的是（　　）
    A. 举法 　　　　　B. 按法 　　　　　C. 寻法 　　　　　D. 中取 　　　　　E. 运法

3. 下列不属于脉象要素的是（　　）
    A. 脉位 　　　　　B. 力度 　　　　　C. 脉宽 　　　　　D. 紧张度 　　　　　E. 脉动

4. 脉称为有根的表现是（　　）
    A. 不浮不沉 　　　　　B. 和缓从容 　　　　　C. 不大不小
    D. 节律整齐 　　　　　E. 尺脉沉取有力

5. 应指圆滑，如珠走盘，往来流利，为（　　）
    A. 伏脉 　　　　　B. 实脉 　　　　　C. 弦脉 　　　　　D. 滑脉 　　　　　E. 革脉

6. 脉搏动缓慢，时有一止，止无定数，为（　　）
    A. 浮脉 　　　　　B. 迟脉 　　　　　C. 沉脉 　　　　　D. 代脉 　　　　　E. 结脉

7. 切脉时三指沿寸口脉长轴循行，诊察脉之长短，比较寸、关、尺三部脉象特点的方法是（　　）
    A. 循法 　　　　　B. 寻法 　　　　　C. 总按 　　　　　D. 举法 　　　　　E. 按法

8. 脉体宽大，充实有力，来盛去衰的脉为（　　）
    A. 洪脉 　　　　　B. 滑脉 　　　　　C. 弦脉 　　　　　D. 实脉 　　　　　E. 数脉

9. 下列除哪项外，均有脉率快的特点（　　）
    A. 数 　　　　　B. 促 　　　　　C. 滑 　　　　　D. 疾 　　　　　E. 动

10. 脉象特征形细而行迟，往来不畅，脉势不匀，如轻刀刮竹，其临床意义是（　　）
    A. 气血两虚 　　　B. 阳气虚衰 　　　C. 气滞血瘀 　　　D. 痰湿内停 　　　E. 阴盛气结

11. 极细而软，按之欲绝，若有若无的脉为（　　）
    A. 细脉 　　　　　B. 微脉 　　　　　C. 濡脉 　　　　　D. 弱脉 　　　　　E. 缓脉

12. 濡脉与弱脉的主要不同点，在于（　　）
    A. 脉位的浮沉 　　　B. 脉力的大小 　　　C. 脉形的长短 　　　D. 脉率的快慢 　　　E. 脉律的齐否

13. 结脉与促脉的主要不同点，在于（　　）
    A. 脉位的浮沉 　　　B. 脉力的大小 　　　C. 脉形的长短 　　　D. 脉率的快慢 　　　E. 脉律的齐否

14. 结脉与代脉的主要区别在于（　　）
    A. 节律不同 　　　B. 至数不同 　　　C. 脉力不同 　　　D. 脉位不同 　　　E. 流利度不同

15. 既主气滞血瘀，又主精伤血少的脉象是（　　）
    A. 细脉 　　　　　B. 虚脉 　　　　　C. 涩脉 　　　　　D. 滑脉 　　　　　E. 弦脉

二、B1型选择题

（1~2题共用以下选项）

A. 结脉　　　　B. 涩脉　　　　C. 代脉　　　　D. 促脉　　　　E. 细脉

1. 脉来数且时有一止，止无定数是（　　）

2. 脉来一止，止有定数，良久方来是（　　）

（3~4题共用以下选项）

A. 濡脉　　　　B. 涩脉　　　　C. 细脉　　　　D. 虚脉　　　　E. 微脉

3. 寸关尺三部脉举之无力，按之空虚的是（　　）

4. 浮而细软，如絮浮水的是（　　）

（5~6题共用以下选项）

A. 浮紧　　　　B. 浮数　　　　C. 浮缓　　　　D. 洪数　　　　E. 沉涩

5. 表热证脉象可见（　　）

6. 气分热盛证脉象可见（　　）

三、简答题

1. 脉象的八个要素是什么？

2. 平脉的特征是什么？

（郭淑婧）

书网融合……

知识回顾　　　习题

辨证篇

第五章　八纲辨证

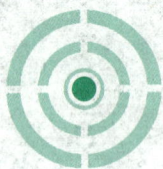

学习目标

知识要求：

1. 掌握八纲各证候的临床表现，表证和里证、寒证和热证、虚证和实证、阴证和阳证的鉴别。

2. 熟悉八纲证候间的关系及八纲各证候的证候分析。

技能要求：

熟练掌握对实际病例进行八纲证候分析，做出八纲辨证的能力。

八纲，是指表、里、寒、热、虚、实、阴、阳八个辨证的纲领。

医生将四诊所收集的各种病情资料，运用八纲进行分析综合，辨清病变位置的表里、病情性质的寒热、邪正斗争的盛衰（虚实）和病证类别的阴阳，以作为辨证纲领的方法，称为八纲辨证。

疾病的临床表现虽然复杂，但基本上都可以用八纲加以归纳。如从大体病位上来说，总离不开表或里；从基本性质上来说，一般可区分为寒与热；从邪正斗争的关系来说，主要表现为虚或实；从病证类别来说，都可归纳为阴或阳两大类。因此，运用八纲对病情进行辨别归类，可起到执简驭繁的作用，是各种辨证的总纲。

第一节　八纲的基本证候

一、表里辨证

表里是辨别病位浅深和病势趋向的两个纲领。表里辨证，适用于外感病。表与里是两个相对的概念，一般而言，外邪侵犯人体肌表，病在皮毛、肌腠、经络者属表证；病在脏腑、气血、骨髓者属里证。从病势趋向而论，在外感疾病过程中，病邪由表入里为病进；病邪从里出表为病退。因此，辨别表里，不仅能知悉疾病的轻重进退，还可为解表与治里提供依据。

（一）表证

1. 概念　表证是指外邪侵犯人体肌表所产生的证候。其特点是发病急、病位浅、病情轻、病程短，多见于外感病的初起阶段。

2. 临床表现 以恶寒（或恶风），发热，苔薄白，脉浮为主症。还可见头身疼痛，咳嗽，鼻塞流涕，咽喉痒痛等兼症。

3. 证候分析 外邪袭表，正邪交争，卫气被遏，肌表失于正常温煦，故恶寒；邪客肌表，阻遏卫气的正常宣发，即郁而发热。邪未入里，舌象可无明显变化而呈薄白苔。正气趋于肌表抗邪，脉气鼓动于外，故脉浮。邪郁经络，气血不通，故头身疼痛。皮毛受邪，内应于肺，肺失宣降，故有咳嗽、鼻塞流涕、咽喉痒痛等一系列症状。

4. 辨证要点 本证以新起恶寒发热并见，舌苔薄白，脉浮为辨证要点。

（二）里证

1. 概念 里证是指病变部位在里，脏腑气血功能失调所引起的证候。里证是与表证相对而言的，一般，凡非表证及半表半里证的一切证候皆属里证。其特点是病位较深，病因复杂，病情较重，病程较长。多见于外感病的中、后期和内伤病。

里证的形成，约有三种情况：一是表证不解，病邪入里而成；二是外邪直接入里，侵犯脏腑而发病；三是情志内伤、饮食劳逸等因素，直接损伤脏腑气血而出现的各种证候。

2. 临床表现 里证范围广泛，证候多样，以脏腑症状为主要表现，此仅举例如下：壮热，烦躁神昏，口渴，腹痛，便秘或腹泻，呕吐，小便短赤，舌苔黄或白厚腻，脉沉等。

3. 证候分析 邪热内传入里，或寒邪化热入里，里热炽盛，故见壮热；热扰心神，即烦躁神昏；热邪伤津，则见口渴，大便秘结，小便短赤；若寒邪凝滞中焦则致腹痛，脾失健运则腹泻；胃失和降故呕吐。苔黄或白厚腻，脉沉等，均为疾病在里的征象。

4. 辨证要点 除表证及半表半里证外，临床出现的脏腑阴阳气血失调的表现，皆为里证。其特点随具体病症而异。

（三）半表半里证

半表半里证在六经辨证中称为少阳病证，以寒热往来等为主要表现。或因外邪由表内传，尚未入里；或里邪出表，尚未至表，致正邪相搏于表里之间，而出现的既非表证、又非里证的一类证候。详见六经辨证中的少阳病证。

（四）表证和里证的鉴别要点

辨别表证和里证，主要是审察寒热症状、脏腑证候是否突出以及舌象、脉象等。总体而言，外感病中，发热恶寒同时并见者属表证；但热不寒或但寒不热者属里证。表证以头身疼痛，鼻塞或喷嚏等为常见症状，脏腑证候不明显；里证以脏腑症状如咳喘、心悸、腹痛、胁痛、腰膝酸软等为主要表现。表证舌苔变化不明显，里证舌苔多有变化。表证多见浮脉，里证多见沉脉或其他多种脉象。此外，辨表里证尚应参考起病的缓急、病情的轻重、病程的长短等因素综合考虑，具体见表5-1。

表5-1 表证与里证鉴别表

证型	病程	病位	寒热表现	内脏证候	舌象	脉象
表证	短	浅	恶寒发热	少	少有变化，苔薄	浮
里证	长	深	但寒不热，但热不寒，或无寒热	多	多有变化	沉

二、寒热辨证

寒热辨证是辨别疾病性质的两个纲领。寒证与热证是阴阳偏盛或偏衰的具体表现，一般来说，寒证是阴盛或阳虚的表现；热证是阳盛或阴虚的表现。但必须注意寒证、热证与恶寒、发热的概念不同，也不能以体温的高低辨别寒证或热证。

（一）寒证

1. **概念** 寒证是机体感受阴寒之邪或阴盛、阳虚所表现的证候。常因外感寒邪或饮食生冷，或内伤久病，阳气虚损所致。

2. **临床表现** 不同类型的寒证临床表现不尽一致，常见表现有：畏寒或恶寒，喜暖，面色苍白，口淡不渴，手足不温，痰涕清稀，大便稀溏，小便清长，舌淡苔白润，脉迟或紧。

3. **证候分析** 感寒伤阳或阳气虚损，阴寒内盛，肌体失于温煦，故见畏寒或恶寒，喜暖，手足不温；寒凝血涩，不能上荣于面，故面色苍白；寒不伤津，故口淡不渴，痰、涕、便、尿等分泌物、排泄物质地清稀；阳虚不化，寒湿内盛，则舌淡苔白润；阴盛或阳虚，血行迟滞或经脉拘急，故脉象迟或紧。

4. **辨证要点** 本证以冷（畏寒或恶寒，喜暖），白（面白、舌淡白、苔白），稀（痰涕等分泌物及排泄物清稀），静（脉迟、喜静），润（苔润、口不渴）为辨证要点。

> 🧑‍⚕️ **岗位情景模拟7**
>
> 刘某，女，58岁。初诊：2018年7月2日。患者2日前淋雨后感头痛、怕冷、体温38.5℃，当时没在意。今日因头痛加重而就诊，刻下仍有发热怕冷表现，体温39.0℃，无汗，鼻塞流清涕，喷嚏，身、背、四肢关节疼痛，二便可，苔薄白，脉浮紧。
>
> **问题与思考**
> 1. 请对本病案进行证候分析。
> 2. 请以八纲辨证法做出证名诊断。
>
> 答案解析

（二）热证

1. **概念** 热证是机体感受阳热之邪，或阳盛、阴虚所表现的证候。常因外感阳热之邪，或感寒湿郁而化热，或五志化火，而致阳热亢盛；也可因久病伤阴，或房劳阴精耗损，阴虚阳亢所致。

2. **临床表现** 不同类型的热证表现不一，常见表现有：发热喜凉，面红目赤，烦躁不安，口渴饮冷，大便秘结，小便短赤，舌红苔黄燥，脉数或滑数。

3. **证候分析** 阳热偏盛，故发热喜凉；火性炎上，则面红目赤；热扰心神，则烦躁不安；热盛伤津，故口渴饮冷，小便短赤；肠热伤津，则大便秘结；舌红，苔黄燥，脉数或滑数，皆为火热内盛的征象。

4. **辨证要点** 本证以热（发热、肢温），红（面红目赤、舌红），黄（痰涕尿黄），稠（痰涕质稠），干（口干、便干、苔燥），动（躁动、动血、动风、脉数）为辨证要点。

📖 课堂互动 5-1

请同学们思考：当身体感到冷的时候，我们的面色、出汗情况、脉象情况分别会有怎样的变化？当身体发热的时候，我们的面色、出汗情况、脉象情况分别又会有怎样的变化？

答案解析

（三）寒证和热证的鉴别

辨别寒证与热证，不能孤立地根据某一症状作判断，应对疾病的全部表现进行综合观察和分析，尤其是对寒热的喜恶，口渴与否，面色的赤白，四肢的温凉，以及二便、舌象、脉象等方面更应细致地观察，具体见表5-2。

表5-2　寒证与热证鉴别表

证类	寒热喜恶	口渴	面色	四肢	大便	小便	舌象	脉象
寒证	恶寒喜暖	不渴	白	冷	稀溏	清长	舌淡苔白而润	迟或紧
热证	恶热喜冷	渴喜冷饮	红	热	秘结	短赤	舌红苔黄而干	数或滑

三、虚实辨证

虚实辨证是辨别邪正盛衰的两个纲领。虚指正气不足，实指邪气亢盛。辨别证候的虚实，可了解病体的邪正盛衰，从而为治疗提供依据。

（一）虚证

1. **概念**　虚证是对机体正气不足而产生的各种虚弱证候的概括。多由先天不足，或后天饮食失调，劳逸过度，久病及年老体衰等所致。

2. **临床表现**　虚证有气、血、阴、阳及脏腑等各种不同的虚损，此处仅介绍一般的常见表现：精神萎靡，面色无华，体倦乏力，气短自汗，大便滑脱，小便频数或失禁，舌淡胖嫩，脉沉迟无力；或五心烦热，颧红，盗汗，舌红少津，脉沉细数。

3. **证候分析**　阳虚则温养、固摄无力，故见精神萎靡，面色无华，体倦乏力，气短自汗，大便滑脱，小便频数或失禁；阳气不足，水湿不化，血不上荣，故见舌淡胖嫩；气虚则气血运行迟缓，故脉沉迟无力。阴虚血少，虚热内生，故见五心烦热，颧红，盗汗，舌红少津，脉沉细数。

4. **辨证要点**　本证以阴、阳、气、血、精、津虚损或脏腑功能减退为辨证要点。

（二）实证

1. **概念**　实证是指邪气亢盛，正气未衰，邪正剧烈相争所表现的一类证候。多由外邪入侵，或脏腑功能失调，代谢障碍，痰饮、水湿等病理产物停蓄体内所致。

2. **临床表现**　实证范围广泛，此处仅介绍部分常见表现：身热面赤，烦躁不宁，甚至神昏谵语，呼吸粗重，脘腹胀满，疼痛拒按，大便干结，小便短赤或淋漓涩痛，或体内有痰饮、瘀血、食积等，舌质苍老，苔厚腻，脉实有力。

3. **证候分析**　邪热炽盛，故身热面赤；热扰心神，则烦躁不宁，甚至神昏谵语；热邪壅肺，肺失宣降，则呼吸粗重；邪积肠胃，阻滞气机，则见脘腹胀满，疼痛拒按，大便秘结；热盛伤津，则小便短赤；湿热下注膀胱，热迫尿道，则见小便淋漓涩痛；舌质苍老，苔厚腻，脉实有力，皆乃实邪结聚征象。

4. **辨证要点** 本证以亢盛、有余、停聚的表现为特征，证候繁杂，当具体病证具体辨析。

（三）虚证与实证的鉴别要点

虚证与实证的鉴别主要看病程的长短、体质和精神的状态、声息的强弱、痛处的喜按与拒按，以及脘腹感觉、二便、舌脉等方面的情况。一般而言，凡病程长，具有不足、衰退临床表现的多为虚证；凡病程短，具有有余、亢盛临床表现的多为实证，具体见表5-3。

表5-3 虚证与实证鉴别表

证类	病程	体质	精神	声息	疼痛	胸腹胀满	舌象	脉象
虚证	长	虚弱	萎靡	声低息微	隐痛，喜按	胀满时减	质嫩，苔少	无力
实证	短	壮实	亢奋	声高气粗	剧痛，拒按	胀满不减	苍老，苔厚腻	有力

四、阴阳辨证

阴阳是概括证候类别的两个纲领。疾病证候虽复杂多变，但概而言之，可分为阴阳两类。即里、虚、寒属阴，表、热、实属阳。由于阴阳可概括其余六纲，故又称阴阳是八纲辨证的总纲。

（一）阴证与阳证

由于阴阳是辨证归类的最基本纲领，因此，所谓阴证与阳证，是对各种证候从整体上做出的最基本的概括。

1. **阳证** 凡符合"阳"的一般属性的证候，则属阳证。如具有兴奋、躁动、亢进、明亮等表现的表证、热证、实证，一般可归属为阳证。

2. **阴证** 凡符合"阴"的一般属性的证候，则属阴证。如具有抑制、沉静、衰退、晦暗等表现的里证、寒证、虚证，一般可归属为阴证。

3. **阳证与阴证的鉴别要点** 阴证与阳证的鉴别需要从望、闻、问、切四诊各方面进行比较，具体见表5-4。

表5-4 阴证与阳证鉴别表

证型	望诊	闻诊	问诊	切诊
阴证	面色苍白或暗淡，身重蜷卧，体倦乏力，萎靡不振，舌淡胖嫩，苔润滑	语声低微，静而少言，呼吸声低，气短	恶寒，喜温，纳差，不渴或喜热饮，大便稀溏，小便清长	腹痛喜按，身寒足冷，脉象沉微细涩，弱迟无力等
阳证	面色发红，喜凉，狂躁不宁，口唇燥裂，舌红绛，苔黄，或黑而起芒刺	语声高亢，烦而多言，呼吸粗重，喘促痰鸣，狂言叫骂	恶热，心烦，口渴，大便或硬或秘，或有奇臭，小便短赤	腹痛拒按，肌肤灼热，脉浮洪数滑实等

（二）阴虚证与阳虚证

1. **阴虚证**

（1）概念 阴虚证是由于阴精亏损，导致阴不制阳而产生的虚热证候。

（2）临床表现 形体消瘦，头晕目眩，口干咽燥，心悸失眠，甚或五心烦热，潮热，颧红，盗汗，舌红少津，脉细数等。

（3）证候分析 久病体虚，阴精亏损，机体失于濡养，故见形体消瘦，头晕目眩，口干咽燥，心悸失眠等。阴虚不能制阳，虚热内生，则见五心烦热，潮热，颧红；虚热迫津外泄，则见盗汗；舌红少苔，脉细数，皆为阴虚内热之征。

（4）辨证要点 本证以潮热，颧红，盗汗，舌红少苔，脉细数等虚热症状为辨证要点。

2. 阳虚证

（1）概念 阳虚证是由于阳气虚损，以致阳不制阴而产生的虚寒证候，多由气虚证发展而成。

（2）临床表现 精神疲惫，甚或萎靡不振，语声低微，形寒肢冷，面色㿠白，大便稀溏，小便清长，舌淡苔白润，脉沉迟无力。

（3）证候分析 阳气亏虚，虚寒内生，机体失于温养，故精神疲惫，或萎靡不振，形寒肢冷，面色㿠白；肺气不足，则语声低微；脾肾阳虚则便溏尿清；舌淡苔白润，脉沉迟无力，皆虚寒之象。

（4）辨证要点 本证以气虚证伴形寒肢冷等虚寒之象为辨证要点。

（三）亡阴证与亡阳证

1. 亡阴证

（1）概念 亡阴证是指阴液大量耗伤，严重亏乏而欲绝所引起的危重证候。多因久病阴液亏损，或高热大汗，大吐，大泻及大失血等所致。

（2）临床表现 汗出热而黏，肌肤热，手足温，口渴喜冷，烦躁不宁，息短气促，舌干无津，脉细数无力。

（3）证候分析 阴竭阳亢，煎熬并迫津外泄，故汗出热而黏；肌肤热，手足温，烦躁不安，息短气促，舌干无津，脉细数无力，均为阴液耗竭，虚阳外越之象。

（4）辨证要点 本证以大汗、汗热而黏、肢温、烦躁不宁、脉细数疾为辨证要点。

2. 亡阳证

（1）概念 亡阳是指体内阳气极度衰微欲脱所致的危重证候。多由久病阳衰，或大汗、大吐、大泻、大失血等使阳随阴脱所致。

（2）临床表现 冷汗淋漓，质地清稀，肌肤不温，四肢厥冷，神识淡漠或昏迷，呼吸微弱，面色苍白，舌淡润，脉微欲绝。

（3）证候分析 阳衰微欲脱，失去温煦、固摄、推动功能，故见冷汗，肢厥，身冷，神情淡漠，息微，面白，脉微欲绝等危重表现。

（4）辨证要点 本证以冷汗淋漓、手足厥冷、神昏、脉微欲绝为辨证要点。

阴阳互根互用，阴竭则阳气无所依附而散越，阳亡则阴无以化生而告竭，二者常互相影响，但临床上亡阴导致的亡阳更常见。

第二节 八纲证候间的关系

八纲分别从某一方面概括疾病的病理本质，然而病理本质的各方面是相互联系的。如寒热虚实的病性不能离开病位而存在，反之表证或里证也离不开寒热虚实的病性。因此，八纲之间并不是孤立的，而是相互间有相兼、转化等关系。临证时不仅要注意八纲基本证候的辨别，更应把握八纲证候间的相互关系，才能做出比较全面、正确地诊断。

八纲证候之间的相互关系，主要可归纳为证候相兼、证候转化和证候真假三个方面。

一、证候相兼

证候相兼，是指八纲中两种或两种以上的证候同时存在。证候相兼可见两种情况：一是相对立的两种证候的同时出现，如表里同病、寒热错杂、虚实夹杂等；二是非对立的二三种证候并见，如表寒证、里实热证等。此处重点介绍前者。

（一）表里同病

表里同病，是指在疾病的某一阶段，表证与里证同时出现。形成原因有二：一是外感病邪传里，表证仍未解；或外感表证未愈，又为饮食劳倦等所伤。二是里证未愈又感外邪。表里同病一般可见以下几种情况。

1. **表里俱寒证**　先有里寒又感表寒，或外感寒邪又伤生冷等均可导致本证。常见头身疼痛，恶寒发热，肢冷蜷卧，腹痛吐泻，舌淡苔白，脉紧。

2. **表里俱热证**　常因素有内热复感风热邪气所致。常见头痛发热，咳喘汗出，烦躁，便秘尿赤，舌红苔黄，脉数。

3. **表寒里热证**　可因表寒未解又生里热或脏腑有热又感表寒所致。常见恶寒发热，头痛身疼，口渴引饮，心烦，尿赤，舌红苔薄。

4. **表热里寒证**　多因阳虚又感热邪所致。常见头痛发热，咽干汗出，食少腹胀，便溏尿清，舌淡胖，苔微黄。

5. **表里俱实证**　可由外感寒邪未解又有痰瘀食积所致。常见恶寒发热，身痛无汗，脘腹胀满或疼痛拒按，二便不畅，脉滑实有力。

6. **表里俱虚证**　因脏腑虚弱又卫虚伤风所致。常见微热，自汗，恶风，鼻塞，喷嚏，食少，便溏，神疲乏力，少气懒言，脉虚浮。

7. **表虚里实证**　因内有痰瘀食积之邪，又卫虚伤风所致。常见自汗恶风，鼻塞流涕，脘腹胀痛拒按，喘急痰鸣，便秘尿少，舌淡苔厚。

8. **表实里虚证**　可因体虚复感外邪或表实误用攻下致里虚所致。常见恶寒发热，无汗身痛，食少便溏，神疲乏力，少气懒言，舌淡脉浮缓。

（二）寒热错杂

寒热错杂，是指机体既有寒证又有热证。有表寒里热证、表热里寒证和上热下寒证、上寒下热证四种情况。表寒里热证和表热里寒证上已述及，此处只介绍上热下寒证和上寒下热证。

1. **上热下寒证**　指在同一时间内，机体上部有热证、下部见寒证。如既见胸中烦热、频欲呕吐的上热证，又见腹痛喜暖、大便稀薄的下寒证。此即热在胃而虚寒在脾肾的错杂证候。

2. **上寒下热证**　指在同一时间内，机体上部有寒证、下部见热证。如既见胃脘冷痛、呕吐清涎的上寒证，又见尿频、尿急、尿痛、小便短赤的下热证。此即寒在胃而湿热在膀胱的错杂证候。

（三）虚实夹杂

虚实夹杂，是指在疾病的某一阶段，虚证和实证同时出现。临床上单纯的虚证和实证并不常见，最多见的是虚实夹杂证。包括虚中夹实证、实中夹虚证和虚实并重证三种证型。

1. 虚中夹实证　本证的特点是正虚为主，邪实为次。如春温病后期伤及肾阴，症见低热不退，口干，眩晕，耳鸣，舌质干绛等。此即热邪灼伤肝肾之阴而见邪少虚多的证候。

2. 实中夹虚证　本证的特点是邪实为主，正虚为次。如外感伤寒，经发汗，或吐，或下后，见心下痞硬，噫气不除。此即胃有痰湿浊邪兼胃气受损而见的实中夹虚的证候。

3. 虚实并重证　本证的特点是正虚与邪实并重，病情较重。如小儿疳积患者既可见腹部膨隆，午后烦躁，贪食或嗜食异物，苔厚浊（属大实）；又可见大便泄泻，完谷不化，形瘦骨立，脉细稍弦（属极虚）。此即属于饮食积滞日久，严重损伤脾胃而见虚实并重的证候。

二、证候真假

指某些疾病发展到危重阶段，可出现一些与疾病本质相反的假象（症状、体征）。"真"，是指疾病所表现的证候与内在本质相符；"假"，是指疾病的某些证候表现与内在本质不相符或不符合对疾病的常规认识。此时，必须仔细辨别，去伪存真，找出疾病的本质，才能对病情做出正确的判断。

（一）寒热真假

寒热真假，是指当病情发展到热极或寒极的时候，有时会出现一些与其病理本质相反的"假象"，如"热极似寒""寒极似热"，此即所谓真热假寒证和真寒假热证。

1. 真热假寒证　指疾病本为热证而出现某些类似寒证的证候，由热邪内盛，格阴于外所致。如临证既见高热恶热，烦渴饮冷，鼻息气热，甚至神昏谵语，便结尿赤，舌红苔黄，脉滑数等一派热象，又见四肢厥冷之寒象。前者一派热象为里热炽盛，属真热，后者四肢厥冷为阳盛格阴于外，属假寒，此即真热假寒证。且内热越盛肢冷越重，即所谓"热深厥亦深"。

2. 真寒假热证　指疾病本质为真寒而出现某些类似热证的证候，由阴寒内盛，格阳于外所致。如患者既有四肢厥冷、下利清谷、小便清长、舌淡苔白等一派寒象，又见发热、面赤、口渴、脉大等热证表现。但仔细观察，发现身虽热而久按不热，反欲加衣盖被；面虽赤却如妆；口虽渴却喜热饮；脉虽大却按之无力。由此可知患者之热证为假象，本质乃真寒，即属真寒假热证。

3. 寒热真假之鉴别　从病程上看，假象多出现在疾病的极期阶段，而真象多贯穿疾病始终。从发生部位及持续时间上看，假象多出现在四肢、肌肤和面部等部位，具有局限性、短暂性；而真象多表现于躯干、内在和舌脉等方面，具有整体性和持续性。如假热之面红，仅见颧红如妆，且时隐时现，真热除满面通红外，胸腹部扪之必烫手，且兼身热烦渴、舌红苔黄、脉数之症；假寒四肢厥冷却不欲近衣被，胸腹部久按反灼手，真寒必身冷蜷卧，欲盖衣被，且兼胸腹欠温、下利清谷、舌淡苔白、脉沉迟征象。

岗位情景模拟 8

吕男，48岁。初秋患外感，发热不止，体温高达39.8℃，到本村医务室注射"安基比林"等退热剂，旋退旋升。四五日后，体温增至40℃，大渴引饮，时有汗出，而手足却反厥冷，舌绛苔黄，脉滑而大。（陈明，刘燕华，李芳.刘渡舟临证验案精选.北京：学苑出版社.1996：5-6.）

问题与思考

1. 请对本病案进行证候分析。

2. 请以八纲辨证法做出诊断。

答案解析

（二）虚实真假

虚实真假，是指当疾病发展至严重阶段或病情复杂时，会出现与疾病本质相反的一些假象。包括"至虚有盛候"的真虚假实证和"大实有羸状"的真实假虚证两种情况。

1. 真虚假实证　是指疾病本为虚证，反见某些类似实证的假象。如脏腑虚弱，气血亏虚，运化无力，却出现腹部胀痛、脉弦等类似实证的假象。但腹虽胀却时胀时减，非实证之持续不减；虽腹痛却喜按，不象实证之拒按；虽脉弦，却按之无力。综合分析，说明疾病本质属虚，实乃假象。

2. 真实假虚证　是指疾病本为实证，反见某些类似虚证的假象。如热结胃肠，痰食壅滞，大积大聚，致使经络阻滞，气血不畅，而见神情沉默，身体倦怠，脉沉伏等似虚之象。但虽神情默默却语时声高气粗；虽倦怠乏力却动之觉舒；脉虽沉伏却按之有力。由上可知，病属真实假虚证。

3. 虚实真假之鉴别　主要在于脉象的有力无力、有神无神，其中尤以沉取之象为真象；其次是注意舌质的老嫩、淡暗，舌苔的厚薄；胀痛的程度、久暂、是否拒按；语声的高亢与低怯，呼吸的粗重与微弱；患者体质的强弱、疾病的新久缓急、治疗的经过等。另外，还要注意证候中的可疑表现。

应当指出，病性的虚实夹杂与虚实真假常难以区分，虚实夹杂者更常见，临证务必谨慎，勿犯虚虚实实之误。

三、证候转化

证候转化，是指八纲中相互对立的证候之间，在一定条件下，可向相反的方向发生转化。虽然证候转化与证候相兼、错杂等概念不同，但在证候转化的质变之前，往往有一个量变的过程，因而可出现相兼、夹杂之类的证候。证候转化包括表里出入、寒热转化和虚实转化三种情况。

（一）表里出入

是指由于正邪双方的消长变化，病邪可以内传而变成里证，称为表证入里，多提示病情加重；病邪也可以从里向外透达，称为里邪出表，多提示病情减轻。

1. 表邪入里　指先有表证，后见里证，且表证随之消失，即表证转化为里证。例如，先有恶寒发热，脉浮等表证，继而恶寒消失，但见发热，舌红苔黄，脉数等症。提示表邪已经入里化热而形成了里热证。表证入里多见于外感病的初、中期，说明病邪由浅入深，病情由轻转重。

2. 里邪出表　指在里的病邪向体表透达，提示邪有出路，病情有向愈趋势，绝非里证转化为表证。例如麻疹患儿，热毒内闭，疹毒不出而见发热、喘咳、烦躁。经过治疗，麻毒外透肌表，疹出而烦热咳喘均除，则为邪气由里向表透达的表现。

（二）寒热转化

寒热转化，指寒证与热证在一定条件下向自己的对立面转化。二者的相互转化，取决于正邪力量的对比，其关键在于机体阳气的盛衰。寒证化热，多属正气尚强，阳气较旺，邪气从阳化热所致；热证转寒，多属邪气虽衰而正气不支，阳气亏耗至衰败状态，邪气从阴化寒所致。

1. 寒证转热　指本为寒证，继现热证，且寒证随之消失的病证。成因有二：一是素体阳旺，虽外感或内生寒湿之邪，均可从寒化热。二是温燥太过，也可使寒证化为热证。例如，寒湿痹证，初为关节冷痛、重着、麻木，病程日久，或服用温燥药物太过，患处关节渐成红肿热痛。又如，哮病初起痰白稀薄，久之见舌红苔黄、痰黄稠等症。

2. 热证转寒　指本为热证，继现寒证，且热证随之消失的病证。常因邪热疫毒严重，素体阳虚，或因失治、误治而损伤正气，阳气衰微，而致热证转寒。例如，疫毒痢初期，高热烦渴，下痢脓血，舌红脉数，若突然出现四肢厥冷、面色苍白、脉微欲绝等症，此即属于热证转化为寒证。

（三）虚实转化

虚实转化，是指疾病的虚实性质在一定条件下可向相反的方向发生转化，提示邪正之间的盛衰关系发生了本质改变。虚实转化包括实证转虚和因虚致实两种情况。实证转虚是病情转变的一般规律，因虚致实则往往是疾病形成了虚实夹杂的情况，病情较为复杂。

1. 实证转虚　指病证本为实证，由于邪盛正伤太过，或久病、失治、误治，导致正不胜邪而转化为虚证，前之实证消失。提示病情发展，正气不足。例如，初为咳嗽痰多，息粗而喘，苔腻脉滑，病属实证。病情迁延日久，出现喘而气短、声低懒言、面白神疲、舌淡脉弱等虚证之象。此即邪虽去而正已伤，实证转化为虚证。

2. 因虚致实　指在原有虚证的基础上转化为以实证为主要矛盾或矛盾主要方面的虚实夹杂的复杂证候。如心阳气虚日久，温煦失职，推动乏力，致血行迟缓成瘀。在原有心悸气短，脉弱或涩等心气虚的基础上，见心胸刺痛、唇舌紫暗、脉结代等症。此时心血瘀阻之实已超过心气之虚而成为疾病的主要矛盾方面，此即因虚致实，绝非虚证转化为实证。

目标检测

答案解析

一、A1型选择题

1. 不属于八纲范畴的是（　　）
    A. 阴阳　　　　　　B. 标本　　　　　　C. 虚实　　　　　　D. 寒热　　　　　　E. 表里

2. 下列属于表证临床表现的是（　　）
    A. 恶寒发热，头身疼痛，喷嚏，鼻塞　　　　　B. 喜暖，口淡不渴，肢冷蜷卧
    C. 恶热喜冷，口渴欲饮，面赤　　　　　　　　D. 手足厥冷，溺清长，便溏
    E. 形体消瘦，口燥咽干，两颧潮红

3. 表证多见于（　　）
    A. 内伤杂病　　　　　　B. 外感病初期　　　　　　C. 皮肤疮疡类病证
    D. 太阳病证　　　　　　E. 上焦病证

4. 下列各项，属于表证辨证要点的是（　　）
    A. 发热，恶热喜冷，口渴欲饮，面赤
    B. 畏寒，冷痛，喜暖，口淡不渴，肢冷蜷卧
    C. 寒热往来
    D. 但热不寒或但寒不热
    E. 新起恶寒，或恶寒发热并见，脉浮

5. 下述各项，属于里证辨证要点的是（　　）
    A. 见于外感疾病的中、后期阶段　　　　　　B. 新起恶寒发热并见
    C. 一般病情较轻　　　　　　　　　　　　　D. 病位较浅
    E. 病程较短

6．下列各项，对里证认识正确的是（　　）

　　A．多见于内伤杂病　　　　　　　　　　　　　B．新起恶寒发热并见

　　C．内部脏腑的症状不明显　　　　　　　　　　D．有胸胁苦满等特有表现

　　E．以头身疼痛、鼻塞或喷嚏等为常见症状

7．表证与里证的鉴别要点是（　　）

　　A．脉浮与脉沉　　　　　　B．口渴与不渴　　　　　　　C．便溏与便结

　　D．声高与声低　　　　　　E．体质壮实与虚弱

8．"寒热"的鉴别要点是（　　）

　　A．对寒热的喜恶　　　　　B．脏腑症状是否突出　　　　C．头痛与腹痛

　　D．脉之浮沉　　　　　　　E．舌苔之有无

9．热证的辨证要点是（　　）

　　A．畏寒，冷痛　　　　　　B．口淡不渴，肢冷蜷卧　　　C．面色白，舌淡

　　D．痰、涎、涕清稀，小便清长　　E．恶热喜冷，口渴欲饮，面赤

10．寒证的临床表现是（　　）

　　A．发热，恶热喜冷　　　　B．舌淡，苔白而润　　　　　C．痰、涕黄稠

　　D．小便短黄，大便干结　　E．口渴欲饮，面赤，烦躁不宁

11．热证的脉象表现是（　　）

　　A．数脉　　　　B．沉脉　　　　　　C．伏脉　　　　　　D．代脉　　　　　　E．结脉

12．虚证的临床表现是（　　）

　　A．久病、势缓　　　　　　B．新起、暴病　　　　　　　C．病情急剧

　　D．疼痛拒按　　　　　　　E．声高气粗

13．下列各项，不属于实证临床表现的是（　　）

　　A．五心烦热　　　　　　　B．大便秘结　　　　　　　　C．小便不通

　　D．痰涎壅盛　　　　　　　E．腹痛拒按

14．阳虚证的临床表现是（　　）

　　A．畏寒肢冷　　　　　　　B．形体消瘦　　　　　　　　C．口燥咽干

　　D．五心烦热　　　　　　　E．两颧潮红

15．下列各项，是阴虚证临床表现的是（　　）

　　A．口淡不渴　　　　　　　B．两颧潮红　　　　　　　　C．无汗或自汗

　　D．小便清长或尿少不利　　E．大便稀薄

16．亡阳汗出的临床表现是（　　）

　　A．冷汗淋漓　　　　B．汗冷味咸　　　　C．汗热而黏　　　　D．汗出如油　　　　E．汗出恶风

二、A2 型题

患者恶寒重，发热轻，头身疼痛，无汗，舌苔薄白，脉浮紧，多属（　　）

　　A．表寒证　　　　B．表热证　　　　C．里寒证　　　　D．里热证　　　　E．半表半里证

三、B1 型题

（1~2题共用以下选项）

　　A．脉浮　　　　B．脉沉　　　　C．虚脉　　　　D．实脉　　　　E．数脉

1．属于表证脉象的是（　　）

2．属于里证脉象的是（　　）

四、简答题

1. 简述表证的辨证要点。

2. 请问热证的临床表现有哪些?

（赵桂芝）

书网融合……

知识回顾　　　微课　　　习题

第六章　病因辨证

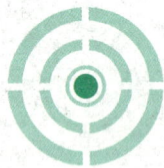

学习目标

知识要求：
1. 掌握病因各证候的临床表现和辨证要点。
2. 熟悉病因辨证的证候分析。

技能要求：
学会对实际病例进行病因分析，做出病因辨证结论。

病因辨证是在中医病因、病机理论的指导下，对患者的体征、症状、病史等病情资料，根据各种病因致病特点进行分析判断，以推求疾病证候病因属性的辨证方法，又称为"审症求因"。本章内容包括外感病因辨证、内伤七情辨证、劳伤辨证、食积与虫积辨证。

第一节　外感病因辨证

六淫、疠气是外感疾病的病因。六淫包括风淫、寒淫、暑淫、湿淫、燥淫、火淫六种外来的致病邪气。疠气是一类具有强烈致病性和传染性的外感病邪，所致病变较为严重。

一、六淫辨证

六淫辨证，是根据六淫邪气的性质和致病特点，对四诊所收集的各种病情资料进行分析判断，从而辨别疾病证候是否存在六淫病因的辨证方法。

六淫证候是因感受外邪而产生，与季节、气候和地域环境等因素有关。但临床上有一些证候与六淫证候的临床表现类似，但并非外感所致，而是在疾病过程中，由于脏腑功能失调而产生的内风、内寒、内湿、内燥、内热等，属于"内生五邪"，应与六淫证候加以区分。

（一）风淫证

1. **概念**　是指外感风邪所致的证候，具有起病迅速、变化多端、游走不定等特点，亦称外风证。
2. **临床表现**　发热恶风，头痛，汗出，喷嚏，鼻塞流涕，咳嗽，舌苔薄白，脉浮缓；或皮肤瘙痒、丘疹风团、瘾疹；或肢节疼痛，游走不定；或口眼歪斜，肢体麻木，强直，痉挛，四肢抽搐，角弓反张；或新起颜面、眼睑、周身浮肿。

3. **证候分析** 风为百病之长，其性轻扬，善行数变，具有发病急、变化快、游走不定的特点。风邪袭表，其性开泄，腠理疏松，可见汗出、恶风；风邪上扰，经气不舒则头痛；肺卫受邪，肺气失宣，故见咳嗽，喷嚏，鼻塞，流涕；风邪客于肌腠，营卫郁滞不畅，则皮肤瘙痒或瘾疹；风痹关节，阻滞经脉，气血运行不畅，故肢体疼痛，游走不定；风邪侵袭经络，经气阻滞不通，常见口眼歪斜，肌肤麻木不仁，四肢抽搐、强直、痉挛，角弓反张；风邪袭肺，通调失职，水津失布，风水相搏，故见浮肿突发于眼睑、颜面，继而全身。

根据其所反映病位的不同，其常见的证型有：风邪袭表证、风邪犯肺证、风水相搏证、风客肌肤证、风中经络证等。风为百病之长，易兼夹他邪侵犯人体，形成风寒证、风热证、风湿证、风痰证、风水证等。

4. **辨证要点** 本证以恶风，汗出，脉浮缓；或皮肤瘙痒，有风团；或肢体关节游走性疼痛；或突然浮肿等为辨证要点。

5. **类证鉴别** 风淫证、内风证均可出现动摇不定的症状，其鉴别见表6-1。

表6-1 风淫证、内风证鉴别表

证型	相同点	不同点
风淫证	常见动摇不定的症状，如口眼歪斜、抽搐、痉挛等	以恶风、汗出、脉浮缓，痛痒、麻木、浮肿等症状为主
内风证		无外感症状，由热盛、血虚、阴虚等里证引起的震颤、抽搐、眩晕等症状为主

（二）寒淫证

1. **概念** 是指外感寒邪引起的证候，具有损伤阳气、闭塞气机、阻碍气血运行等特点。

2. **临床表现** 恶寒发热，无汗，头身疼痛，关节疼痛，鼻塞，咳嗽，气喘，苔薄白，脉浮紧；或脘腹冷痛，呕吐清水，肠鸣泄泻；或四肢厥冷，面色苍白；或渴喜热饮，小便清长，舌苔白润，脉紧或迟而有力。

3. **证候分析** 寒邪袭表，卫阳被遏，不得宣泄故恶寒；腠理闭塞故无汗；卫阳被郁故发热；苔薄白，脉浮紧，乃寒邪袭表之征。寒邪郁于经脉，则头痛、身痛；肺失宣降，故咳喘、鼻塞；寒邪中伤脾胃，寒性凝滞，气机不利，故脘腹冷痛；脾胃升降失常，运化不利，故恶心呕吐、肠鸣泄泻；寒邪凝滞血脉，阳失温煦，不达四肢，则四肢厥冷、面色苍白；寒邪中阻，津液不得上承，则见渴喜热饮；舌苔白润，脉紧或迟而有力为阴寒内盛之征。

4. **辨证要点** 本证以恶寒，无汗，脉浮紧；或局部冷痛，苔白润，脉沉迟为辨证要点。

✏ **知识拓展**

本证有伤寒和中寒之分：寒袭于表名为"伤寒证"，是指寒邪外袭，伤人肌表，卫阳奋起抗邪于外的浅表证候，亦称风寒表证、表寒证；寒中于里名为"中寒证"，是指寒邪直接侵入脏腑、气血，损伤阳气，阻遏脏腑气机，阻碍气血运行所表现的里实寒证。

（三）暑淫证

1. **概念** 是指夏月炎暑之季，外感暑邪所表现的证候，具有伤津耗气，易挟湿邪等特点。

2. **临床表现** 伤暑则发热汗出，恶热，口渴，身体疲乏，小便黄，舌红苔黄少津，脉虚数；中暑则发热，胸闷气短，汗出不止，呕恶，腹痛，甚则神志不清、猝然晕倒。

3. **证候分析** 暑邪致病有伤暑、中暑之分。感受暑湿之邪为伤暑，暑性炎热，蒸腾津液，出现恶热、口渴、汗出、尿黄；气随汗泄，故身体疲乏，脉虚；暑热炽盛，可见舌红、苔黄少津。中暑多由人在夏令烈日之下劳动过久所致，暑温内闭，阻滞气机，则见胸闷气短，呕恶腹痛；暑热挟湿，蒙蔽清窍，内陷心包，则神志不清，猝然晕倒。

暑淫证与阳明热盛之证基本相似，但暑淫证有明显的季节性，且发展迅速，常伴见耗气伤津等症。此外，夏季暑湿合邪，常见"疰夏"，即夏日倦怠，不能食，羸瘦，入秋恢复正常，多见于小儿，故又称小儿夏季热。

> **岗位情景模拟 9**
>
> 李某，男，42岁。患者于7月中旬连续室外工作5小时，感到头晕烦闷、汗出、气粗、倦怠乏力、小便短涩，随之晕倒。经休息、饮水后意识逐渐恢复。入院检查：体温39.5℃，神清面赤，口干唇燥，呼吸急促，心率89次/分，心律齐无杂音，两肺呼吸音稍增粗，舌红，苔薄黄而干，脉洪大。
>
> **问题与思考**
> 请做出病因辨证诊断。
>
> 答案解析

4. **辨证要点** 本证以夏季发热，口渴喜饮，汗多，心烦，气短神疲，尿黄，舌红苔黄少津，脉虚数；甚者呕恶，胸闷，猝然昏仆等为辨证要点。

（四）湿淫证

1. **概念** 是指感受湿邪所引起的证候，具有重着、黏滞，阻遏气机，损伤阳气，缠绵难愈等特点，亦称外湿证。

2. **临床表现** 头重如裹，胸闷脘痞，口腻不渴，纳呆，恶心呕吐，肢沉身困，关节肿痛、重着酸楚，便溏，尿浊，或妇女带下量多质稠，或下肢浮肿，或皮肤湿疹、瘙痒，舌胖大边有齿痕，苔白厚腻，脉濡缓或细。

3. **证候分析** 湿为阴邪，其性重浊、黏滞、趋下，易损伤阳气，阻滞气机。湿蒙清窍，故见头重如裹或胀痛；湿为阴邪，湿聚津停，故口不渴；湿困脾胃，纳运失职，升降失常，可见纳呆，恶心欲呕，便溏尿浊；水湿不运，故见肢体沉重或肿胀；湿邪趋下，故带下量多，阴痒湿疹；舌胖大边有齿痕，苔白厚腻，脉濡缓或细为湿浊内停之征。

4. **辨证要点** 本证以身困重、酸楚，痞闷，苔腻浊，脉濡缓或细为辨证要点。

> **知识拓展**
>
> 湿性黏滞，常病势缠绵、病程迁延。湿邪常可与风、暑、水、痰、毒等邪气合并侵犯人体，形成风湿证、暑湿证、水湿证、痰湿证、湿毒证等。湿邪留滞关节，气血不畅，关节酸痛且屈伸不利；湿性重浊下趋，故感下肢重着，临床上称之为"着痹"。

（五）燥淫证

1. **概念** 是指外感燥邪引起的证候，具有干涩、易伤津液、易伤肺脏等特点，亦称外燥证。燥邪致病有温燥、凉燥之分。

2. 临床表现　温燥则见身热有汗，微恶风寒，口渴，咽干，咳逆胸痛，甚者痰中带血，小便短赤，大便干燥，舌干苔黄，脉浮数；凉燥初起见发热，头微痛，恶寒，无汗，鼻咽干燥，咳嗽痰少，舌白而干，脉浮紧。

3. 证候分析　温燥多见于初秋季节，炎暑未消，燥热迫于肺卫，故多伴见发热微恶风寒，少汗，咽喉疼痛，舌干苔黄，脉浮数等风热表证；凉燥多见于深秋季节，气寒而燥，故除有干燥少津之症外，尚见恶寒微发热，无汗，头痛，脉浮紧等寒邪外束之象。

4. 辨证要点　本证多见于秋季或干燥环境中，以口唇鼻咽、皮肤干燥，干咳等为辨证要点。

5. 类证鉴别　燥淫证、内燥证均可出现干燥等症状，其鉴别见表6-2。

表6-2　燥淫证、内燥证鉴别表

证型	相同点	不同点
燥淫证	口、鼻、咽、皮肤干燥，苔干少津等	以秋季干咳，口、鼻、咽、唇、皮肤干燥为主
内燥证		因津液不足不能濡润脏腑组织所致，多见于温热病后期，全身津液亏损为主，无明显的季节性

（六）火淫证

1. 概念　是指外感火热之邪引起的证候，具有伤津、急迫暴烈、动血、动风等特点。

2. 临床表现　初起症见发热，微恶寒，头痛，咽喉疼痛，口微渴，鼻塞流浊涕色黄，无汗或少汗，舌尖红，苔薄黄，脉浮数；或壮热喜冷，面红目赤，汗多，烦躁或神昏谵语，小便短赤，大便秘结，吐血，衄血，痈肿疮疡，舌质红绛，苔黄，脉洪滑数。

3. 证候分析　火热之邪初袭肌表，卫阳郁遏，故见发热，微恶风寒；邪热伤津，见口渴；火热炎上，故头痛，咽喉疼痛；舌尖红，脉浮数，均为火热外感之征。热性燔灼，充斥于外，见壮热喜冷、面红目赤；热扰心神，轻则烦躁，重则神昏谵语；热盛伤津，则小便短赤，大便秘结，舌苔干燥；热盛迫血妄行，故见吐血、衄血；火热郁结局部，血败肉腐，发为痈肿疮疡；舌红绛，苔黄，脉洪滑数均为火热炽盛之象。

4. 辨证要点　本证以发热微恶寒，或壮热，口渴，烦躁，舌红绛，苔黄，脉数有力等为辨证要点。

5. 类证鉴别　火淫证、虚热证均属热证，其鉴别见表6-3。

表6-3　火淫证、虚热证鉴别表

证型	相同点	不同点
火淫证	都属热证，均有发热、口渴、舌红苔黄、脉数等表现	为外感热性病，起病急，病势剧，属实证
虚热证		久病阴虚，或实热证日久伤阴转化而来，病程较长，属虚证

二、疫疬辨证

《素问·刺法论》云："五疫之至，皆相染易，无问大小，病状相似。"故疫疬是一种发病急骤，传染性强，症状相似，病变较为严重的外感病证。疫疬一般常见瘟疫、疫疹、瘟黄三大类。

（一）瘟疫

1. 概念　是指感受疫疬之毒而引起的病证，具有传染性强、发病急剧、病情险恶的特点。

2. 临床表现　初起恶寒而后发热，头痛身疼，胸痞呕恶，继而不恶寒，且内外俱热，昼夜发热，日晡益甚，舌红绛，苔白如积粉或焦黄，脉数有力。

3. 证候分析　邪在膜原，向外影响于卫，故见恶寒发热、身痛；瘟疫夹湿浊蕴阻于内，气机不畅，胃失和降，故胸痞呕恶；疫邪化热入里，毒火盘踞于内，则内外俱热，昼夜发热，日晡益甚；瘟疫病毒，秽浊蕴积，故苔白如积粉；舌红绛，脉数有力为热毒壅盛之象。

4. 辨证要点　本证以发病急骤，内外俱热，舌红绛，苔白如积粉，脉数等为辨证要点。

（二）疫疹

1. 概念　是指感受燥热疫毒而引起的发疹性病证。

2. 临床表现　初起发热遍体炎炎，头痛如劈，透发斑疹，或红，或紫，或黑，脉数。如初起六脉细数沉伏。面色青，昏聩如迷，四肢逆冷，头汗如雨、其痛如劈，腹内绞痛欲吐不吐，欲泻不泻，摇头鼓颌为闷疫。

3. 证候分析　疫毒火邪从皮毛或口鼻而入，侵袭肺胃，充斥表里，则见初起发热遍体炎炎，头痛如劈；疫毒火邪内迫血分，故见斑疹；疫疹脉数，为毒热郁蒸之象。疫毒内伏而不外达，则见初起六脉细数沉伏，面色青；热毒上扰心神，则昏聩如迷；四肢逆冷，为热深厥亦深；火热上攻，则头汗如雨；疫毒深伏于内，不能发露于外，则可见腹内绞痛，欲吐不吐，欲泄不泄，摇头鼓颌。

4. 辨证要点　本证以发热，斑疹透露，舌红，脉数等为辨证要点。

（三）瘟黄

1. 概念　是指感受瘟毒夹有湿热而引起猝然发黄的病证。

2. 临床表现　初起可见发热恶寒，随即猝然发黄，全身、齿垢、白睛色呈深黄，名急黄。严重者变证蜂起，或四肢逆冷，或神昏谵语，或吐衄、便血、发斑，或直视，或遗尿旁流，甚至舌卷囊缩，循衣摸床，撮空理线。

3. 证候分析　瘟毒与温热外袭，湿热郁于皮肤、肌膜之间，则初起可见发热恶寒；瘟毒与湿热内阻中焦，脾胃运化失职，湿热熏蒸肝胆，胆汁不循常道而外溢肌肤，随即猝然发黄，出现全身、齿垢、白睛黄色深等症；疫毒入于五脏，阴阳格拒而不相顺接，则四肢逆冷；内扰心神则神昏谵语；下犯于肝肾，下焦失固，则遗尿旁流而囊缩；少阴精气脱绝，则舌卷而循衣摸床，撮空理线。

4. 辨证要点　本证以来势凶猛，发热之后即发黄，高热，神昏，或有发斑、出血等为辨证要点。

第二节　内伤七情辨证

七情，即怒、喜、忧、思、悲、恐、惊，在正常情况下，一般不会使人致病。七情证候是因七情太过、不及或持续时间过久，导致机体阴阳失调，气血不和，经脉不通，脏腑功能紊乱而发生的证候，均见于内伤杂病。

七情致病，直接影响相关脏腑的功能，如《黄帝内经》言：怒伤肝、喜伤心、忧伤肺、思伤脾、恐伤肾；同时，情志损伤也会产生不同形式的气机逆乱，如《黄帝内经》言：怒则气上、喜则气缓、悲则气消、恐则气下、惊则气乱、思则气结。因此，辨证时还须审察脏腑气机逆乱的症状。此外，七情致病可单一为患，也可合而为病，常多见心、肝、脾三脏杂而为患；而且在许多疾病的发展过程中，常常会影响疾病的预后。

内伤七情辨证，是根据七情的致病特点，结合患者的体征、症状、病史等病情资料进行分析判断，从而辨别疾病证候是否存在七情病因的辨证方法。

一、怒伤证

1. **概念** 是指因暴怒或长期郁怒，致使肝失疏泄，气血逆乱所表现的证候。
2. **临床表现** 急躁易怒，面红目赤，头胀头痛，失眠多梦，太息，口苦胸闷，胁肋胀满或窜痛，腹胀泄泻；甚至呕逆吐血，昏厥，脉弦。
3. **证候分析** 过怒则伤肝，肝失条达、疏泄，肝气上逆，气血上冲，而见头胀头痛，面红目赤；气机不畅，故见胁肋胀满或窜痛，胸闷太息；肝郁横逆犯土，脾失健运，胃失和降，故见食少、腹胀便溏，或呃逆、呕吐；气伤血络则呕血，气绝则昏厥；气机阻滞不利，脉气不柔，故见弦脉。
4. **辨证要点** 本证以头胀头痛，面红目赤，胸闷，甚或呕逆，吐血，昏厥为辨证要点。

> **岗位情景模拟 10**
>
> 　　吕某，女，52岁。半年前因家务纷争，气愤恼怒，以致胁肋疼痛，周期性加重而入院。经多项检查无异常。其痛大作时，止痛药尚难奏效。现症见右胁痛，隔日发作，发作时苦不欲生，呻吟不断，面色发红，口苦胸闷，消瘦，语声低微，纳呆食少，舌暗紫少苔，脉弦。
>
> **问题与思考**
> 请做出病因辨证诊断。
>
> 答案解析

二、喜伤证

1. **概念** 是指因过喜而导致心气涣散，心神失常所表现的证候。
2. **临床表现** 心神不安，精神涣散，得意忘形，语无伦次，举止失常，四肢无力；甚者精神错乱，癫疯狂乱，哭笑无常，脉缓。
3. **证候分析** 喜为心之志，适度喜乐使人心情舒畅。过喜使人心气涣散，神不守舍，故见心神不安，语无伦次，举止失常，甚或神志错乱，哭笑无常；喜则气缓，故脉缓。
4. **辨证要点** 本证以心神不安，喜笑不休，或语无伦次，举止失常等为辨证要点。

三、忧伤证

1. **概念** 是指因过度忧伤，导致情绪抑郁、闷闷不乐所表现的证候。
2. **临床表现** 情绪抑郁，闷闷不乐，声低懒言，善太息，悲伤欲哭，少寐多梦，神疲乏力，面白无华，食欲不振，消瘦，舌淡苔白，脉弱。
3. **证候分析** 过忧则伤肺，亦可伤脾。忧愁者气闭塞而不行，可见闷闷不乐，情志抑郁，声低懒言，善叹息等症；伤及于脾，则见食欲不佳，神疲乏力，消瘦，舌淡苔白，脉弱。
4. **辨证要点** 本证以情志抑郁，胸闷，纳呆食少等为辨证要点。

四、思伤证

1. **概念** 是指因思虑过度或凝神过久，损伤心脾，导致脾气结、心血虚，以致心神失养所表现的证候。

2. **临床表现**　表情淡漠，神疲倦怠，神思恍惚，失眠多梦，食少纳呆，心悸胸闷，腹胀脘痞，面色萎黄，消瘦，舌淡苔白、脉细弱。

3. **证候分析**　过思则伤脾，使脾气郁结，运化受阻，则可见食少纳呆，腹胀脘痞，面色萎黄，消瘦；思虑过度，亦可暗耗心血，致心脾两虚，可见心悸怔忡，失眠健忘，神思恍惚，神疲倦怠，舌淡苔白，脉细弱等症。

4. **辨证要点**　本证以心悸失眠，纳呆，腹胀等为辨证要点。

五、悲伤证

1. **概念**　是指因过度悲伤，导致肺气耗伤、神气涣散、意志消沉所表现的证候。

2. **临床表现**　时欲悲哭，精神沮丧，面色惨淡，神疲乏力，气短懒言；甚者心悸怔忡，健忘失眠，语声低怯，面白无华，蜷卧少动，意志消沉，脉虚弱无力。

3. **证候分析**　悲则气消，肺气耗伤，故见面色惨淡，时欲悲哭，精神沮丧；气消则血少，心神失养，则见神疲乏力，心悸怔忡，健忘失眠，意志消沉，脉虚弱无力。

4. **辨证要点**　本证以精神沮丧，神疲乏力，咳嗽声低为辨证要点。

六、恐伤证

1. **概念**　是指因恐惧过度，致使气泄下行，肾失固摄所表现的证候。

2. **临床表现**　怵惕不安，坐卧不宁，常欲闭户独处，如恐人将捕之；甚则二便失禁，久病则骨瘦痿厥，遗精遗尿。

3. **证候分析**　恐则气下，神散荡而不收，故见怵惕不安，坐卧不宁；肾气不固，气陷于下，故见二便失禁，久则精伤骨瘦，精时自下。

4. **辨证要点**　本证以怵惕不安，遗精早泄，二便失禁等为辨证要点。

七、惊伤证

1. **概念**　是指因猝然受惊或惊骇过度，导致气机逆乱、心神不宁所表现的证候。

2. **临床表现**　惊悸不宁，胆怯，失眠，多梦，坐卧不安；甚则神志错乱，语言举止失常。

3. **证候分析**　惊则气乱，致使心无所倚，神无所归，虑无所定，故见心中悸动不宁，失眠，多梦，坐卧不安；甚者神志错乱，语言举止失常。

4. **辨证要点**　本证以惊悸不宁，胆怯恐惧等为辨证要点。

第三节　劳伤辨证

劳伤是指过度劳累，或过度安逸而伤人致病的一类病证。劳伤辨证，就是对患者的体征、症状、病史等病情资料，根据劳逸失度的致病特点进行分析判断，从而辨别疾病证候中是否存在劳逸失度病因的辨证方法。劳力必先伤气，劳心兼以伤血，房劳则以伤肾为主；过逸则能使气血郁滞，同样能引起疾病。

一、劳力过度

1. 概念　是指较长时间的过度用力，气耗难复，积劳成疾。

2. 临床表现　倦怠无力，神疲懒言，嗜卧体倦，气短乏力，动则气喘，食欲不振，全身酸软，活动受限，脉缓大或浮或细。

3. 证候分析　过劳则损伤元气、伤气耗血、脾失健运，故见倦怠无力、气短懒言、食欲不振、嗜卧；伤及筋肉、经络及关节，则见全身酸软、胀痛不适、活动受限。

4. 辨证要点　本证以神疲懒言，乏力气短，全身酸软等为辨证要点。

> 🖳 岗位情景模拟 11
>
> 　　章某，女，36岁，长期生活工作操劳过度，休息不足，纳食量少，于春节前后，又忙于工作事务，出现失眠、心悸、健忘而来就诊。刻下：患者失眠健忘，偶有心悸，月经量少，食少腹胀，消瘦，二便尚可，心电图未见明显异常，舌淡脉细。
>
> 　　**问题与思考**
>
> 　　请做出病因辨证诊断。
>
> 答案解析

二、劳神过度

1. 概念　是指思虑过度，耗伤心血，损伤心脾。

2. 临床表现　心悸怔忡、健忘、失眠多梦、面色少华，或食少腹胀、便溏消瘦。

3. 证候分析　久思过度，暗耗营血，使心神失养，故见心悸、失眠多梦、健忘；脾虚日久，则见身心憔悴、食少腹胀、便溏消瘦。

4. 辨证要点　本证以心悸，健忘，失眠多梦，甚者身心憔悴为辨证要点。

三、房劳过度

1. 概念　是指性生活过度，纵欲少节，耗伤肾精。

2. 临床表现　腰膝酸软，眩晕耳鸣，潮热，心悸盗汗，精神萎靡；男子遗精、阳痿早泄，女子梦交、月经不调、不孕。

3. 证候分析　房事过度，肾精久耗，导致腰膝酸软，头晕耳鸣，精神萎靡；阴精亏损，虚火内炽，故见潮热、盗汗、心悸；虚火内扰精室，故见男子遗精、早泄，女子梦交。

4. 辨证要点　本证以腰膝酸软，男子遗精早泄，女子不孕、月经不调等为辨证要点。

四、过逸少动

1. 概念　是指长期不运动或劳动，坐卧闲逸过度。

2. 临床表现　形体肥胖，头晕心悸，身倦乏力，精神不畅，面白少华，肢软无力，行动不便，动则气喘汗出，舌淡或瘦，脉细无力。

3. 证候分析　过度安逸，气血运行不畅，痰湿内生，血滞为瘀，壅阻脏腑体窍，故见心悸头晕，形体肥胖，行动不便，动则喘促短气；脾胃功能减退，后天失养，故见精神呆滞，食少，身倦乏力，肢体软弱，舌淡或瘦，脉细无力。

4. 辨证要点   本证以心悸，神疲乏力；或形体肥胖，肢软无力，活动不便等为辨证要点。

第四节　食积与虫积辨证

一、食积辨证

食积辨证，是对患者当前体征、症状、病史等病情资料，运用饮食失宜的致病特点进行分析判断，从而辨别疾病证候中是否存在饮食损伤病因的辨证方法。

（一）食积证

1. 概念   食积证是因暴饮暴食、过食肥甘厚味或酗酒，致饮食停滞胃肠所表现的证候。

2. 临床表现   脘腹胀满，或腹痛拒按，嗳腐吞酸，口臭，呕恶，恶闻食臭；或发热，或便秘，舌苔厚浊，脉滑数或沉实。

3. 证候分析   暴饮暴食，食伤于胃，胃失和降，出现脘腹饱胀或腹痛拒按，嗳腐吞酸，恶闻食臭，甚者恶心呕吐的症状；大肠传导失职，故腹痛泄泻；食积不化则生腐变质，故大便臭如败卵；食积既久化热生火，耗损元气，可见发热、汗出、消瘦；积食久停，进而损脾，阻滞气机，故见便秘，舌苔厚浊。

4. 辨证要点   本证以胃脘胀满或腹痛，嗳腐吞酸，大便不爽，臭如败卵等为辨证要点。

> 🧑‍⚕️ **岗位情景模拟 12**
>
> 武某，女，4岁。患儿时有口臭，最近2周口臭明显，晨起为甚，嗳腐吞酸，食欲下降，时有腹胀，平素挑食（喜肉类、不喜蔬菜及较难咀嚼的食物）。大便常干结如羊粪，小便可，其余无明显不适。舌质淡红，胖大，苔白厚腻。
>
> **问题与思考**
>
> 请做出辨证诊断。
>
> 答案解析

二、虫积辨证

虫积辨证是对患者的体征、症状、病史等病情资料，根据寄生虫的致病特点进行分析判断，从而辨别疾病证候是否存在寄生虫病因的辨证方法。

（一）虫积证

1. 概念   虫积证，是指某些寄生虫侵入人体，耗伤气血，阻碍气机，影响脏腑功能而引起的一类证候。其中，以肠道寄生虫特别是蛔虫引起的病证比较常见。

2. 临床表现   脐周腹痛时作时止、来去无定，腹部可触及条索状虫团，嘈杂不安，大便失调，或吐虫、便虫，或睡中龂齿，或面有虫斑，或嗜食异物，面黄肌瘦，消瘦乏力，头晕心悸，唇爪淡白无华，舌淡脉细弱。

3. 证候分析   嗜食生冷不洁之物，使虫入于体内。虫积肠胃，损伤气血，扰动气机，故见脐周腹痛，时作时止；虫积有时亦可侵入胃、胆等脏腑为患，故出现胃脘嘈杂，大便失调，或吐虫、便虫，或睡中龅齿，或面有虫斑，或嗜食异物；日久损伤气血则见面黄肌瘦，消瘦乏力，头晕心悸，唇爪淡白无华，舌淡脉细弱。

4. **辨证要点** 本证以腹痛时作时止、来去无定，吐虫、便虫，偏嗜异物，面有白斑，面黄肌瘦，大便镜检发现虫卵等为辨证要点。

5. **类证鉴别** 虫积证、脾气虚证均有气虚表现，其鉴别见表6-4。

表6-4 虫积证、脾气虚证鉴别表

证型	相同点	不同点
虫积证	神疲乏力，少气，肢体倦怠，消瘦纳少，腹胀便溏等	腹痛时发时止，吐虫便虫，偏嗜异物，面有白斑
脾气虚证		常不伴有腹痛

🏵 知识拓展

不同的寄生虫可引起各自特有的症状、体征，如：如蛔虫病常见脐周疼痛，吐蛔、便蛔，偏嗜异物等；蛲虫病，常见肛门瘙痒，夜间尤甚，肛周可见细小蠕动的白虫，腹部隐痛等；钩虫病可见面色萎黄，周身浮肿等；血吸虫病，常见面黄肌瘦，神疲纳少，腹大如鼓，青筋暴露等。

目标检测

答案解析

一、A1型选择题

1. 以下哪项不是湿淫证的表现（ ）

   A. 头重如裹　　　B. 胸闷脘痞　　　C. 气短神疲　　　D. 口腻不渴　　　E. 纳呆恶心

2. 以下哪项不是燥淫证的表现（ ）

   A. 皮肤干燥　　　B. 小便短黄　　　C. 干咳少痰　　　D. 大便干燥　　　E. 渴不欲饮

3. 心神不安，精神涣散，举止语言失常属于（ ）

   A. 怒伤证　　　B. 喜伤证　　　C. 思伤证　　　D. 悲伤证　　　E. 恐伤证

4. 下列哪项不属于思伤证的临床表现（ ）

   A. 怵惕不安　　　B. 情志抑郁　　　C. 表情淡漠　　　D. 胸闷胁胀　　　E. 失眠多梦

5. 下列哪项不属于食积证的临床表现（ ）

   A. 恶闻食臭　　　B. 脘腹胀满　　　C. 睡中龅齿　　　D. 便秘　　　E. 嗳腐吞酸

6. 对寒淫证的下列认识，哪项不正确（ ）

   A. 往往有感寒的原因可查　　　B. 体内的阳气未能抵御寒邪　　　C. 多属新病突起，病势较急

   D. 病机与寒邪的致病特点相关　　　E. 其转归势必变为阳虚证

7. 寒淫证不包括下列哪项（ ）

   A. 寒邪束表证　　　B. 寒滞肝脉证　　　C. 中焦虚寒证　　　D. 寒滞胃肠证　　　E. 寒凝胞宫证

8. 盛夏，突然晕倒、口渴、汗出、气急，诊断是（ ）

　　　A. 中风　　　　　　B. 癫病　　　　　　C. 中暑　　　　　D. 痫证　　　　　E. 伤暑

9. 头重如裹，胸闷脘痞，口腻不渴，纳谷不香，甚至恶心欲呕，肢困嗜睡，见于（　　）

　　　A. 风淫证　　　　　B. 实寒证　　　　　C. 暑淫证　　　　　D. 湿淫证　　　　　E. 燥淫证

10. 以下哪一项不是疫疠的致病特点（　　）

　　　A. 传染性强　　　　　　　　B. 特异性强，症状不相似　　　　　C. 发病急骤

　　　D. 病情危笃　　　　　　　　E. 易于流行

二、A2型题

1. 患者右上腹突然剧痛，阵阵发作，面白汗出，四肢厥冷，恶心呕吐，并吐出蛔虫，此属（　　）

　　　A. 寒邪内积　　　　B. 气滞腹痛　　　　C. 食积肠道　　　　D. 湿热壅滞　　　　E. 蛔厥

2. 患者，男，30岁。恶热、汗出、口渴，心烦，疲乏，尿黄，舌红苔腻，脉虚数。多属（　　）

　　　A. 风淫证　　　　　B. 燥淫证　　　　　C. 湿淫证　　　　　D. 火淫证　　　　　E. 暑淫证

3. 患者新起恶寒，头身疼痛，无汗，鼻塞，流涕，苔白，脉浮紧，多属（　　）

　　　A. 内寒证　　　　　B. 里寒证　　　　　C. 虚寒证　　　　　D. 中寒证　　　　　E. 伤寒证

4. 患者发热恶热，口渴喜饮，便秘，小便短黄，舌红苔黄而干，脉数，多属（　　）

　　　A. 风淫证　　　　　B. 燥淫证　　　　　C. 暑淫证　　　　　D. 火淫证　　　　　E. 湿淫证

三、B1型题

（1~2题共用以下选项）

　　　A. 恶寒发热，无汗头痛　　　B. 干咳少痰，口渴饮水　　　C. 发热汗出，口渴乏力

　　　D. 胸脘痞闷，口腻不渴　　　E. 发热恶风，头痛汗出

1. 湿淫证的特点是（　　）

2. 燥淫证的特点是（　　）

（3~4题共用以下选项）

　　　A. 怒伤证　　　　B. 喜伤证　　　　C. 悲伤证　　　　D. 恐伤证　　　　E. 思伤证

3. 七情证候中，健忘，怔忡，睡眠不佳，形体消瘦，为（　　）

4. 七情证候中，怵惕不安，常欲闭户独处，如人将捕之，为（　　）

四、简答题

1. 湿淫证形成的病理机制为何？

2. 伤暑和中暑有何不同？

（祖　琦）

书网融合……

知识回顾　　　习题

第七章 气血津液辨证

PPT

学习目标

知识要求：

1. 掌握气病、血病、津液病各证的临床表现及辨证要点。
2. 熟悉气血津液病各证的证候分析。
3. 了解气血津液兼病中各证的临床表现和辨证要点、了解总论及各证的概念。

技能要求：

1. 熟练掌握从各证的诸多证候中抓住辨证要点的方法。
2. 学会对各证进行证候分析，并对临床案例进行气血津液辨证。

气血津液辨证是运用气血津液的理论分析病证，判断其证候在气、在血，或是在津液的不同，从而得出相应的气病、血病，或是津液病的证候诊断结论的一种辨证方法。

气血津液是脏腑功能活动的物质基础，而气血的生成，又有赖于脏腑功能的正常，因此气血津液的生成与输布等，和脏腑功能活动在生理上密切相关，在病理上相互影响。故学习气血津液辨证方法，是学习脏腑辨证方法的基础和前提，在学习本章节时，应与后面学到的脏腑辨证结合起来学习。

第一节 气病辨证

气病辨证，就是以气的生理功能和运行形式为依据，分析、判断导致疾病的病因、病机，将其判断为气的某一方面失常，并归纳为相应的气证的一种辨证方法。

气是构成人体和维持人体生命活动的基本物质之一，对人体有推动、温煦、防御、气化、固摄、营养作用，气的运动，称为气机。故气的病变应包含气的生成不足、功能低下所导致的病变以及气机失调所产生的病变。以气的生成不足、功能低下为主的病变称为气虚类病变，包括气虚证、气陷证、气不固证、气脱证；以气机失调为主的病变有气滞证、气逆证、气闭证。

一、气虚证

1. **概念** 是指元气不足，气的推动、固摄、防御、气化等功能减退所表现出来的虚弱证候。
2. **临床表现** 神疲乏力，少气懒言，头晕目眩，气短，自汗，声低息微，活动后诸症加重，易外感，舌质淡嫩，脉虚弱。

3. **证候分析**　本证由于素体气虚，或久病、重病、年老体虚等原因，致使元气亏虚不足所致。由于元气不足，推动激发的功能减退，故神疲乏力，少气懒言，气短，声低息微；气虚清阳不升，故头晕目眩；卫气虚弱，不能固护肌表，防御外邪，故自汗，易外感；"劳则气耗"，故活动后诸症加重；气虚无力推动血液运行，血不上荣于舌则舌质淡嫩，行血无力则脉象虚弱。

以上仅为气虚证的一般表现，临床应结合脏腑辨证，气虚证常见于肺、脾、心、肾、胃、胆等脏，此时应根据其兼症确定是哪一脏的气虚。

4. **辨证要点**　神疲乏力，少气懒言，声低息微，脉虚，动则诸症加重。

📖 岗位情景模拟 13

　　陈某，女，76岁，2010年12月初诊。主诉：反复大便不畅半年余。近半年来反复出现大便不畅，拒做肠镜，曾服用通便药，仅能缓解症状，停药后便秘如故。现症见：大便干结难解，3~5天1行，腹胀，里急后重，常需借助开塞露方能解出，解时用力则汗出气短，解后神疲乏力，形体消瘦，嗜睡，小便调，舌质红，苔薄白而腻，脉弦细。[桂茜茹，张琦，李芳，等.张小萍运用补中益气汤治疗内科疾病验案举隅.江西中医药大学学报，2020（6）：21-23.]

问题与思考

请对本案做出气血津液辨证诊断。

答案解析

二、气陷证

1. **概念**　指在气虚的基础上，升举无力，清阳下陷所表现的虚弱证候。为气虚进一步发展而来，故必然兼见气虚证表现。

2. **临床表现**　脘腹坠胀，久泻久痢不止，便意频频，带下色白而量多，或有内脏下垂、脱肛、阴挺、脘腹或肛门气坠等，兼头晕眼花，耳鸣，疲乏，气短难以接续等一般气虚见症。

3. **证候分析**　因气可以维持脏器位置相对恒定，当气虚不能升举反而下陷，则见内脏下垂、脱肛、脘腹或肛门气坠，久泻久痢不止，便意频频，带下白浊量多等证候；同时，气虚是气陷的基础，故可见头晕眼花，耳鸣，疲乏，气短难以接续等气虚证候。

4. **辨证要点**　本证以脘腹坠胀，久泻久痢，内脏下垂或脱出，伴气虚证候为辨证要点。

📖 岗位情景模拟 14

　　患者，女，56岁，2016年5月6日初诊。混合痔20余年，食辛辣之品或劳累即肛门坠胀疼痛、便血。刻下：小腹及肛门坠胀疼痛，坐卧不安，自用马应龙痔疮膏后无缓解，便后出血时多时少，面白无华，少气懒言，自汗，手足冷，舌边尖红，苔黄略厚，脉沉细弦。[王朝阳，黄禹寒.补中益气汤治疗疑难杂症验案三则.中国中医药信息杂志，2020，2，27（2）：126.]

问题与思考

请用气血津液辨证方法分析及辨证。

答案解析

三、气虚不固证

1. **概念**　是指在气虚基础上，固摄精、血、津液、二便等能力下降所表现出来的虚弱证候。本证多由气虚证发展加重而来，故必然兼见气虚证的一般证候。

2. **临床表现**　自汗不止；或涕、泪、涎、唾清稀量多；或遗尿，尿后余沥，小便失禁；或久泻久痢，大便滑脱不禁；或各种出血，女子月经过多，崩漏等；或女子带下清稀量多，滑胎，小产，男子遗精，滑精，早泄等。常伴有气虚证的一般证候。

3. **证候分析**　由于气虚不能固摄津液，津液从腠理和孔窍外泄，故自汗不止，涕、泪、涎、唾清稀量多；气虚下元不固，二便失约，则遗尿，尿后余沥，小便失禁，或久泻久痢，大便滑脱不禁等；气虚不能摄血，血溢脉外，故导致各种出血，女子月经过多，崩漏等；气虚下元虚衰，精流失，胎元不固，则妇女出现带下清稀量多、滑胎、小产，男子出现遗精、滑精、早泄等。本证由气虚发展而来，故兼见气虚证的一般证候。

根据气的来源不同，本证的病机概括起来有三：一是"卫表不固"，和肺密切相关；二是"气不摄血"，和脾密切相关；三是"肾气不固"，和肾密切相关。

4. **辨证要点**　凡有气虚证的表现，加上精、血、津液、二便等其中之一过度外泄的症状，如汗多、二便失摄、各种出血、滑精、滑胎等，为诊断本证的主要依据。

四、气脱证

1. **概念**　是指元气衰极而欲外脱的危急证候。气脱是全身功能极度衰竭，神志、呼吸、脉搏急骤衰弱的表现，若抢救不及时会导致死亡。本证可由前三证发展而来，也可于大汗、大下、剧烈吐泻、大失血、急性中毒、严重外伤，或毒邪骤袭等情况下迅速出现。

2. **临床表现**　呼吸微弱且不规则，神识淡漠或昏愦，身软手撒，目合口开，大汗淋漓，二便失禁，面色苍白，口唇青紫，脉微欲绝。

3. **证候分析**　本证常由于气虚、气陷、气不固发展而来，使气急骤亏虚，或因大汗、大泻、大失血等，使气随津泄、气随液脱、气随血脱，或急性中毒、严重外伤、毒邪骤袭等，使元气大伤所致。影响的脏腑有肾、肺、心、脾等，肺气衰竭则呼吸微弱且不规则，心气衰竭则脉微欲绝，神识淡漠或昏愦，大汗淋漓；脾气衰竭，故面色苍白，口唇青紫；肝肾气衰，故目合口开，身软手撒，二便失禁。

本证的临床特点有二：一是最常见于气随血脱，即大失血后最易出现；二是气脱与亡阳常并见。两者证候相似，气脱强调气息微弱，各脏腑功能低下；亡阳强调肢厥身凉。因气本身既具有推动激发作用，又具备温煦作用，故临床又常说"阳气暴脱"。

4. **辨证要点**　本证以呼吸极度微弱，神识昏愦，汗出不止，脉微欲绝伴全身功能低下为辨证要点。

五、气滞证

1. **概念**　是指人体某一局部或某一脏腑或全身气机阻滞，运行不畅所表现出来的证候。
常因情志不舒，或寒湿、痰饮、瘀血、宿食、蛔虫、砂石等邪内阻所致，多属实证。

2. **临床表现**　胸胁、脘腹、损伤部位或全身胀闷、疼痛，可为表现为胀痛、窜痛、攻痛，症状时轻时重，部位不定，按之无形，胀痛常随嗳气、太息、肠鸣、矢气而减轻，随不良情绪波动而变化，脉象多弦，可无明显舌象变化。

3. **证候分析**　气机阻滞，不通则痛，故气滞主要为胀痛、窜痛、攻痛，部位不定，按之无形。当嗳气、太息、矢气或情志舒畅时，气机暂通，故症状缓解；当情志不舒时，气滞加重，故症状加剧，因此见症状时轻时重。气滞部位不同而表现各异，常见有肝郁气滞证、胃肠气滞证、肝胃气滞证，也可见于其他部位。若气滞于肝，则胁肋、乳房、少腹等肝经循行部位胀痛、善太息；若气滞于胃肠，则脘腹胀痛、叩之如鼓，嗳腐吞酸，嗳气、矢气则减；若气滞于肝胃，则胃脘胀痛，痛连两胁，遇烦则痛作或痛甚，嗳气、矢气则痛舒，胸闷嗳气，善太息。其他部位若气滞在头，则头目胀痛；气滞在肺部，则胸部胀痛，咳喘；气滞于下焦，则小腹少腹胀痛，二便不畅，或疝气、痛经；气滞于经络，则经络所循行之处胀满、窜痛；气滞于肌肤，则肌肤肿胀。

4. **辨证要点**　有三个方面：一是胀满、痞闷，或胀痛、窜痛、攻痛，按之无形；二是随嗳气、太息、肠鸣、矢气可缓解；三是症状每随情绪波动而变化，时轻时重，时发时止，部位不定。

六、气逆证

1. **概念**　是指体内气机失调，气向上冲逆所表现出来的证候。临床以肺、胃、肝之气上逆为多见。本证常因外邪侵袭，痰饮、瘀血内停，寒热刺激，情志过激所致，多为实证，也有虚实夹杂证。

2. **临床表现**　咳嗽频作或喘、哮，咯痰；或呃逆，嗳气，恶心，呕吐或呕血，反胃；或头痛，眩晕，甚则晕厥，出血，或气从少腹上冲胸咽，妇女倒经衄血、妊娠恶阻等。

3. **证候分析**　本证好发于肺、胃、肝。肺气上逆，故发为咳嗽频作、哮喘、咯痰等症；胃气上逆，故呃逆，嗳气，恶心，呕吐或吐血，反胃；肝气上逆，则头痛、眩晕甚则昏厥，血随气逆则出血；气从少腹上冲胸咽，则为奔豚气；妇女倒经衄血，妊娠恶阻，则为冲任脉之气上逆。

4. **辨证要点**　不同脏腑气逆各有特定的症状，但以肺、胃、肝的气机上逆为主，故以咳喘，呕恶，头痛眩晕等为辨证要点。

七、气闭证

1. **概念**　指邪气阻闭神机或脏腑、管腔，以突发晕厥或绞痛为主要表现的实性危急证候。本证多由剧烈的情志刺激，或瘀血、痰浊、结石、蛔虫等，或溺水、电击、异物等导致神机或脏腑、管腔闭塞所致，病势危急，有生命危险。

2. **临床表现**　突发势急、症重之昏厥，喘急窒息，或脏腑剧痛、绞痛，或二便闭塞，呼吸气粗声高，脉沉实有力。

3. **证候分析**　强烈情志刺激，使神机闭塞，则晕厥；或砂石、蛔虫、痰浊、瘀血等阻塞脉道、管腔，则脏腑剧痛或绞痛，二便闭塞；或溺水、电击、异物等使心、肺气闭，则晕厥，喘急窒息，呼吸气粗声高。脉沉实有力为实邪内阻之象。

4. **辨证要点**　常以突然晕厥，窒息，剧痛或绞痛，二便不通，起病急骤为辨证要点。

第二节　血病辨证

血病辨证，就是以血的生理功能和运行形式为依据，分析、判断导致疾病的病因、病机，将其判断为血的某一方面失常，并归纳为相应的血证的一种辨证方法。

血是维持人体生命活动最宝贵的营养物质，且在脉管内运行不息而布散周身，故血的病变应包括血的生成不足、功能低下所导致的病变以及血行失常两方面的病变，有血虚证、血瘀证、血热证、血寒证。

一、血虚证

1. 概念　指血液亏虚，不能滋润和濡养肌肤、经络、组织、器官、脏腑所表现出来的虚弱证候。常因先天不足，或脾胃和肾的功能低下，生化乏源，或急慢性失血，或忧思、虫积暗耗阴血所致。

2. 临床表现　面色淡白或萎黄，眼睑、唇甲、舌质淡白无华，头晕眼花，两目干涩，心悸怔忡，失眠，多梦，健忘，手足发麻，女性月经量少色淡，愆期，甚或闭经，舌淡苔白，脉细无力。

3. 证候分析　血液亏少，不能濡养头目，故面色淡白或萎黄，眼睑、唇甲、舌质淡白无华，头晕眼花，两目干涩；血虚不养心神，心神不宁，则心悸怔忡，失眠，多梦，健忘；血少不能濡养筋脉、肌肤，故手足麻木；血虚，冲任空虚，故妇女月经量少色淡、愆期，甚或经闭；血虚而脉失于充盈，故脉细无力。

血虚证以心血虚和肝血虚最常见。

4. 辨证要点　以面、睑、唇、甲、舌淡白无华，心悸，头晕，女性月经量少色淡，舌淡脉细为辨证要点。

🧍 岗位情景模拟 15

患者王某，男性，68岁，2016年9月1日初诊。主诉：全身皮肤瘙痒1年余，加重1周。现病史：患者1年前冬季受凉后出现双下肢及背部皮肤瘙痒，尤以受风冷刺激后明显，无关节肿大、疼痛，曾在多个医院治疗，诊断为"老年性皮肤瘙痒症"，口服氯雷他定片10mg/d及维生素C片0.2g，每日3次，但病情未得到改善。1周前瘙痒加重，遂来我院就诊。现症：全身皮肤阵发性瘙痒、干燥，表面有糠状脱屑，无皮疹，面色无华，伴头晕，纳可，眠差，二便调。舌淡红，苔薄白，脉细。［李晓丽，刘丽坤.刘丽坤教授治疗老年性皮肤瘙痒症验案举隅.世界最新医学信息文摘，2021（27）：36.］

问题与思考

请用气血津液辨证分析本案并辨证。

答案解析

二、血瘀证

1. 概念　是指瘀血内阻而血行不畅，以刺痛和痛处固定、肿块、出血、瘀血色脉征为主要表现的证候。血瘀的成因为各种原因导致的出血（离经之血），或由气滞、阳虚、血寒、血热、气虚等引起血行缓慢，或湿热、痰浊、砂石阻遏引起血行不通所致。

2. 临床表现　临床特点有四。

（1）疼痛　如针刺或刀割样，痛处固定不移，拒按，多夜间痛甚。

（2）肿块　在体表者，呈青紫色包块，在体内者，较坚硬，可触及，推之不移。

（3）出血　出血反复，色紫暗或夹有血块，或大便色黑如柏油状，或女性痛经或崩中、漏下，血色紫暗，夹有血块。

（4）色泽改变　面色黧黑，或唇甲青紫，或皮下紫斑，或肌肤甲错，或腹壁青筋显露，或皮肤呈蛛纹缕络。

（5）舌脉变化　舌质紫暗，有瘀点或瘀斑，或舌下络脉曲张；脉多细涩，或结，或代。

3. 证候分析　血瘀致病均可导致气机不通，不通则痛，故血瘀证的突出症状是疼痛，具有刺痛、固定、拒按特点，由于夜间阴旺，人体阳藏阴用，血行更缓，瘀滞更重，故疼痛夜间尤甚；积瘀不散而凝结，故见肿块坚硬不移；瘀阻脉络，使血不循经运行，溢出脉外，故出现各种出血，色紫暗并夹有血块；血瘀日久，瘀阻脉络，肌肤失养，故可出现面色黧黑，唇、舌、指甲青紫，肌肤甲错，腹壁青筋显露，皮肤蛛纹缕络。舌质紫暗或见瘀点瘀斑，舌下脉络曲张，脉细涩，或结，或代均为血瘀之征。

瘀血可阻滞于各种脏腑、组织，因而有不同的血瘀证名，如心血瘀阻证、瘀阻脑络证、肝经血瘀证、瘀阻胞宫证、瘀滞胸膈证、下焦蓄血证、瘀滞脉络证等，并表现出各脏腑、组织的特征性证候。

4. **辨证要点** 以起病缓慢、病程较长，疼痛如针刺或刀割、痛处固定拒按、肿块青紫不移，唇、舌、指甲等青紫为辨证要点。

岗位情景模拟 16

患者，女，42岁，2015年2月初诊，诉双颊部出现片状色斑多年，平于皮肤，压之不退色，抚之不碍手，半年前小产后开始月经不调，此次月经色黑、量少，历时10余天，现处于月经前，时有小腹胀满疼痛，腰膝酸软，大便干结，小便自利，胃纳可，夜寐安，舌淡苔腻，脉弦细。B超检查提示：子宫腺肌病，宫内环，左卵巢内强回声团（畸胎瘤）。［安文静.何迎春运用桃红四物汤加味治疗黄褐斑验案举隅.广西中医药大学学报，2015，18（3）：18.］

问题与思考
请用气血津液辨证对本案进行分析和辨证。

答案解析

三、血热证

1. **概念** 指火热内炽，侵及血分，迫血妄行，以身热、斑疹吐衄、烦躁谵语为主症的实热证候，即血分的热证。常因外感温热之邪，或情志化火，或过食辛辣燥热之品所致。所谓血分，即病位在血，常见于外感温热病以卫气营血辨证中的血分证，及内伤杂病、外科疮疡、妇科月经病中的各种出血证。

2. **临床表现** 身热夜甚或潮热、口渴、心烦躁扰，甚或狂乱、昏谵，或各种急性出血，如咳血、吐血、衄血、便血、尿血、月经量多、崩漏等，血色深红且量多，或斑疹紫红密布；或疮痈红肿热痛，舌绛，脉数疾。

3. **证候分析** 因热入血分，耗伤津液则口渴，气分热反不甚，故身热夜甚或潮热；热陷心营，扰乱心神，则心烦躁扰，甚或狂乱、昏谵；热入血分，迫血妄行，血溢脉外，故见各种急性出血；热入血分，血行加速，则出血鲜红、量多；热性燔灼，脉络扩张充血，则斑疹紫红密布，舌绛，脉数疾；热入营血，血败肉腐，则疮疡红肿热痛。

4. **辨证要点** 以急性出血、量多而色深红，身热夜甚，伴烦躁、昏谵或狂乱，舌绛，脉数有力等为辨证要点。

四、血寒证

1. **概念** 是指寒邪凝滞血脉，血液运行不畅所表现的以患处冷痛、畏寒，女性月经后期、经色紫暗有块等为主要表现的证候，即血分的寒证，有虚实之分，但以实寒为主。本证常因寒邪侵袭血脉或阴寒内盛，凝滞经脉所致。

2. **临床表现** 恶寒，手足、颜面、耳垂、关节、颠顶、小腹、少腹或其他部位冷痛拘急，得温痛减，遇寒加重，或见发冷、麻木、青紫、肿胀，或溃烂；或月经后期，经色紫暗夹血块，或痛经、闭经，面唇青紫，舌淡紫，脉沉迟或弦涩。

3. 证候分析　由于阴寒内盛，阳气失于温煦则恶寒；寒邪凝滞血液，血脉不通则痛，故表现为手足、颜面、耳垂、关节或其他部位冷痛、麻木、青紫、肿胀，或溃烂；寒凝肝脉则颠顶、小腹、少腹部位冷痛拘急，得温痛减，遇寒加重；寒凝胞宫，胞脉不畅，故月经后期、经色紫暗夹血块，或痛经、闭经；面唇青紫，舌淡紫，脉弦涩或沉迟均为寒凝血瘀之象。

4. 辨证要点　本证以局部冷痛、青紫、肿胀，得温痛减，唇舌淡紫，脉沉迟或弦涩为辨证要点。

（吴慧娟）

第三节　津液病辨证

津液病辨证，就是以津液的生理功能和输布情况作为依据，分析、判断导致疾病的病因、病机，将其判断为津液的某一方面失常，并归纳为相应的津液病证的一种辨证方法。

津液是人体一切正常水液的总称。它具有滋润和濡养全身各脏腑组织官窍和充养精血的作用。津液的生成主要与脾胃、小肠、大肠密切相关，津液的输布和排泄主要与脾、肺、肾等脏关系密切。因此津液的病变主要包括津液不足证和津液内停证，津液输布障碍又包括痰证、饮证、水停证等。

一、津液亏虚证

1. 概念　指体内津液亏虚，脏腑、组织、孔窍失去滋润、濡养所致的以口渴，尿少，口、鼻、唇、皮肤、大便等干燥为主要表现的证候。津液亏虚较轻者，称为津亏证；较重者，机体组织的体液严重不足，称液脱证。津液亏虚的形成主要由于津液生成不足或大汗、剧烈吐泻、高热、烧伤等使津液消耗太过所致。

2. 临床表现　津亏证：口、鼻、唇、舌、咽喉、大便等干燥，皮肤干燥、皲裂、无弹性，毛发干枯，或干咳少痰，神疲乏力，口渴喜饮，舌红而干，脉细数无力等。液脱证：肌肤干瘪，面色枯槁，目眶深陷，唇焦或裂，大肉已脱，形瘦如柴，两目干涩，或啼哭无泪，尿极少或无尿，精神萎靡或躁扰不宁，舌红绛干瘦，少苔或剥脱苔，脉细数等。

3. 证候分析　津液亏虚，不能濡润头面五官、肌表组织，故见口、鼻、唇、舌、咽喉等干燥，皮肤干燥、皲裂，毛发干枯；气随津泄，则神疲乏力；津液不足，虚热内生，故口渴喜饮，干咳少痰，大便干结，舌红而干，脉细数无力。津液大亏，肌肤极度缺乏水分，则目眶深陷，面色枯槁，唇焦或裂，大肉已脱，形瘦如柴；若五脏津液耗竭，则见两目干涩，啼哭无泪，尿极少或无尿；气随液脱则精神萎靡，液脱阴亏则虚热内生，扰乱心神则躁扰不宁；虚火越炽，阴虚火旺，则舌红绛干瘦，少苔或剥脱苔，脉细数。

根据津液亏虚的脏腑不同，本证常见于肺燥津伤证、胃燥津亏证、肠燥津亏证等，肺燥津伤证以干咳无痰，或痰少而黏，难于咯出，咽喉干燥为主要表现；胃燥津亏证以胃脘嘈杂，饥不欲食，口渴欲饮为主要表现；肠燥津亏证以大便燥结、排便困难、腹胀满为主要表现。根据津液亏虚病因的不同，本证常分为外燥证与内燥证。由于外界燥邪耗伤津液导致的津液亏虚证候，称为外燥证；由于体内津液生成不足，或阳气亢盛，剧烈吐下耗损津液而导致的津液亏虚证候，称为内燥证。

4. 辨证要点　津亏证以口渴、便干，肌肤、毛发、官窍等干燥，脉细为辨证要点；液脱证以肌肤干瘪，目眶深陷，甚则大肉已脱，形瘦如柴为辨证要点。

二、津液内停证

指由于体内肺、脾、肾等脏功能失调，导致津液的输布、排泄障碍，形成水、湿、痰、饮，停聚于体内所表现的证候。津液内停证包括痰证、饮证、水停证和内湿证。

（一）痰证

1. **概念**　指因痰浊内阻或流窜而引起的以咳嗽痰多、胸闷、呕恶、眩晕、体胖或局部有圆滑包块，苔腻脉滑为主要表现的证候。痰是津液内停所形成的病理产物中，质稠而黏者，分为有形之痰与无形之痰。痰主要是因为外感、饮食、情志、过逸等因素引起肺、脾、肾等脏气化功能失调，津液不化，凝结而成。

2. **临床表现**　①有形之痰：咳喘咯痰，呕吐痰涎，喉中痰鸣，或脘腹痞满、纳呆、泛恶、呕吐痰涎，或痰核、瘰疬、瘿瘤、乳癖，或某些局部出现圆滑柔韧的包块，大便溏泄，肠中辘辘有声，或关节肿痛、屈伸不利，苔厚腻等。

②无形之痰：眩晕，心悸，胸闷，肢麻偏瘫，舌强言謇，惊悸怔忡，梅核气，或神昏、癫、狂、痫、痴呆，肥胖，带下量多，或不孕，脉滑等。

3. **证候分析**　"肺为贮痰之器"，说明痰浊最易内停于肺，肺失宣降，肺气上逆，故见咳嗽、胸闷、咯痰，喉中痰鸣；"脾为生痰之源"，痰浊中阻，胃失和降，故脘腹痞满、纳呆、泛恶、呕吐痰涎等；痰聚于肠，故大便溏泄，肠中辘辘有声；痰质黏稠，难以消散，故常停积于某些局部而出现瘰疬、瘿瘤、痰核、乳癖或局部圆滑柔韧的包块；痰浊流注经络四肢，故关节肿痛、屈伸不利，或肢麻偏瘫；痰气郁结于咽喉，故见梅核气，咽喉如有异物，吐之不出，咽之不下；痰浊蓄积于肌肤，故肥胖；痰湿停滞于胞宫，任脉损伤，带脉失约，故白带量多，或不孕；痰浊上犯清窍，故头重眩晕；痰浊蒙蔽心窍，故见神昏，或惊悸怔忡，或发为癫、狂、痫、痴呆等病。苔腻、脉滑，为痰浊内阻的征象。

由于痰随气流行，内而五脏六腑，外而四肢百骸，致病广泛，表现各异，如痰浊阻肺证、痰湿蕴脾证、痰阻心脉证、痰蒙心神证、痰阻胸阳证、痰气郁结证、痰阻胞宫（或精室）证、痰阻经络证等。如痰与其他病性相兼，则临床表现更加复杂。如风痰、寒痰、热痰、湿痰、燥痰、瘀痰等。兼夹不同，病位不同，病证繁多，因而有"百病多因痰作祟""怪病多痰"之称。

4. **辨证要点**　有形之痰以可见、可闻、可触及为辨证要点；无形之痰以上述特定症状加苔腻、脉滑为辨证要点。

🖥 岗位情景模拟 17

食咸呕吐案

患者马某，男，59岁。进咸食即恶心，呕吐痰涎，迄今已2年。素有胸脘痞闷、烦躁不安、失眠等症状。痰涎吐出后，则胸闷、烦躁顿减，唯口渴喜饮，一次进水约2L。近半年来症状加重，多方医治，未见效验。脉细滑，舌薄白而润。［王鲁军.二陈汤在痰证中的加减应用治验.中国中医药现代远程教育.2021（24）：66-67.］

问题与思考

请用气血津液辨证对本案进行分析和辨证。

答案解析

（二）饮证

1. **概念**　指水饮停聚于肺、心包、胃肠及胸胁或其他腔隙所表现出来的证候。饮是指津液内停所形成的病理产物中，质地较清稀而易流动者。饮常因外邪侵袭或中阳素虚，津液输布障碍所致。

2. **临床表现** 张仲景将饮分为四类，即痰饮、悬饮、支饮、溢饮。

痰饮：症见脘腹胀满，有振水声，肠鸣辘辘，泛吐清涎，大便泄泻等。

悬饮：症见咳唾引痛，胸胁饱满，支撑胀痛，随呼吸、咳嗽、转侧而加剧。

溢饮：症见四肢水肿，身体肢节疼重，畏寒肢冷。

支饮：饮停于肺，症见咳逆倚息，咯痰清稀量多，或喉间有哮鸣声，气喘息涌，张口抬肩，背心恶寒，兼畏寒肢冷，口淡不渴，或渴喜热饮，小便不利，舌淡胖，苔白滑，脉沉弦等症。饮停于心包则胸闷心悸，气短不能平卧。

此外，若饮停心下，则气上冲胸，甚则头眩。饮邪为患，均可见苔白滑，脉弦或滑。

3. **证候分析**

（1）痰饮 因饮留胃肠，胃失和降所致。饮邪上逆，则呕吐清涎；阻滞腑气，则脘腹胀满；水饮停蓄，流动于胃、肠之间，故可闻及振水声和肠鸣声；饮邪下趋，则泄泻。

（2）悬饮 因饮停胸胁，阻碍气机所致。胸胁气机阻滞则饱满胀痛，呼吸、咳唾、转侧则气滞加重而痛剧。

（3）溢饮 饮邪流行于四肢所致。饮邪阻滞经络，故四肢肿胀，身体肢节疼重。

（4）支饮 因饮停于肺或心包所致。饮邪停留于肺，阻塞息道，肺气上逆，故见哮喘，咳逆倚息，咯痰清稀量多，或喉间有哮鸣声，伴气喘息涌，张口抬肩。饮邪乃阳虚津液不化所致，故可兼畏寒肢冷、口淡不渴，或渴喜热饮，小便不利，舌淡胖，苔白滑、脉沉弦等症。饮邪停于心包，阻遏心阳则胸闷心悸，气短不能平卧。若饮停心下，则心下逆满，上犯清阳，则气上冲胸，甚则头眩。苔白滑，脉弦或滑均是饮邪内停之象。

4. **辨证要点** 以咳痰清稀、色白量多，泛吐清涎，脘腹有振水声和肠鸣声，胸胁饱满，舌淡胖，苔白滑，脉沉弦等为辨证要点。

⚕ 岗位情景模拟 18

张某，女，21岁，咳喘胸痛已十余日，午后发热，咯痰黏稠。入院后体温38~39℃之间，胸部透视为"渗出性胸膜炎"，经行胸腔穿刺2次，胸水未见减轻，转中医治疗。病咳嗽气喘，胸中引痛，脉滑实。[福建省中医研究所.福建中医医案医话选编·第二辑.福州：福建人民出版社.1963：122]

问题与思考

请以津液病辨证，辨出证候并分析。

答案解析

（三）水停证

1. **概念** 指体内水液气化失常，停聚于肌肤或腹腔所表现的证候。水，又称"水气"，是指津液内停所形成的病理产物中，质地最为清稀、最易流动，渗透性最强者，易渗透至肌肤、腠理等组织间隙及空腔而产生全身或局部水肿和胸腹腔积水等。水停证常因风邪外袭，或湿邪内阻或久病、房劳等伤肾，使肾虚，波及脾肺，水液气化障碍，停于局部所致。

2. **临床表现** 头面、肢体、腹部，甚至全身水肿。可表现为眼睑头面先肿，皮肤光亮绷急，来势迅速，恶寒发热，苔薄白，脉浮；或腹部膨隆，按之有波动感，叩之音浊，可随体位而改变，小便不利，身体困重，舌淡胖边有齿痕，苔白滑，脉沉缓或濡；或腰以下肿甚，反复消长，按之凹陷不即起，腰膝酸痛，小便短少，舌淡胖，苔白，脉沉细。

3. 证候分析 水为有形之邪，水液输布失常而泛溢肌肤，故以水肿为主症。根据水停的机制不同，临床常见的水停证有风水相搏证、脾虚水停证、肾虚水泛证。肺主行水，通调水道，风邪外袭，首伤肺卫，肺失宣肃，不能行水则水泛为肿，故水肿发展迅速，且伴有表证。脾主运化水湿，脾虚运化失常，水液停聚则肿，蓄积于腹腔，故腹部膨隆，按之有波动感，叩之音浊；由于水的流动性大且有下趋之特征，身体困重，腹膨隆可随体位而改变；故伴有食少纳呆，脘腹痞满等脾虚证候。肾主水，肾气亏虚，不能蒸腾气化，水液停聚而不泄，故小便短少，发为水肿，且伴有腰膝酸痛，腰以下肿甚等肾虚证候。

根据水肿的起因、病势不同，又有阴水和阳水之分。见表7-1。

表7-1 阳水、阴水鉴别表

类型	相同点	不同点			
		病因病机	性质	病势	临床表现
阳水	水肿，小便不利	外邪所致，风邪袭肺，肺失通调，湿邪困脾，脾失健运	实证	起病急病程短	眼睑、颜面先肿，迅速遍及全身，皮薄光亮绷急，伴咽痛、咳嗽等
阴水		肺、脾、肾功能失调，阳气虚衰，水液气化不利，停聚肌肤	虚证	起病缓病程长	下肢先肿，渐至全身，腰以下肿甚，按之凹陷不即起，兼脾肾阳虚证候

4. 辨证要点 以头面、肢体或全身水肿，小便不利，或有腹水为辨证要点。其中阳水发病急，进展迅速，从头面起迅速至全身，初期兼表证；阴水起病缓，从下肢部位渐及全身，兼里虚寒证。

岗位情景模拟 19

杨某，女，68岁。下肢水肿，心悸，腰痛，下肢酸软乏力，畏寒，血糖高5年，因下肢肿间断服呋塞米多年，医院诊断为"冠心病伴糖尿病"。体型肥胖，明显气促心悸，下肢凹陷性水肿明显，夜间小便频数，大便溏稀，舌淡胖有齿印，寸关脉沉尺脉弱。［虞小刚.济生肾气丸治疗老年下肢水肿体会.实用中医药杂志.2014，7，30（7）：661.］

问题与思考

请用气血津液辨证对本案进行分析和辨证。

答案解析

（四）内湿证

1. 概念 是指由内生湿邪停滞于脾、胃、肠、胸腹腔，流注于肌肉、关节、阴窍，阻碍气机引起的证候。内湿是由脾失健运、津液内聚所产生的呈弥漫、渗透状态的无形之邪。内湿与外来湿邪一样，但内湿起病缓慢，主要因脾失健运所致，病位在脾，而外湿来源于自然界，起病相对较急，病位主要在体表。

2. 临床表现 脘痞腹胀，食少纳呆，恶心呕吐，口淡不渴，或渴不欲饮，肠鸣泄泻，肢体困重，嗜卧思睡，小便短少，或下肢微肿，痰涎、白带稠浊而量多，舌苔白腻，脉濡缓。

3. 证候分析 内湿停于胃肠，阻滞中焦气机，故脘痞腹胀，食少纳呆，肠鸣；湿困脾胃，升降失常，故见呕恶泄泻；内湿外渗于肌肉关节，故肢体困重，下肢微肿；下流于阴窍，故白带质稠量多；阻滞于膀胱，则膀胱气化不利，故尿少；上逆于肺胃，故咯吐痰涎稠浊量多。湿为阴邪，易伤阳气，故嗜卧思睡；湿性黏滞难去，故病势缠绵，病程较长。苔白腻，脉濡缓，均为湿邪内停之征。

4. **辨证要点** 以脘痞腹胀、纳呆呕恶、泄泻便溏等胃肠症状为主，常伴身体困重、分泌物稠浊量多、苔腻脉濡等为辨证要点。

痰、饮、水、湿同源而异流，都是由肺、脾、肾、三焦等脏腑功能失调，人体津液在输布和排泄过程中发生障碍，停聚体内而形成的病理产物。四者之间的关系密切，就形态而言，"痰"的质地最黏稠，流动性小，有形之痰可呈半凝固或固态，可见咳吐痰多或触之可及，无形之痰，变幻莫测，随气上下，症状复杂；"饮"是一种较水浑浊，而又较痰清稀的液态病理产物，常停聚于人体某些腔隙中，如胸腔、心包，因停聚部位不同，临床表现不同；"水"为液态，质地最清稀，流动性最大，以水肿、尿少为主要表现；"湿"呈气态分布，弥漫性大，无明显形质，以肢体困重酸楚为主要表现。由于痰、饮、水、湿本属一类，难以截然分开，且常相互转化，故常通称痰饮、痰湿、水饮、水湿等名。

第四节 气血津液兼病辨证

气、血和津液同为构成人体最基本的物质，在生理上相互依存、相互转化，在病理上常相互影响，因此，在疾病过程中，气、血、津液的病变常兼夹并见。

一、气血两虚证

1. **概念** 是指气虚的证候和血虚的证候同时存在所表现的虚弱证候。一般来说，因气能生血，气血两虚兼病时，气病常先发，血病常继发。

2. **临床表现** 面色淡白无华或萎黄，神疲气短，眩晕心悸，失眠健忘，唇爪无华，或食欲不振，形体消瘦，或手足麻木，肢体酸困，舌淡苔薄白，脉细弱。

3. **证候分析** 气血亏虚，不能上荣于头面，故头晕目眩，面色淡白无华或萎黄，肌肤失养则唇爪无华；气虚，则形神失养，故神疲气短；血虚则心神失养，故心悸，失眠，健忘；舌淡嫩，苔薄白，脉细弱为气血不足之征象。

4. **辨证要点** 以面色淡白无华或萎黄，少气懒言，心悸失眠等，伴有气虚、血虚证并见为辨证要点。

岗位情景模拟20

吴某，男，40岁，2012年3月13日初诊。疲乏无力，加重3天。患者2个月前感冒后，感觉疲倦，困乏。3天前突然晕倒，及时送医院就诊。查血常规：血红蛋白90g/L，红细胞压积0.366L/L，平均红细胞容积71.20fl，平均红细胞血红蛋白20.5pg，平均红细胞血红蛋白浓度281g/L，诊断为缺铁性贫血。现面色苍白，神疲，倦怠乏力，自汗，头晕，失眠多梦，食欲不振，舌质淡，苔薄白，脉沉细无力。[穆金花.八珍汤加减临床验案举隅.山西中医，2016，32（07）：35-43.]

问题与思考
请按照气血津液兼病辨证，辨出上述案例属于何种证候？

答案解析

二、气虚血瘀证

1. **概念**　是气虚无力行血，血液瘀滞所表现的本虚标实证候。本证多由久病气虚，运血无力，渐致血瘀。

2. **临床表现**　面色淡白无华或晦暗，神疲、乏力、气短、纳呆，或体表局部青紫、肿胀、刺痛不移、拒按，或肢体瘫痪、麻木，或腹内可触及质硬的肿块，舌淡紫或有瘀点瘀斑，脉细涩。

3. **证候分析**　本证属本虚标实证。气虚不荣则面色淡白无华或晦暗、舌淡；气虚，形神失养，则神疲，乏力，气短，纳呆，脉细无力；瘀阻血脉或离经之血，迁延不散，故面色晦暗，舌紫暗或有瘀点瘀斑，或局部青紫、肿胀；瘀血内阻，经络不通，则局部刺痛不移而拒按，脉涩；瘀血不去，新血不生则筋脉肌肤失养，故肢体瘫痪、麻木；血瘀日久，结聚日深，则逐渐形成质地较硬的肿块。

4. **辨证要点**　以神疲，乏力，气短，纳呆，局部青紫肿硬、刺痛或瘫痪，舌淡紫暗或有瘀点瘀斑为辨证要点。

三、气不摄血证

1. **概念**　指因气虚不能固摄血液而致出血，气虚症状和出血症状同时存在的证候称为气不摄血证。

2. **临床表现**　鼻衄、齿衄、肌衄、吐血、便血、尿血、月经过多，甚至崩漏等，伴神疲乏力，少气懒言，面色淡白，舌淡白，脉弱。

3. **证候分析**　素体虚弱或久病、过劳、重大创伤等因素导致气虚，气虚不能摄血，血液溢于脉外而发为本证。气虚，脏腑功能不足，故神疲乏力，少气懒言；气虚统摄无权，血即离经而外溢，根据溢出部位不同，溢于头面者，可见鼻衄、齿衄；溢于肌肤者，可见皮下紫斑；溢于肠胃者，可见吐血、便血；溢于膀胱者，可见尿血。气虚冲任不固，则月经过多，甚至崩漏；本证日久，失血过多，可导致气血两虚，气血不能上荣于面，则面色淡白。舌淡白，脉弱，均为气虚之象。

4. **辨证要点**　以各种慢性出血、血色浅淡，与气虚证并见为辨证要点。

四、气随血脱证

1. **概念**　指因急性大出血而导致气脱的危重证候。本证常以血脱为因，气脱为果。

2. **临床表现**　大量出血（如吐血、鼻衄、咯血、便血、崩漏、产后大出血、创伤出血等）的同时，出现面色苍白，气少息微，大汗淋漓，四肢厥冷，神情淡漠或昏愦，二便失禁，舌淡，脉微欲绝或浮数无根。

3. **证候分析**　血为气母，血能载气，故急性大出血的同时，气无所附，随血而脱，故发为气随血脱之证。肺气衰竭，则气少息微；心气衰竭，则面色苍白，大汗淋漓，神情淡漠或昏愦，脉微欲绝；肾气衰竭，则二便失禁；阳气虚极，无力温煦则四肢厥冷；阳气散越而虚极，则脉浮数无根。

本证起因于失血，但气脱证表明生命已至垂危，故诊断和治疗应以气脱证为先为急，即"有形之血不能速生，无形之气所当急固"之意。

4. **辨证要点**　大出血的同时，伴肢厥冷汗，气少息微，神昏，脉微欲绝为辨证要点。

5. **类证鉴别**　本证与气不摄血证均有出血和气虚，其鉴别见表7-2。

表7-2　气随血脱与气不摄血证鉴别表

证型	相同点	不同点	
		病机	临床表现
气不摄血证	气虚证候、出血	气虚在先，气不摄血	发病缓慢，先有神疲乏力等气虚表现，再有出血，出血量少，一般不会危及生命
气随血脱证		出血在先，气无所依	发病急骤，急性大失血，后有神昏，呼吸微弱，脉微欲绝等表现，病情危重

五、气滞血瘀证

1. **概念**　是指因气机郁滞而引发血行瘀阻的复合证候。本证常气滞在先为因，血瘀在后为果。

2. **临床表现**　身体局部胀痛、窜痛，继之出现痞块刺痛、拒按而不移；或腹部肿块坚硬，局部青紫肿胀；或情志抑郁，健忘失眠，急躁易怒，甚则狂乱；或面色晦暗，肌肤甲错；或妇女乳房胀痛、痛经、闭经、产后恶露不绝，血色紫暗有块。舌紫暗或有瘀点瘀斑，脉弦涩或结、代。

3. **证候分析**　因气滞日久，气不行血，血行瘀带所致。胀痛、窜痛为气滞证的基本特征；肝气郁滞，故情志抑郁或急躁易怒，乳房胀痛，脉弦；刺痛拒按而不移、肿块坚硬、局部青紫肿胀、舌紫暗或有瘀点瘀斑、脉涩或结代，为血瘀的表现；瘀血扰乱心神肝魂，故健忘失眠，甚则狂乱；瘀阻络脉，肌肤失荣，故面色晦暗，肌肤甲错；女性气郁血瘀，冲任经脉受阻，故痛经、闭经、产后恶露不绝，血色紫暗夹血块。

4. **辨证要点**　本证以局部胀满、窜痛或刺痛，拒按，面色晦暗，女性经色紫暗有块或闭经，舌紫暗或有瘀点瘀斑，脉弦涩等为辨证要点。

六、气虚津泄证

1. **概念**　是指气虚不能固摄津液而致津液外泄所表现的复合证候。本证也是"气虚不固证"的一种表现形式。

2. **临床表现**　神疲乏力，气息微弱，声低懒言，自汗不止，或涕泪清稀而量多，或咯吐大量清稀痰涎，或小便清长、余沥不尽，或遗尿，或大便溏薄或久泻，或妇女带下清稀而量多，舌淡苔薄白，脉缓弱。

3. **证候分析**　津液的排泄形式有汗、尿、唾、涕、泪、带下、大便等，其排泄活动主要受脏腑气化所控制。脏腑气虚则津液失于固摄，排泄过多、过频；气虚津液失于温化则质地清稀。肺卫气虚，故自汗不止，鼻流清涕，咳吐大量稀痰；脾胃气虚，故吐清涎，便溏或久泻，带下清稀量多；肾气虚，故小便清长，余沥不尽，或遗尿；神疲乏力，气息微弱，声低懒言，舌淡白，脉缓弱均为气虚证的表现。

4. **辨证要点**　本证以气虚证候，伴汗、尿、唾、涕、泪、带下、大便等任何一方面排泄过多，质地清稀为辨证要点。

七、气随津脱证

1. **概念**　是指因津液大泄而致气脱的危重证候。本证系津液的急剧丢失或长期慢性丢失为因，气脱为果。

2. **临床表现**　在大汗不止，尿频清长，暴泻久泻，反复呕吐等症的同时，又出现面色苍白，气息低微，神情淡漠或神昏，四肢厥冷，全身瘫软，舌淡瘦而干，脉微欲绝或疒。

3. **证候分析**　津液能化气、载气。大量的出汗、排尿、呕吐或泄泻等，皆属于津液急剧耗损，气随津液暴脱，故见面色苍白，气息低微，神情淡漠或神昏，四肢厥冷，全身瘫软，舌淡瘦而干，脉微欲绝或疒等气脱表现。

本证虽起于津液大泄，但气脱表明生命极度垂危，故诊断和治疗应以气脱为先为急。

4. **辨证要点**　本证以大量的出汗、排尿、呕吐或泄泻的同时，又伴有面色苍白，气息低微，脉微欲绝等气脱见症为辨证要点。

八、气滞津停证

1. **概念** 是指因气滞不行而致津液内停的复合证候。气滞为因,津停为果。

2. **临床表现** 胸胁苦满,善太息,局部胀满、痞闷、胀痛等,并见痰证、饮证、水停证、内湿证的临床表现。

3. **证候分析** 气的推动和气化功能,是津液运行、输布、排泄的动力和前提,气行则津行,气滞则津停。气滞则胸胁苦满,善太息,局部胀满、痞闷、胀痛;津停则转化为痰、饮、水、湿等内生病邪,进而形成痰证、饮证、水停证、内湿证。

4. **辨证要点** 以气滞证候与津液内停证候并见,尤以头身困重或浮肿、咳喘痰多、呕恶纳呆、脘痞腹胀、小便不利、舌苔滑腻、脉弦滑为辨证要点。

九、津血俱亏证

1. **概念** 是指津液亏虚证和血虚证同时存在所表现的复合证候。

2. **临床表现** 唇、鼻、咽喉、皮肤干燥或燥裂,毛发干枯,口渴喜饮,小便短少,大便干结等津液亏虚证候,伴见面、唇、甲等淡白无华,头晕,心悸,失眠,手足麻木,四肢拘急,形体消瘦,舌淡而干瘦,脉细数无力等血虚证候。

3. **证候分析** 津、血同源而互化、互补,津亏可致血虚,血虚亦可致津亏,最终形成津血俱亏证。津液亏损,则肌肤、孔窍、毛发等失于濡润,故口唇、鼻腔、咽喉、舌苔、皮肤、毛发干燥或干枯,形体消瘦;津液亏少则口渴,尿少,便结;血液亏虚,不能外荣面、唇、甲和头部等,则面唇淡白无华,头晕;心血虚,心神失养,则心悸,失眠;肝血虚,不能濡养筋脉,则手足麻木,四肢拘急;舌淡瘦、脉细数无力,均为津血不足之征。

4. **辨证要点** 以津液亏虚证候和血液亏虚证候并见为辨证要点。尤以孔窍干燥、尿少渴饮、面唇淡白、头晕心悸、舌淡脉细等为辨证要点。

十、痰瘀互结证

1. **概念** 是指痰浊与瘀血相互结聚,停留于人体某个局部所表现的复合证候。其常见部位为心、脑、肺、肝、胃、肠及关节等。

2. **临床表现** 局部肿块坚硬,日久难消,或肢体麻木、偏瘫,或局部持续性胀痛、刺痛、闷痛,痛处固定拒按,或痴呆癫狂,或胸闷脘痞,喉中痰鸣,或关节肿大变形,面色晦暗,舌淡紫、紫暗或有瘀点瘀斑,苔厚腻,脉弦滑或沉涩。

3. **证候分析** 痰为津停所致,瘀为血滞所致,二者同属阴邪,痰、瘀二邪在体内胶结难解,故病情顽固,病势缠绵。痰瘀结于心脑,则心胸闷痛、绞痛,或头目胀痛,痴呆,癫狂;痰瘀结于肺,则胸闷或胸痛,咳喘,喉中痰鸣;痰瘀结于颈部则见瘿瘤;痰瘀结于腹中,则腹部癥积坚硬难消,刺痛拒按;痰瘀结于经络、肢体则见肢体变形,或麻木、偏瘫;痰瘀结于关节,则见关节肿大变形。面色晦暗,舌淡紫、紫暗或有瘀点瘀斑,苔厚腻,脉弦滑或沉涩,均为痰浊、瘀血内停之征象。

4. **辨证要点** 以慢性形成、持续性疼痛、固定不移、坚硬难消的肿块,伴舌紫暗、苔厚腻、脉弦滑为辨证要点。

气血津液兼病的临床表现一般是两个或三个基本证候同时存在,复合而成。三者同病时可出现气滞痰凝血瘀证,或气、血、津液均亏虚等复杂证候。有时证候之间存在一定的先后或因果关系,如气虚血瘀证、气不摄津证，一般是气虚在先、为因、为本，气虚无力行血或无力固摄津液，则导致血瘀和津伤，因此，血瘀和津伤在后、为果、为标。有时证候之间也可以互为因果，如气滞血瘀证、血虚津亏证。气滞不能行血则血瘀，瘀血作为病理产物又阻碍气的运行，导致气滞加重。津血同源，脉中血少则不能化为津液，导致津亏，津亏则不能渗注入脉，变化为血，导致血虚加重。总之，气、血、津液作为构成和维持人体生命活动的基本物质，生理上相互渗透，病理上也相互影响。

（尚云冰）

目标检测

答案解析

一、A1型选择题

1. 下列哪项不是气虚证的表现（　　）
　　A. 自汗　　　　B. 神倦乏力　　　C. 头晕目眩　　　D. 耳鸣如蝉　　　E. 语声低微
2. 下列哪项不是血热证的临床表现（　　）
　　A. 身热夜甚，或潮热，口渴，面赤
　　B. 心烦，失眠，躁扰不宁，甚或狂乱、神昏谵语
　　C. 或见各种出血色深红，或斑疹显露，或为疮痈
　　D. 舌绛，脉数疾
　　E. 唇舌青紫，苔白滑，脉沉迟弦涩
3. 血虚必有的特征性证候是（　　）
　　A. 心悸失眠　　　　B. 经少经闭　　　　C. 肢体麻木
　　D. 头晕眼花　　　　E. 肌肤黏膜淡白
4. 下列哪项不是血寒证的临床表现（　　）
　　A. 舌绛，脉数疾
　　B. 畏寒，手足或少腹等患处冷痛拘急、得温痛减
　　C. 肤色紫暗发凉，或为痛经
　　D. 月经愆期、经色紫暗、夹有血块
　　E. 唇舌青紫，苔白滑，脉沉迟弦涩
5. 下列哪项不是血瘀证的表现（　　）
　　A. 面色黧黑　　　B. 肌肤甲错　　　C. 局部刺痛　　　D. 唇甲青紫　　　E. 头晕目眩
6. 以出血暗紫，固定刺痛，面色黧黑，脉细涩为辨证依据的证候是（　　）
　　A. 血瘀证　　　B. 血热证　　　C. 血虚证　　　D. 血寒证　　　E. 气不摄血证
7. 气滞证的特征是（　　）
　　A. 头昏眼花　　　B. 手足发麻　　　C. 嗳气恶心　　　D. 腹部坠胀　　　E. 胀闷疼痛
8. 痰证的临床表现是（　　）
　　A. 面色苍白，大汗淋漓，四肢厥冷
　　B. 统摄无权，血即离经
　　C. 脏腑组织失养，功能活动减退
　　D. 运血无力，血行缓慢

E. 咳吐痰多，胸闷，呕恶，眩晕，体胖

9. 下列各项，不属于血瘀病因的是（　　）

    A. 寒凝　　　　　B. 气滞　　　　　C. 气虚　　　　　D. 阴虚　　　　　E. 外伤

10. 下列各项，哪一个不是对阳水的描述（　　）

    A. 头面部先肿　　　　　　　B. 兼脾肾阳虚表现　　　　　　C. 起病急，病程短

    D. 皮肤光亮而薄　　　　　　E. 多夹风邪为患

二、A2型题

1. 患者手足疼痛，肤色紫暗发凉，得温痛减，喜暖恶寒，月经愆期，经色暗紫，脉沉迟而涩的临床意义是（　　）

    A. 气滞血瘀证　　B. 血寒证　　　　C. 血瘀证　　　　D. 血虚证　　　　E. 气虚证

2. 患者左胸前区刺痛，常于夜间发作，面色略暗，舌尖有紫色斑点，脉弦涩的临床意义是（　　）

    A. 气逆证　　　　B. 气滞证　　　　C. 气虚证　　　　D. 血热证　　　　E. 血瘀证

3. 患者初起恶寒发热，咽喉疼痛，继之眼睑头面浮胀，小便量少的临床意义是（　　）

    A. 痰饮　　　　　B. 悬饮　　　　　C. 支饮　　　　　D. 阳水　　　　　E. 阴水

4. 患者喉中有异物感，吞之不下，吐之不出，痰多，胸闷胁胀，苔白滑，脉弦的临床意义是（　　）

    A. 痰阻胸阳　　　B. 痰气郁结　　　C. 寒痰阻肺　　　D. 痰浊犯肺　　　E. 痰蒙清窍

5. 患者面白无华，短气，身倦乏力，便血，舌淡，脉细弱的临床意义是（　　）

    A. 气随血脱证　　B. 气不摄血证　　C. 气血两虚证　　D. 血虚证　　　　E. 气陷证

三、B1型题

（1~2题共用以下选项）

    A. 面色苍白，口唇青紫

    B. 头晕眼花，气短疲乏

    C. 脘腹坠胀，便意频频，久泄脱肛

    D. 神疲乏力，气短，汗出不止，劳累后加重

    E. 全身瘫软，神志朦胧

1. 气虚不固证的临床表现是（　　）

2. 脾虚气陷证的临床表现是（　　）

（3~4题共用以下选项）

    A. 刺痛拒按，固定不移，舌暗，脉涩

    B. 气短疲乏，脘腹坠胀，舌淡，脉弱

    C. 胸胁胀闷窜痛，时轻时重，脉弦

    D. 面色淡白，口唇爪甲色淡，舌淡，脉细

    E. 少气懒言，疲乏无力，自汗，舌淡，脉虚

3. 血瘀证可见的症状是（　　）

4. 气陷证可见的症状是（　　）

（5~6题共用以下选项）

    A. 唇甲淡紫，胁下痞块，拒按，舌暗，脉沉涩

    B. 胸胁胀闷窜痛，时轻时重，脉弦

    C. 两胁胀闷窜痛，胁下痞块，舌淡，脉涩

    D. 面唇色淡白，疲乏无力，自汗，舌淡，脉弱

E．少气懒言，疲乏无力，自汗，舌淡，脉弱

5．属气滞血瘀证临床表现的是（　　）

6．属气血两虚证的临床表现是（　　）

三、简答题

1．何谓血虚证，其主要临床表现如何？

2．何谓气陷证，其主要临床表现如何？

书网融合……

知识回顾　　习题

第八章　脏腑辨证

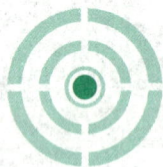

学习目标

知识要求：

1. 掌握脏腑病各证候的临床表现和辨证要点。
2. 熟悉脏腑辨证各证候的概念和证候分析。

技能要求：

1. 熟练掌握脏腑辨证技能。
2. 学会应用脏腑辨证方法，解决临床问题。

　　脏腑辨证，是指认识脏腑生理功能及病理特点的基础上，将四诊所收集到的病情资料，进行分析综合，进而判断出疾病的脏腑部位、病因、病性等的一种辨证方法，即以脏腑为纲，对疾病进行辨证。

　　脏腑辨证是临床常用辨证方法，脏腑辨证相较其他辨证方式有自己的特点和优势。八纲辨证过于简略概括，病因辨证只能判断病证的发病原因，因此这些辨证方法不能明确病证的发病部位，与脏腑辨证比较不够完整，因此，要想确切地辨明病证的部位、性质，还应落实到具体脏腑。而且根据藏象学说，每一脏腑均有其独特的生理、病理特点，根据其特征能够概括精准、具体的证型，有利于判断病位，结合病性，形成完整的诊断，很好地弥补了八纲辨证、病因辨证等辨证方法的不足。因此，脏腑辨证是中医辨证体系中十分的重要内容，是临床活动中最为常用诊断方法之一，是内、外、妇、儿等临床各科辨证的基础，具有广泛的适用性。

　　诊疗过程中使用脏腑辨证方法，首先要辨明脏腑病位。脏腑功能发生变化，伴随而来会出现反映于外的客观征象，根据客观征象推求疾病病位。由于各个脏腑的生理功能不同，其功能失调反映于外的症状、体征也各有不同。因此，熟练掌握各个脏腑的生理功能及其病变特点，是运用脏腑辨证方法，解决临床问题的关键。其次辨清疾病病性。脏腑辨证并不仅要辨明病变所在的脏腑病位，还应在病位基础上辨别疾病病理性质，只有辨清病性，才能得出正确的诊断，为后续治疗提供准确依据。

　　本章脏腑辨证，包括脏病辨证、腑病辨证、脏腑兼病辨证三部分，由于脏与腑在生理上相互联系、为用，病理上相互传变、影响，因此将腑病辨证纳入相对应脏病辨证中讨论。

第一节　心与小肠病辨证

PPT

　　心为君主之官，五脏六腑之大主。心的生理功能主要有两点：心主血脉和心藏神。血液在脉内有序循行，受心气的推动、血液充盈和脉道通利三方面共同影响。血液是心主神志的物质基础。此外，心在体合脉，其华在面，开窍于舌，在液为汗，心与小肠互为表里。小肠位于腹中，上通于胃，下连大肠。具有受盛和化物、泌别清浊的功能。

心的主要病理表现是主血脉、藏神功能异常，出现心悸、怔忡、心胸疼痛、失眠、健忘、心烦、癫狂、痴呆、口舌生疮、脉结代等症状。小肠主要病理表现是受盛化物、泌别清浊功能异常，出现腹痛、肠鸣、泄泻、小便赤涩疼痛等症状。

心病证候有虚实之分，虚证多见心的气血阴阳虚损，如心气虚、心阳虚、心阳暴脱、心血虚、心阴虚。实证则是气、火、血、寒、痰等病因引起，如心脉闭阻、心火亢盛、痰蒙心神、痰火扰神、瘀阻脑络。小肠病证亦有虚实之分，本节主要介绍心火下移小肠的小肠实热证，其他与小肠有关症状，可参照后续脾胃病证辨证，此处不再赘述。

一、心气虚证

1. 概念　是指先天禀赋不足，或年老久病等导致心气亏虚，鼓动无力，出现心悸、乏力等为主要表现的证。

2. 临床表现　心悸怔忡，胸闷，神疲乏力，气短懒言，自汗，动则尤甚，面色淡白，舌淡，脉虚无力。

3. 证候分析　心气不足，鼓动无力，心动节律失常，故见心悸怔忡；心气虚，运血无力，心失所养故胸闷，气虚则神疲乏力，气短懒言；气虚卫表固摄失司，故出现自汗；心之华在面，心气虚，失于荣养则面色淡白；舌淡，脉虚皆心气不足之象。

4. 辨证要点　以心悸怔忡及气虚证候共见。

二、心阳虚证

1. 概念　是指心气虚日久，阳气渐虚，或他脏病证损及心阳导致心阳虚，出现心悸怔忡，胸闷疼痛，畏寒肢冷等为主要表现的证。

2. 临床表现　心悸怔忡，胸闷疼痛，畏寒肢冷，神疲乏力，自汗，面色苍白，唇色青紫，舌淡胖或紫暗，苔白滑，脉虚弱沉迟或结代。

3. 证候分析　心阳不足，推动、温煦作用减弱，轻则见心悸，重则为怔忡；阳虚则畏寒肢冷；阳气不足，心脉失于温养则痹阻不通，故胸闷心痛；气虚则神疲乏力；气虚不固则自汗出；气虚面失荣养，阳虚血行迟缓，则面色苍白，甚则面唇色青紫；舌淡胖或紫暗，苔白滑，脉虚弱沉迟或结代皆是心阳虚之象。

4. 辨证要点　心胸部局部症状心悸怔忡，胸闷疼痛，与阳虚证共见。

三、心阳暴脱证

1. 概念　是指心阳虚进一步发展，或寒邪暴伤，痰瘀痹阻，津血亡逸导致阴损及阳等原因导致心阳虚极，阳气欲脱，出现心悸怔忡、神昏肢厥、脉微欲绝等为主要表现的证候。

2. 临床表现　在心阳虚证候基础上，突然出现心胸部憋闷或疼痛加剧，冷汗淋漓，四肢厥冷，呼吸微弱，神志昏迷，唇舌青紫，脉微欲绝。

3. 证候分析　心阳暴脱，不能固外，则冷汗淋漓；心阳暴脱，宗气外泄，呼吸失司，则呼吸微弱；阳衰失温则四肢厥冷；阳虚阴盛，血寒滞行则胸痛憋闷剧痛、唇舌青紫，心藏神，心阳暴脱，心神涣散则神智昏聩，不省人事；虚阳外脱，脉道不充则面色无华、脉微欲绝。

4. **辨证要点**　心胸局部症状心悸怔忡、胸闷剧痛，与亡阳证候共见。

5. **类证鉴别**　心阳虚证、心阳暴脱证均与心气虚有关，其鉴别见表8-1。

表8-1　心气虚证、心阳虚证、心阳暴脱证鉴别表

证型	相同点	不同点
心气虚证	心悸，气短，神疲乏力，自汗	气虚为主，无畏寒肢冷表现
心阳虚证		除心气虚表现外，还可见心胸部疼痛，畏寒肢冷，舌淡胖或紫暗，苔白滑，脉虚弱沉迟或结代
心阳暴脱证		除心阳虚表现外，突然心胸部闷痛加剧，出现冷汗淋漓，四肢厥冷，面色苍白，脉微欲绝等亡阳证候

四、心血虚证

1. **概念**　是指思虑过度，失血过多，或久病伤及营血，导致心血不足，心失濡养，出现以心悸、失眠等为主要表现的证候。

2. **临床表现**　心悸，失眠，多梦，健忘，眩晕，面色淡白或萎黄，舌色淡，脉虚细。

3. **证候分析**　心血不足，心失于濡养则心悸，血不养神则失眠健忘；阴血不足，阴不制阳则梦多；血不上荣，面色不华，舌色偏淡；血虚脉道不充，故虚细无力。

4. **辨证要点**　心悸、失眠、多梦，与血虚证候共见。

🖥 岗位情景模拟 21

　　患者，女，34岁。2019年11月21日。因心悸气短1个月余，伴胸部隐痛就诊于某三甲医院中医科门诊。现症心悸气短，胸部隐痛，头晕目眩，食少纳呆，不思饮食，胃脘胀闷，面色无华，倦怠乏力，睡眠质量欠佳，健忘，月经量少，经期较短、不规律，舌淡红，苔薄白，脉细弱。既往体健，无职业病、传染病史，无家族遗传病史，无药物过敏史，无吸烟、嗜酒等不良嗜好。[梁永瑞，李应存，李鑫浩，等.李应存教授敦煌神妙补心丸治疗心系疾病经验举要.光明中医，2021，36（23）：4051-4053.]

　问题与思考

（1）请归纳出该病的主诉。

（2）用脏腑辨证进行分析并做出证候诊断。

答案解析

五、心阴虚证

1. **概念**　是指思虑太过耗伤心神，或内热过盛，灼伤心阴，或肝肾阴虚，不能上荣，累及心阴，导致阴津不足，心失濡养，出现心悸、心烦、盗汗为主要表现的证候。

2. **临床表现**　心悸，心烦，失眠多梦，口干咽燥，皮肤失润，形体消瘦，潮热盗汗，颧红，舌红少津，脉细或细数。

3. **证候分析**　心阴不足，心失所养则心悸；心藏神，心阴不足，神志不安则多梦心烦；阴液亏虚，则口干咽燥，皮肤失润，阴虚形体失充，则形体消瘦；阴不制阳则潮热，阳相对过盛，迫津外泄则盗汗；虚热上扰则颧红。舌红少津，脉细数皆阴虚之象。

4. **辨证要点** 心悸、心烦与阴虚证候共见。

5. **类证鉴别** 心血虚与心阴虚均有心失濡养的临床表现，其鉴别见表8-2。

表8-2 心血虚证、心阴虚证鉴别表

证型	相同点	不同点
心血虚证	心悸，失眠，多梦，脉细	健忘，眩晕，面色淡白或萎黄，舌色淡，脉虚
心阴虚证		五心烦热，潮热盗汗，口干咽燥，形体消瘦，颧红，舌红少津，脉细数

六、心脉痹阻证

1. **概念** 是指正气不足，心阳不振，推动无力，又遇气滞、寒凝、痰阻、血瘀等原因诱发，导致瘀血阻滞心脉，出现心悸怔忡、胸闷心痛为主要表现的证候。

2. **临床表现** 心悸怔忡，心胸部憋闷疼痛或刺痛，时作时止，甚则痛引肩背，病情持续不能缓解。瘀阻心脉者，刺痛明显，唇舌色暗，或有瘀斑瘀点，脉涩。痰阻心脉者，心胸部憋闷疼痛，多肥胖形盛，身体困重，舌胖大，苔白腻，脉沉滑或沉涩。寒凝心脉者，遇寒加重，突然发作，疼痛剧烈，得温痛减，平素畏寒肢冷，舌淡，苔白，脉沉迟或沉紧。气滞心脉者，胀痛明显，与情志变化相关，可伴嗳气、善太息，舌淡红，脉弦。

3. **证候分析** 心阳不振，推动无力，故心悸怔忡。阳虚失运，心脉阻滞，脉络不畅，故心胸部憋闷疼痛；手少阴心经出腋下，循肩背，故严重者循经外传，痛引肩背。血瘀明显者，阻滞心脉，刺痛为主，血行瘀滞，故唇舌色暗，脉涩不畅。痰湿明显者，身体肥胖，舌体胖大；湿性重浊，故身体困重；痰湿明显者，津液停聚，苔白腻，痰停则脉滑，痰瘀交阻则脉涩。寒主痛，寒邪内侵，痹阻心脉，则疼痛明显；血脉不行，舌色偏淡；寒性凝滞，则脉迟、紧。肝气不疏，情志不畅，太息频频，全身气机不通，气阻心脉，故心胸部胀痛。

4. **辨证要点** 心悸怔忡，心胸部憋闷疼痛或刺痛等局部症状为主要见症。

5. **类证鉴别** 瘀阻心脉证、痰阻心脉证、寒凝心脉证、气滞心脉证均有心胸部憋闷疼痛等表现，其鉴别见表8-3。

表8-3 瘀阻心脉证、痰阻心脉证、寒凝心脉证、气滞心脉证鉴别表

证型	相同点	不同点
瘀阻心脉证	心悸怔忡，心胸部疼痛，甚则痛引肩背	刺痛明显，唇舌色暗，或有瘀斑瘀点
痰阻心脉证		闷痛，体胖身重，舌胖大，苔白腻，脉滑
寒凝心脉证		心胸部疼痛遇冷加重，舌淡，脉迟或紧
气滞心脉证		胀痛，与情志变化关系密切，嗳气，善太息，脉弦

> **岗位情景模拟22**
>
> 　　甘某，男，56岁，商人。平素喜食肥甘厚味，嗜酒，形体偏胖，高脂血症及高血压病史3年。自述昨天下午3点左右，忽然出现左胸部憋闷疼痛，连续约1分钟后自行缓解，昨天夜晚及今晨分别再次发生2次，遂于今日早上10时就诊。现症见：时发左胸部憋闷疼痛，伴气短，疲倦乏力，纳呆，便溏，恶心，咯吐痰涎，苔白腻，脉滑。

七、心火亢盛证

1. **概念**　是指五志过极化火，或过食辛辣肥甘之味，过用温补之品，导致火热内生，出现心烦失眠、口舌生疮、吐血衄血、小便短赤等为主要表现的证候。

2. **临床表现**　心烦，失眠，口舌生疮，口干，面红，小便短赤，大便秘结；或狂躁不安，神昏谵语；或吐血、衄血；舌尖红，苔黄，脉数。

3. **证候分析**　心火炽盛，扰动心神，故心烦失眠，甚则狂躁神昏；心火上炎，则口舌生疮；热盛伤津，故口干便秘，小便短赤；火热上扰，则面红；热迫血行，溢于脉外，则吐血、衄血。舌尖红，苔黄，脉数皆心火亢盛之象。

4. **辨证要点**　心烦失眠、口舌生疮、尿赤涩痛与实火证候共见。

八、痰蒙心神证

1. **概念**　是指湿浊酿痰或气郁生痰，上犯脑窍，蒙蔽心神，导致神识异常，出现痴呆、神昏等为主要表现的证候。

2. **临床表现**　神情痴呆，意识模糊，重则昏不知人；或精神抑郁，表情淡漠，喃喃自语；或突然仆倒，不省人事，半身不遂，口吐涎沫，喉中痰鸣。并见面色晦暗，胸脘痞闷，呕恶，苔白腻，脉滑。

3. **证候分析**　痰蒙心窍，故神昏痴呆，不省人事。肝失疏泄，气郁津停，痰湿蒙蔽心神，则神识抑郁，表情淡漠；痰浊内盛，肝风内动，夹痰上攻，故突然仆倒，半身不遂；痰浊内阻，气血运行不畅，故面色晦暗；痰阻中焦，胃失和降，则脘闷呕恶；苔白腻、脉滑均痰湿之象。

4. **辨证要点**　神志抑郁、痴呆、昏迷跌扑与痰浊阻滞证候共见。

九、痰火扰神证

1. **概念**　是指因过食肥甘，痰湿中阻，加之思虑动怒，郁而化火，痰火内盛，扰动心神；或因外感湿热，内陷心包，导致心神被扰，出现狂躁不安等为主要表现的证候。

2. **临床表现**　发热，面红目赤，烦躁不安，失眠，呼吸气促，喉中痰鸣，咳吐黄痰；或胡言乱语，谵妄狂躁异常，打人毁物，骂詈不避亲疏，舌红苔黄腻，脉滑数。

3. **证候分析**　外感热病，热毒内陷故发热，或气郁日久，化热化火；火热上炎，故面红目赤，火盛煎津，痰火扰神，故烦躁不安，失眠，甚则谵妄狂躁，骂詈打人；痰热内盛，故喉中痰鸣，咳吐黄痰；舌红苔黄腻，脉滑数均为痰火内盛之象。

4. **辨证要点**　狂躁、谵语与痰火内盛证候共见。

5. **类证鉴别**　痰蒙心神证与痰火扰神证均有神志异常表现，其鉴别见表8-4。

表8-4　痰蒙心神证与痰火扰神证鉴别表

证型	相同点	不同点
痰蒙心神证	神志异常，苔腻，脉滑	精神抑郁，痴呆，表情淡漠，喃喃自语，苔白腻、脉滑
痰火扰神证		狂躁不安，打人毁物，骂詈不避亲疏，舌红苔黄腻，脉滑数

十、瘀阻脑络证

1. **概念**　是指因头部外伤，瘀血停积脑络；或久病入络，脑络瘀阻，出现头痛、头晕等为主要表现的证候。

2. **临床表现**　头晕，头痛，痛处固定，健忘，面色晦暗，舌质紫暗，有瘀斑瘀点，脉涩，可出现昏不识人。

3. **证候分析**　瘀阻脑络，故头痛如刺，痛处固定；瘀血内停，脑部脉络失养，故头晕健忘；严重头部外伤，伤及元神，瘀阻脑络，故昏不识人；舌质紫暗，有瘀斑瘀点，脉涩，均瘀血内停之象。

4. **辨证要点**　头痛、头晕，与瘀血内停证候共见。

十一、小肠实热证

1. **概念**　是指因五志过极化热，导致心火亢盛，循经下移小肠；或过食肥甘，导致小肠蕴热，出现小便热赤涩痛为主要表现的证候。

2. **临床表现**　小便短赤，灼热涩痛，血尿，口舌生疮，口渴，心烦，舌尖红，苔黄，脉数。

3. **证候分析**　小肠蕴热，泌别清浊功能失司，火热之邪延及膀胱，故小便短赤涩痛；热灼血络，故尿血；热扰心神，故心烦；心火上炎，故口舌生疮；热盛伤津，故口渴；舌尖红，苔黄，脉数，均为火热证之象。

4. **辨证要点**　小便热赤涩痛与心经火热证候共见。

5. **类证鉴别**　心火亢盛证、小肠实热证均是火热之象，其鉴别见表8-5。

表8-5　心火亢盛证、小肠实热证鉴别表

证型	相同点	不同点
心火亢盛证	均可出现心烦口渴，小便短赤涩痛及其他内热表现	病位主要在心，以心烦、口舌生疮等心火亢盛表现为主
小肠实热证		病位主要在小肠，以小便热淋涩痛等小肠热盛表现为主

（平　凡）

第二节　肺与大肠病辨证

肺居胸中，上连气道、喉咙，开窍于鼻，合称肺系。肺的生理功能主要有：肺朝百脉，主气、司呼吸，通调水道；主宣发、肃降。肺主治节，调节全身的气机和呼吸功能，并参与水液代谢，其生成的宗气还参与血液的运行，故又称为相傅之官。此外，肺在体合皮，其华在毛，在液为涕，手太阴肺经起于中焦，下络大肠，与大肠互为表里。大肠位于腹中，上连小肠，下连肛门。大肠具有主津和传导糟粕的功能。

肺的主要病理反映在呼吸功能失常，宣降失常，通调水道及输布津液失职，卫外不固等方面，其常见症状有：咳嗽、气喘、咯痰、胸痛、咽喉痒痛、声音变异、鼻塞流涕，或水肿等，尤以咳喘最为多见。故《素问·咳论》曰："肺之令人咳。"大肠病变主要是传导功能失常，主要症状是泄泻、便秘，以及下痢脓血，腹胀腹痛等。

肺病的证候有虚、实之分。虚证多因咳喘日久，或他脏病变累及于肺所致肺气虚证或肺阴虚证；肺的实证多因外邪侵袭或水饮停聚于肺所致，常见病证有风寒犯肺证、风热犯肺证、燥邪犯肺证、肺热炽盛证、痰热壅肺证、寒饮（痰）阻肺证、饮停胸胁证、风水相搏证。大肠的常见病证有大肠湿热证、肠热腑实证、肠燥津亏证。

一、肺气虚证

1. **概念**　肺气虚证是指肺的功能减弱所出现的证候。多由久咳耗伤肺气，或体弱肺气不足，或因脾虚，生化不足，肺失充养所致。多见于慢性肺病患者，或肺脏疾病后期。

2. **临床表现**　咳喘无力，动则益甚，咳痰清稀，少气息短，语声低怯，面色淡白，神疲体倦，或有自汗，畏风，容易感冒，舌淡苔白，脉弱。

3. **证候分析**　肺气亏虚，宗气不足，呼吸功能减弱，故咳喘无力，语声低怯；动则耗气故喘息益甚；肺虚水液失于输布，聚而为清稀痰液；气虚卫表不固则自汗，畏风，容易感冒；面色淡白，神疲体倦，舌淡苔白，脉弱均为气虚之征。

肺气虚，宗气不足，行血无力还可出现心悸怔忡，胸闷不适等心气虚症状，导致心肺气虚证；肺虚日久，累及肾气可出现肾不纳气证。

4. **辨证要点**　以咳喘无力、短气及气虚征象为辨证要点。

二、肺阴虚证

1. **概念**　肺阴虚证是指肺阴不足，虚热内生所出现的证候。多由久病咳嗽，年老耗伤津液，或肺痨日久，痨热灼伤肺阴，或热病之后津液大亏致肺失濡养，肺燥津枯为患。

2. **临床表现**　干咳无痰，或痰少而黏稠，不易咯出，或痰中带血，声音嘶哑，口燥咽干，形体消瘦，皮毛干枯，五心烦热，两颧潮红，潮热盗汗，舌红少苔，脉细数。

3. **证候分析**　肺阴不足，肺失清肃则干咳少痰，或痰少而黏，不易咯出；阴虚火旺，灼伤肺络则痰中带血；阴虚津亏，咽喉失养则声音嘶哑；阴津枯竭，内不能洒陈脏腑，外不能充身泽毛故形体消瘦、皮毛干枯；阴虚内热则口燥咽干，五心烦热，两颧潮红，潮热盗汗，舌红少苔，脉细数。

肺中津液难以恢复，日久不愈，肺气受损，津液耗伤，肺叶痿弱，出现气喘、咳吐浊唾涎沫，稠黏或夹血丝，为反复发作的虚热肺痿证。或阴损及阳可出现肺中冷，咳多涎唾清稀，息短等症，转为虚寒性肺痿；肺阴虚损及肾阴，可转为干咳、少痰，咽干，骨蒸潮热，腰膝酸软为主症的肺肾阴虚证。

4. **辨证要点**　以干咳或痰少而黏与阴虚征象并见为辨证要点。

5. **类证鉴别**　本证与燥邪犯肺证均有燥咳及津液不足的表现，临床应加以鉴别，见表8-6。

表8-6　肺阴虚证、燥邪犯肺证鉴别表

证型	相同点	不同点
肺阴虚证	干咳或少痰，痰黏难咯，或咯血（燥痰），口舌咽干	病机为久病伤肺津，为内燥证，兼颧红、潮热盗汗、五心烦热、脉细数等阴虚内热证候
燥邪犯肺证		病机为燥邪犯表，属外燥证，兼发热、微恶风寒、苔薄、脉浮等表证证候

👨 岗位情景模拟 23

冯某，女，51岁。3个月来反复咳嗽，咯痰量少而黏，带血丝，未作治疗。1周来，自觉午后发热，体温38℃左右，咯血量多、色鲜红，遂来就诊，经X片诊断为"肺结核"。现症见：午后潮热，两颧红赤，咳嗽，咯血，形体消瘦，盗汗，口燥咽干，舌红少苔，脉细数。

问题与思考
1. 请归纳出该病的主诉。
2. 用脏腑辨证进行分析并做出证候诊断。

答案解析

三、风寒犯肺证

1. **概念** 风寒犯肺证是指风寒侵袭肺系，肺卫失宣所表现的证候。多因风寒外邪，侵袭肺卫，导致肺卫失宣所致。

2. **临床表现** 咳嗽，咳痰色白而清稀，或气喘，微有恶寒发热，鼻塞，流清涕，喉痒，或身痛无汗，舌苔薄白，脉浮紧。

3. **证候分析** 肺司呼吸，外合皮毛，风寒外感，从肌表口鼻而入，最易袭表犯肺，肺气被束，失于宣降，故为咳嗽，气喘；肺不布津，聚而成痰，随肺气上逆，故咳痰色白而清稀；鼻为肺窍，肺气失宣，鼻咽不利，则鼻塞，流清涕，喉痒；风寒袭表，卫阳被遏，不能温煦肌表，故微有恶寒，阳气郁遏，故见发热；风寒犯表，凝滞经络，不通则痛，故头身疼痛；寒性收引，腠理闭塞，故见无汗；舌苔薄白，脉浮紧，为外感风寒之征。

4. **辨证要点** 以咳嗽、痰白清稀与风寒表证症状并见为辨证要点。

5. **类证鉴别** 风寒犯肺正与风寒表证均可见表证和咳嗽，临床应注意鉴别，见表8-7。

表8-7 风寒犯肺证、风寒表证鉴别表

证型	相同点	不同点
风寒犯肺证	均可出现表证和咳嗽、咳痰清稀	表里同病，病位主要在里（肺），以咳嗽、咳痰清稀为主要表现，表证表现轻微
风寒表证		病位主要在表，恶寒发热，身痛无汗等表证表现明显，咳嗽咯痰较轻，可有可无

四、风热犯肺证

1. **概念** 指风热邪气侵袭肺系，肺卫失宣所表现出来的以咳嗽，发热恶风为主症的证候。多因风热外邪，侵袭肺卫，导致肺卫失宣所致。本证若按卫气营血辨证和三焦辨证，属于卫分证，上焦病证。

2. **临床表现** 咳嗽，痰稠而黄，或气喘，鼻塞，流浊涕，咽喉肿痛，发热，微恶风寒，口微渴，舌尖红，苔薄黄，脉浮数。

3. **证候分析** 风热袭肺，肺失清肃，肺气上逆而咳嗽；热邪灼津为痰，故痰稠而黄；肺气失宣，鼻窍不利，肺津被热邪所灼，故鼻塞流浊涕；风热上扰，咽喉不利，故咽喉肿痛；风热袭表，卫气抗邪于表，故有发热；卫阳被遏，肌表失于温煦，故微恶风寒；热伤津液，故口微渴；舌尖红，苔薄黄，脉浮数，为风热犯肺之征。

4. **辨证要点** 以咳嗽、痰稠而黄与风热表证症状并见为辨证要点。

五、燥邪犯肺证

1. 概念　指外感燥邪，耗伤肺津，肺失濡润所表现的证候，简称"肺燥证"。本证多因感受燥邪，耗伤肺津，肺卫失和，或风温之邪化燥伤津所致。燥邪常见于秋天，若初秋感燥，燥与热合，多为温燥；若深秋感燥，燥与寒合，多为凉燥。

2. 临床表现　干咳无痰，或痰少而黏，难以咯出，甚则胸痛，痰中带血，或见鼻衄，口、唇、鼻、咽喉、皮肤等干燥，尿少，大便干结，舌苔薄而干燥少津。或微有发热恶寒，无汗或少汗，脉浮数或浮紧。

3. 证候分析　肺喜润恶燥，燥邪犯肺，肺津耗损，肺失滋润，清肃失职，故干咳无痰，或痰少而黏，难以咯出；燥伤血络，故见胸痛，咯血，鼻衄；燥邪伤津，清窍、皮肤失于滋润，故见口、唇、鼻、咽喉、皮肤等干燥，苔薄而干燥少津；肠道失润则大便干；津伤液亏则小便短少；燥袭卫表，卫气失和，故微有发热恶寒。夏末秋初，多为温燥，腠理开泄，故见汗出，脉浮数。秋末冬初，多为凉燥，寒主收引，腠理闭塞，故见无汗，脉浮紧。

4. 辨证要点　以干咳痰少，鼻咽口舌干燥为辨证要点。

5. 类证鉴别　风寒犯肺证、风热犯肺证、燥邪犯肺证均为外邪犯肺证，临床均以咳嗽、咯痰为主症，临床应加以鉴别，见表8-8。

表8-8　风寒犯肺证、风热犯肺证、燥邪犯肺证鉴别表

证型	相同点	不同点
风寒犯肺证	均为外邪袭表，肺气失宣所致，均以咳嗽、咯痰兼表证为主要表现	咳嗽、咳痰清稀色白，鼻塞流清涕，兼风寒表证表现为辨证要点
风热犯肺证		咳嗽、咯痰黄稠，鼻塞流浊涕，兼风热表证表现为辨证要点
燥邪犯肺证		干咳、无痰或痰少而黏，鼻咽干燥，兼燥邪表证表现为辨证要点

六、寒饮（痰）阻肺证

1. 概念　指寒饮或寒痰停聚于肺，肺失宣降所表现的证候。多因素有饮疾，罹感寒邪，内客于肺；或因外感寒湿，侵袭于肺，转化为痰；或因脾阳不足，寒从内生，聚水成饮，上干于肺所致。

2. 临床表现　咳嗽，痰多色白、质稠或清稀量多易咯，胸满，气喘，或喉间有哮鸣声，恶寒，肢冷，舌质淡，苔白腻或白滑，脉濡缓或弦滑。

3. 证候分析　清者为饮，浊者为痰，若寒饮阻肺，肺失宣降，肺气上逆，故咳嗽，气喘，痰白清稀而量多；若寒痰阻肺，肺失宣肃则痰多色白质稠；痰气搏结，上涌气道，故喉中痰鸣，时发哮喘；痰浊或寒饮阻闭于肺，肺气不利，故胸满；寒性凝滞，阳气被郁，不能外达，形体四肢失于温煦，故恶寒肢冷；舌淡，苔白腻或白滑，脉濡缓或弦滑，为寒饮痰浊内停之征。

4. 辨证要点　以咳嗽气喘、痰白量多易咯、舌苔白腻为辨证要点。

七、肺热炽盛证

1. 概念　指火热炽盛，壅积于肺，肺失清肃所表现的实热证候，简称为肺热证或肺火证。本证若以卫气营血辨证和三焦辨证，应为气分证、上焦病证。多因外感风热之邪入里，或风寒之邪入里化热，蕴结于肺所致。

2. 临床表现　发热，口渴，咳嗽，气粗而喘，甚则鼻翼煽动，鼻息灼热，胸痛，或有咽喉红肿疼

痛，小便短黄，大便秘结，舌红苔黄，脉洪数。

3. 证候分析　肺热炽盛，肺失清肃，气逆于上，故见咳嗽，气喘，甚则鼻翼煽动，气粗息灼；邪郁胸中，阻碍气机，故胸痛；肺热上熏于咽喉，气血壅滞，故咽喉红肿疼痛；里热蒸腾，向外升散，故发热较甚；热盛伤津，故口渴欲饮，大便秘结，小便短黄；舌红苔黄，脉数，均为邪热内盛之征。

4. 辨证要点　以新病、病势急，咳喘气粗、鼻翼煽动与实热症状并见为辨证要点。

八、痰热壅肺证

1. 概念　指痰热互结，壅滞于肺，肺失清肃，以发热、咳喘、痰多黄稠为主要表现的肺经痰热证候。多因热邪犯肺，肺热炽盛，灼伤肺津，炼液成痰；或素有宿痰内盛，郁而化热，痰热互结，壅阻于肺所致。

2. 临床表现　咳嗽，咳痰黄稠而量多，胸闷，气喘息粗，甚则鼻翼煽动，喉中痰鸣，或咳吐脓血、腥臭痰，胸痛，发热口渴，烦躁不安，小便短黄，大便秘结，舌红苔黄腻，脉滑数。

3. 证候分析　痰壅热蒸，肺失清肃，气逆上冲，故咳嗽气喘，气粗息粗，甚则鼻翼煽动；痰热互结，随肺气上逆，故咳痰黄稠而量多，或喉中痰鸣；若痰热阻肺，气滞血壅，血败肉腐，故见咳吐脓血腥臭痰；痰热内盛，壅塞肺气，故胸闷胸痛；里热炽盛，蒸腾于外，故见发热；热扰心神，故烦躁不安；热灼津伤，故口渴。小便黄赤，大便秘结；舌红苔黄腻，脉滑数，为痰热内盛之征。

4. 辨证要点　以发热、咳喘、痰多黄稠与实热症状并见为辨证要点。

5. 类证鉴别　痰热壅肺证与肺热炽盛证均见咳嗽及里实热证，但前者兼有痰浊壅盛，见痰多及相应证候，后者则痰证不明显，咳嗽但痰不多。

此外，痰热壅肺证和风热犯肺证均可见咳嗽、痰稠黄（热痰）。但病位及兼症不同，其鉴别见表8-9。

表8-9　痰热壅肺证、风热犯肺证鉴别表

证型	相同点	不同点
痰热壅肺证	均可出现咳嗽、咳痰黄稠和发热	病位在肺，病重，属里实热证，见咳喘胸痛、痰多黄稠或脓血腥臭痰，苔黄腻，脉滑数
风热犯肺证		病位肺卫（表），兼发热恶寒，苔薄黄、脉浮数等表证证候，病轻，病程短，预后良好，进一步发展可转化为痰热壅肺证

> **👤 岗位情景模拟24**
>
> 　　曹某，男，42岁。1天前因气温骤降，出现恶寒，发热，头身疼痛，无汗，咳嗽，咯痰清稀等症。昨日下午体温上升至39.3℃，咳嗽加重，遂来就诊。现症见：高热，咳喘，咯痰量多色黄而黏，胸闷，口渴欲饮，烦躁不安，小便短黄，大便干燥，舌红苔黄腻，脉滑数。
>
> **问题与思考**
> 1. 请归纳出该病的主诉。
> 2. 用脏腑辨证进行分析并做出证候诊断。
>
> 答案解析

九、饮停胸胁证

1. 概念　指水饮停于胸胁（腔），阻碍气机所表现的证候，亦称"悬饮"。多因中阳素虚，气不化水，水饮内停；或因外邪侵袭，肺失通调，水液输布障碍，停聚为饮，流注胸胁所致。

2. **临床表现** 胸廓饱满，胸胁部胀闷或痛，咳嗽，气息短促，咳唾、呼吸或身体转侧则牵引胁痛，或有头目晕眩，舌苔白滑，脉沉弦。

3. **证候分析** 饮停胸胁则胸廓饱满；气机受阻，升降失司，经脉不利，故胸胁胀闷或痛，气短息促；水饮停于胸腔，上迫于肺，肺失宣降，胸胁气机不利，故咳唾、呼吸或身体转侧则牵引胁痛；饮邪遏阻，清阳不升，故头目晕眩；水饮内停，故可见苔白滑，脉沉弦。

4. **辨证要点** 以胸胁胀闷或痛、咳唾引痛为辨证要点。

5. **类证鉴别** 与风寒犯肺证、寒饮阻肺证均可见咳喘痰稀色白，临床当注意鉴别，见表8-10。

表8-10 风寒犯肺证、寒饮阻肺证、饮停胸胁证鉴别表

证型	相同点	不同点
风寒犯肺证	均有咳嗽、咯痰色白清稀	病位在肺，痰少，兼微恶风寒、发热、无汗、苔薄白脉浮等风寒表证表现
寒饮阻肺证		病位在肺，痰多易咯，见胸闷、喉间痰鸣，苔白腻或白滑，脉濡缓或滑等痰浊内停之征
饮停胸胁证		病位在胸胁（腔），胸廓饱满，咳唾引痛，苔白滑、脉沉弦等

十、风水相搏证

1. **概念** 指风邪外袭，肺失通调，风水相搏，泛溢肌肤所表现出来的证候。临床常见于急发性水肿病。

2. **临床表现** 突发眼睑头面水肿，皮肤光亮，按之易复，继而水肿遍及全身，上半身肿甚，来势迅速，小便短少。偏风热者，伴咽喉红肿疼痛，舌质红，脉浮滑数；偏于风寒者，兼恶寒、咳喘，舌苔薄白，脉浮滑或浮紧。

3. **证候分析** 风邪外袭，客于肺卫，肺失宣降，通调失司，以致风遏水阻，泛溢肌肤，发为水肿，小便短少；肺在上焦，故水肿从头面部开始，上半身肿甚；水肿急发，皮肤弹性尚在，故皮肤光亮，按之易复。若风邪夹热，上犯咽喉，则咽喉红肿疼痛；若风邪夹寒上犯，肺失宣肃，卫阳被遏则恶寒、咳喘。舌质红，脉浮滑数，为风热袭肺之征；舌苔薄白，脉浮滑或浮紧为风寒袭肺之征。

4. **辨证要点** 以突发眼睑颜面水肿，来势迅速，小便短少，并伴表证证候为辨证要点。

十一、大肠湿热证

1. **概念** 是指湿热内蕴，阻滞肠道，传导失职，以腹痛、里急后重、脓血便或暴泻为主要表现的证候。多因夏秋之季，暑湿热毒之邪入侵肠道；或进食腐败不洁之物，湿热秽浊之邪蕴结肠道所致。

2. **临床表现** 腹痛腹胀，下痢脓血，里急后重，或暴泻如水，或腹泻不爽，粪质黄稠秽臭，肛门灼热，小便短黄，身热口渴，舌质红，苔黄腻，脉滑数。

3. **证候分析** 湿热之邪侵犯肠道，阻碍气机，气滞不通，故腹痛腹胀；湿热侵袭肠道，气机紊乱，清浊不分，水液下趋，故暴注下迫；湿热内蕴，损伤肠络，瘀热互结，故下痢脓血；火性急迫而湿性黏滞，湿热疫毒侵犯，肠道湿热不散，秽浊蕴结不泄，故腹泻不爽，粪质黄稠、秽臭，排便时肛门灼热感；湿热蒸腾于外，故身热；热邪伤津，泻下耗液，故口渴，小便短黄；舌质红，苔黄腻，脉滑数，为湿热内蕴之征。

4. **辨证要点** 以腹痛暴泻如水，或里急后重、下痢脓血，或大便黄稠秽臭与湿热证并见为辨证要点。

十二、肠热腑实证

1. 概念　是指邪热与肠中糟粕相搏，燥屎内结，腑气不通所表现的实热证候，又称"大肠热结证""大肠实热证"。属于六经辨证的阳明腑实证或卫气营血辨证的气分证。多因邪热炽盛，汗出过多；或因里热证误用汗法，津液外泄，致肠中干燥，里热更甚，燥屎内结所致。

2. 临床表现　高热或日晡潮热，脘腹胀满，疼痛拒按，大便秘结，或热结旁流，大便恶臭，汗多，口渴，甚则神昏谵语，狂乱，小便短黄，舌质红，苔黄厚而燥，或焦黑起刺，脉沉数有力，或沉迟有力。

3. 证候分析　里热伤津，肠道失润，邪热与肠中燥屎相结，腑气不通，故脐腹部胀满，疼痛拒按，大便秘结；大肠属阳明，阳明经气旺于日晡，故日晡潮热；若燥屎内结，邪热迫津从旁下泄，故泻下青黑色恶臭粪水（热结旁流）；肠热壅滞，腑气不通，邪热与秽浊上熏，扰乱心神，故可见神昏谵语，精神狂乱；里热熏蒸，迫津外泄，故高热，汗出，口渴，小便短黄；实热内盛，故舌苔黄厚而燥，脉沉数有力；若燥屎与邪热互结，煎熬熏灼，故舌苔焦黑起刺；阻碍脉气运行，故脉来沉迟有力。

4. 辨证要点　以病势急迫，大便秘结、腹满硬痛与里热炽盛症状并见为辨证要点。

课堂互动 8-1

如何理解肠热腑实证之热结旁流？

答案解析

十三、肠燥津亏证

1. 概念　是指津液亏损，肠失濡润，传导失职所表现的证候，又称"大肠津亏证"。多因素体阴亏，或年老津液不足，或过食辛燥，或吐泻、久病、温热病后期等耗伤阴液所致。

2. 临床表现　大便干燥如羊屎，艰涩难下，数日一行，腹胀作痛，或可于左少腹触及包块，口干或口臭，或头晕，舌红少津，苔黄燥，脉细涩。

3. 证候分析　各种原因损伤阴津，肠道失濡，传导失职，故大便干燥秘结，坚硬如羊屎，难以排出，甚则数日一行；大肠有燥屎，气机阻滞，故腹胀作痛，或左下腹触及包块；腑气不通，浊气上逆，故口气臭秽，甚至上扰清阳而见头晕；阴津亏损，不能上润，故口干，舌红少津；阴液不能濡润脉道，故脉细涩。

4. 辨证要点　以久病势缓，大便燥结、排便困难与津亏证症状并见为辨证要点。

5. 类证鉴别　肠热腑实证与肠燥津亏证均有便秘，临床应加以鉴别，见表8-11。

表8-11　肠燥津亏证、肠热腑实证鉴别表

证型	相同点	不同点
肠燥津亏证	病位均在大肠，均有大便干燥，排便困难	无发热，病势相对较缓，以大便干燥，排便困难兼阴亏证候为辨证要点
肠热腑实证		病势急，发热，腹满硬痛，便秘兼实热证候为辨证要点

（张方毅）

第三节　脾与胃病辨证

PPT

脾位于中焦，左上腹部。脾为后天之本，气血生化之源。脾的生理功能主要有三点：脾主运化、

升清和统血。脾喜燥恶湿。此外，脾在体合肉，其华在唇，开窍于口，在液为涎，脾与胃互为表里。胃居中焦，位于左上腹，在脾之前，上接食管，下连小肠，具有受纳和腐熟的功能。胃以降为顺，喜润恶燥。

脾的主要病理表现是主运化、升清和统摄血液功能异常，出现腹胀、腹痛、纳呆食少、泄泻、水肿、内脏下垂、慢性出血等症状。胃主要病理表现是受纳腐熟功能异常，胃失和降，出现胃脘胀满、疼痛、恶心、呕吐、嗳气、呃逆等症状。

脾病证候有虚实之分，虚证多见脾气血阴阳虚损，如脾气虚、脾阳虚、脾虚气陷、脾不统血。实证则是寒热湿邪伤脾，如寒湿困脾、湿热困脾。胃病证候亦有虚实之分，如胃气虚、胃阳虚、胃阴虚。实证多因寒热食湿阻滞，如胃火炽盛、寒滞胃脘、胃肠气滞、食滞胃肠等。

一、脾气虚证

1. **概念**　是指饮食不节，忧思伤脾，年老体衰或大病初愈等，导致脾失健运，气血生化乏源，出现纳呆食少，腹胀等为主要表现的证候。

2. **临床表现**　纳呆食少，腹胀，食后加重，便溏，神疲乏力，少气懒言，舌淡，苔白，脉缓或脉弱。

3. **证候分析**　脾气不足，运化无力故纳呆食少；气虚推动无力，导致气滞腹中，出现腹胀；气虚下陷，清气不升则便溏；脾虚气血生化乏源，则神疲乏力，少气懒言；舌淡、苔白，脉缓弱均是脾气虚之象。

4. **辨证要点**　以纳呆食少、腹胀、便溏及气虚证候共见。

岗位情景模拟 25

贺某某，男，66岁，2018年9月12日初诊。患者4年前无明显诱因出现大便排出困难，3~5日一行，解出费力，大便质干，无黏液脓血，无明显腹胀腹痛等不适，平素经常口服"番泻叶或芦荟胶囊"等药物以维持大便顺畅。来诊时近1个月余上述症状明显加重，大便5~7日一行，且伴有腹胀、自汗出、神疲乏力、纳差。舌质淡红胖大、苔白稍腻、脉弱。[范丽颖，沙静涛，张新.沙静涛教授治疗肺脾气虚型功能性便秘的经验.临床医学研究与实践，2021，6（7）：31-33.]

问题与思考

1. 请归纳出该病的主诉。
2. 用脏腑辨证进行分析并做出证候诊断。

答案解析

二、脾阳虚证

1. **概念**　是指脾气虚日久，阳气渐虚，或恣食生冷，寒邪直中脾胃，或肾阳虚日久损及脾阳，导致脾阳虚弱，出现腹胀痛、便溏、怕冷等为主要表现的证候。

2. **临床表现**　纳呆食少，腹满胀，腹部绵绵作痛，喜温喜按，畏寒肢冷，面白少华，口淡不渴，四肢浮肿，尿少，大便溏泻，重则完谷不化，白带清稀量多，舌淡胖有齿痕，苔白滑，脉沉迟无力。

3. **证候分析**　脾阳虚弱，推动无力，运化失司，故纳呆食少；气虚日久气滞不行，则腹胀满，绵绵作痛。阳虚失于温煦则畏寒肢冷，喜温喜按；气不上荣则面白少华；气不行津，津停则口淡不渴，四肢浮肿而尿少，白带清稀量多；清阳不升，溏泄乃成；脾阳虚衰则运化不行，完谷不化；舌淡胖有齿痕，苔白滑，脉沉迟无力皆是脾阳虚之象。

4. **辨证要点** 纳呆食少、绵绵腹痛、便溏与阳虚证候共见。

三、脾虚气陷证

1. **概念** 是指脾气虚日久，病情进一步发展，或久泻久痢，或妇女产育过多，产后失护等，导致脾气虚衰，中气下陷，出现脘腹坠胀、内脏下垂等为主要表现的证候。脾居中焦，故又名中气下陷证。

2. **临床表现** 脘腹坠胀，食后加重，便意频频，肛门下坠感，或者久泻久痢不止，严重出现脱肛，或小便浑浊如米泔色，或内脏下垂，少气懒言，神疲乏力，头晕目眩，面白少华或无华，食纳少，舌质淡苔薄白，脉虚缓弱。

3. **证候分析** 脾主升，脾气不足，升举无力，出现脏器脱垂、脱肛、便意频频、泻痢等；清气在下，清浊不分，小便浑浊；气虚则懒言少气，神疲乏力；气不上荣则头晕目眩、面白少华或无华；脾气虚，运化失司，故纳呆食少；舌质淡苔薄白，脉虚缓弱，皆是气虚之象。

4. **辨证要点** 脘腹坠胀、脏器下垂与气虚证候共见。

四、脾不统血证

1. **概念** 是指由于久病气虚或劳倦伤脾，导致脾气不足，统血功能失司，出现各种慢性出血与气血两虚症状为主要表现的证候。

2. **临床表现** 各种慢性出血症状，如咳血、吐血、衄血、紫斑、便血、尿血、漏下等，常伴纳呆食少神疲乏力，少气懒言，面色萎黄无华，便溏，舌淡脉细无力。脾不统血是脾气不能统摄血液，故本证又可称为气不摄血证。

3. **证候分析** 脾气亏虚，统摄功能失司，血溢脉外，导致各种慢性出血之症。血从口中咳出，则见咳血；血从胃肠而出，可见吐血或便血；血从膀胱而出，见尿血；血从皮肤而出，则为紫斑；血从鼻出，则为鼻衄；血从胞宫而出，则成漏下之症；气虚运化无力则纳呆食少、便溏；气虚无力则乏力神疲；气血不足，头面失养，则面色萎黄；舌淡脉细无力皆是脾气虚之象。

4. **辨证要点** 慢性出血症与气虚证候共见。

5. **类证鉴别** 脾气虚证、脾阳虚证、脾虚气陷证、脾不统血证均有脾气虚表现，其鉴别见表8-12。

表8-12 脾气虚证、脾阳虚证、脾虚气陷证、脾不统血证鉴别表

证型	相同点	不同点
脾气虚证	纳呆食少、少气懒言、神疲乏力、面色少华	单纯气虚，而无怕冷、出血、脏器下垂等症状
脾阳虚证		伴有腹绵绵作痛，喜温喜按，畏寒肢冷，浮肿，舌淡胖有齿痕，脉沉迟无力等症状
脾虚气陷证		伴有脘腹坠胀、脏器下垂等症状
脾不统血证		伴有咳血、吐血、衄血、紫斑、便血、尿血、漏下等症状

五、寒湿困脾证

1. **概念** 是指冒雨涉水，久居湿地，气候阴冷潮湿，寒湿侵袭，伤及中焦；或过食生冷瓜果等食物，导致寒湿停于中焦，出现腹胀便溏、身体困重，阴雨天加重等症状为主要表现的证。

2. 临床表现　脘腹胀满，纳呆食少，泛恶欲呕，口淡不欲饮，身体困重，大便稀溏，面色晦暗或身目暗黄，白带清稀量多，舌胖大有齿痕，苔白滑腻，脉濡缓或沉缓。

3. 证候分析　寒湿偏盛，困遏脾胃，故纳呆食少；寒湿之邪阻滞气机，中焦痞塞，则脘腹胀满；寒湿阻滞，胆汁外溢，则身目发黄；胃气不降，反而上逆，则泛恶欲呕；寒湿内侵，津液停聚，则口淡不渴，身体困重；水湿下渗，清浊不分，则大便稀溏；寒湿下注，伤及胞宫，则白带清稀量多；舌胖大有齿痕，苔白滑腻，脉濡缓或沉缓，皆是寒湿之象。

4. 辨证要点　腹胀便溏、身体困重与寒湿证一般见症共见。

六、湿热蕴脾证

1. 概念　是指感受湿热邪气，蕴阻中焦，出现脘腹痞闷疼痛、大便不爽等症状为主要表现的证。

2. 临床表现　脘腹胀满，甚至腹痛，身体困重，口黏，纳呆食少，恶心欲吐，身热不扬，身目发黄，小便黄，大便黏腻不爽，白带发黄，舌红苔黄腻，脉濡数。

3. 证候分析　湿热偏盛，伤及脾胃，气机阻滞则脘腹胀满疼痛；湿性重浊，故身体困重；湿性黏腻，故口中黏、大便不爽；湿遏热伏，故身热不扬、带下色黄；脾色本黄，湿热伤脾，脾色外现故身目发黄；湿阻中焦，胃气上逆则恶心欲吐；舌红苔黄腻，脉濡数皆是湿热之象。

4. 辨证要点　脘腹闷痛、便黏不爽与湿热证候共见。

5. 类证鉴别　寒湿困脾与湿热蕴脾均有湿邪伤脾之症，其鉴别见表8-13。

表8-13　寒湿困脾、湿热蕴脾鉴别表

证型	相同点	不同点
寒湿困脾证	均有脘腹胀满、纳呆食少、恶心欲吐、苔腻脉濡	畏寒喜暖，口不渴，身目黄而晦暗，白带清稀量多，舌淡苔白，脉濡缓或沉缓
湿热蕴脾证		畏热喜冷，身热不扬，口渴不多饮，身目黄而明亮，白带发黄，舌红苔黄，脉濡数

七、胃气虚证

1. 概念　是指饮食不节、饥饱失常等原因导致胃气不足，受纳腐熟功能减弱，胃失和降，出现纳呆食少、胃脘胀闷疼痛等症状为主要表现的证候。

2. 临床表现　纳呆食少，脘腹胀满，甚则疼痛，遇劳加重，喜揉喜按，嗳气徐徐，神疲乏力，少气懒言，面色萎黄，舌色淡苔薄白，脉虚弱。

3. 证候分析　胃气不足，受纳腐熟功能不足，故纳呆食少；气虚无力，运行迟缓，滞行不前则脘腹胀满；劳伤中气，故遇劳加重；虚则喜揉喜按；胃气虚滞，失于和降，反而上逆则嗳气徐作；气虚不能上荣于面，则面色萎黄；舌色淡苔薄白，脉虚弱亦是气虚之象。

4. 辨证要点　纳呆食少、胃脘胀闷疼痛及气虚证候共见。

5. 类证鉴别　脾气虚证与胃气虚证均有气虚表现，其鉴别见表8-14。

表8-14　脾气虚证、胃气虚证鉴别表

证型	相同点	不同点
脾气虚证	少气懒言、神疲乏力纳呆食少、面色萎黄，舌淡苔白脉弱	病位主要在腹部，以腹胀满疼痛、便溏等表现为主
胃气虚证		病位主要在胃脘部，以胃脘部胀满疼痛、嗳气等表现为主

八、胃阳虚证

1. **概念** 是指过食生冷，或过用苦寒之品日久，或他病失养，损及胃阳等多种原因，出现胃脘冷痛等症状为主要表现的证候。

2. **临床表现** 胃脘冷痛，痛势绵绵，遇冷加重，遇热减轻，喜温喜按，但欲呕恶，泛吐清水，食少纳呆，完谷不化，畏寒肢冷，神疲乏力，舌质淡胖而嫩，脉沉迟缓而无力。

3. **证候分析** 胃阳不足，则脘腹冷痛，遇冷加重，得热减轻；阳气虚则痛势绵绵；胃阳虚，胃失和降，反而上逆，故但欲呕恶，泛吐清水；气虚则神疲乏力，病情加重，变生阳虚，则畏寒肢冷，受纳腐熟之力不足，则完谷不化；舌质淡胖而嫩，脉沉迟缓而无力皆是阳虚之象。

4. **辨证要点** 胃脘冷痛，喜温喜按与阳气虚证候共见。

5. **类证鉴别** 脾阳虚证与胃阳虚证均有阳虚表现，其鉴别见表8-15。

表8-15 脾阳虚证、胃阳虚证鉴别表

证型	相同点	不同点
脾阳虚证	纳呆食少，畏寒肢冷，痛势绵绵，得热痛减，少气懒言，神疲乏力	病位主要在腹部，以腹部胀满痞闷疼痛，大便泄泻，完谷不化等为主要表现
胃阳虚证		病位主要在胃脘部，以胃脘部胀满痞闷疼痛，但欲呕恶，泛吐清水等为主要表现

九、胃阴虚证

1. **概念** 是指热病后期，或气郁化热，或过食辛辣炙煿之品等原因，伤及津液，导致胃阴损伤，阴不制阳，虚热内生，出现胃脘嘈杂隐痛等症状为主要表现的证。

2. **临床表现** 胃脘部嘈杂，隐痛时作，饥而不欲食，口咽干燥，频频欲饮，大便干，小便短少，舌红少苔，脉虚细数。

3. **证候分析** 胃阴不足，阴不制阳，虚热内生，故脘腹嘈杂；阴津亏虚，则口干咽燥、大便干、小便短少；胃阴不足，运纳失司，故饥不欲食；舌红少苔，脉虚细数均是阴虚之象。

4. **辨证要点** 胃脘嘈杂、隐痛与阴虚证候共见。

十、胃火炽盛证

1. **概念** 是指过食辛辣炙煿，或其郁化热，或邪热内侵等原因，导致胃热亢盛，胃腑功能亢进，出现胃脘灼痛、消谷善饥等症状为主要表现的证候。

2. **临床表现** 胃脘灼痛、拒按，口渴喜冷，消谷善饥，口臭，反酸，牙龈肿痛，齿衄，唇面色红，大便干结，小便短赤，舌红苔黄，脉数。

3. **证候分析** 胃热过盛，邪热壅滞则胃脘灼痛；热盛伤津，则口渴喜冷饮；胃腑功能亢进，则消谷善饥；胃热上蒸，则口气臭；胃气上逆则反酸；胃火循经上扰，壅塞不通，则牙龈肿痛；热迫血行，溢于脉外，则齿衄；火热炎上则唇面色红；热盛伤津则大便干结，小便短赤；舌红苔黄，脉数均是火热之象。

4. **辨证要点** 胃脘灼痛、消谷善饥与里热证候共见。

5. **类证鉴别** 胃阴虚证与胃火炽盛证均有胃热表现，其鉴别见表8-16。

表8-16　胃阴虚证、胃火炽盛证鉴别表

证型	相同点	不同点
胃阴虚证	胃脘痛，口干便秘，舌红，脉数	虚证表现，隐隐作痛，喜按，饥不欲食，苔少
胃火炽盛证		实证表现，灼痛难忍，拒按，消谷善饥，苔黄

十一、寒滞胃脘证

1. 概念　是指过食生冷，或寒邪由表及里，或直中胃脘等原因，导致胃脘冷痛等症状为主要表现的证候。

2. 临床表现　胃脘冷痛，遇冷加重，痛势急迫，得温则减，恶心呕吐，口淡不渴，泻下清稀，或腹胀便秘，面色苍白或白中带青，苔白而润，脉弦紧或迟。

3. 证候分析　寒邪凝滞，气机不通，不通则痛，故胃脘疼痛，遇冷加重；寒滞胃脘，胃气不行，上逆则呕；寒邪伤阳，水湿不化，则口淡不渴；水湿下行，则泻下清稀；寒性凝滞，肠道失于蠕动，则便秘腹胀；寒邪伤阳，气不能上荣于面，故面色苍白或白中带青；苔白而润，脉弦紧或迟皆是寒盛之象。

4. 辨证要点　胃脘冷痛、拒按与实寒证候共见。

5. 类证鉴别　胃阳虚证与寒滞胃脘证均有怕冷表现，其鉴别见表8-17。

表8-17　胃阳虚证、寒滞胃脘证鉴别表

证型	相同点	不同点
寒滞胃脘证	胃脘疼痛，遇冷加重，得热痛减，恶心呕吐，大便泄泻，苔白	胃脘冷痛较剧烈，拒按，泛吐清水，恶心呕吐较明显，脉弦紧或迟
胃阳虚证		痛势绵绵，喜温喜按，泛吐清水，神疲乏力，纳呆食少，脉虚沉迟无力

十二、胃肠气滞证

1. 概念　是指情志不畅，忧思气结，或肝气不疏，横逆犯胃，或外邪侵袭，或病理产物停滞等原因，导致胃肠气机郁滞，升降失常，出现脘腹痞闷、疼痛、嗳气、肠鸣等症状为主要表现的证候。

2. 临床表现　脘腹痞闷，胀痛，走窜疼痛，嗳气，肠鸣，矢气频转，得嗳气或矢气后疼痛减轻，大便秘结，苔薄或舌苔厚，脉弦。

3. 证候分析　胃肠气滞，腑气不通，不通则痞胀疼痛；气聚散不定，故胀痛走窜；胃气上逆，故有嗳气；肠道气滞，故肠鸣矢气；胃气不降，传导失常，故大便秘结；病情轻可见薄苔，病进浊气内停则苔厚，脉弦亦为气机阻滞之象。

4. 辨证要点　脘腹痞闷、胀痛、走窜痛、嗳气、肠鸣等气滞证候。

十三、食滞胃肠证

1. 概念　是指暴饮暴食，食积不化，或脾胃素虚，饮食难化，导致饮食停滞胃脘，出现脘腹痞胀、嗳腐吞酸等症状为主要表现的证候。

2. 临床表现　脘腹痞胀，甚则疼痛拒按，嗳腐吞酸，纳呆厌食，呕吐酸馊食物，吐后则舒，或肠鸣矢气，臭如败卵，泻下不爽，泻后痛减，舌苔厚腻，脉滑实。

3. 证候分析　食滞胃脘，腑气不通，故脘腹痞胀；食积腹痛，拒按明显；饮食停滞，胃纳失常，故厌食。食滞胃脘，胃气不降反升，则嗳腐吞酸，气味酸馊；食滞肠腑，则肠腑气滞，肠鸣矢气，臭如败卵；气机不降则泻下不爽；中焦气滞，吐、泄后疼痛减轻；舌苔厚腻，脉滑实均是饮食停滞胃肠之象。

4. **辨证要点**　脘腹痞胀、吐血酸腐臭秽，及气滞证一般见症共见。

（平　凡）

第四节　肝与胆病辨证

PPT

　　肝位于右胁，胆附于肝，互为表里。足厥阴肝经沿下肢内侧上行，绕阴器，循少腹，布胁肋，系目，上额，交颠顶。肝的主要生理功能是：主疏泄、主藏血。肝主疏泄集中体现在调畅气机，并能调节情志、促进血液的运行和津液的输布，促进消化和生殖功能。肝体藏血，功主疏泄，喜条达恶抑郁，主升主动，故体阴而用阳。此外，肝开窍于目，在体合筋，其华在爪。胆的功能是贮藏和排泄胆汁，以助食物的消化，并主决断，和情志有关。

　　肝的主要病理反映在疏泄失职，气机逆乱，精神情志及消化功能障碍，或生殖功能异常，或筋目爪甲失养等。此外，由于肝主疏泄，主升主动的特点，还容易出现肝气亢逆、肝火上炎、肝风内动等病理表现，故《素问·至真要大论》曰"诸风掉眩，皆属于肝"。肝的常见病理表现有精神抑郁、烦躁易怒、胸胁少腹胀痛、头晕目眩、颠顶疼痛、肢体震颤、手足抽搐，以及目疾、月经不调、睾丸疼痛等。胆的病理主要反映在消化功能异常、胆汁的排泄异常以及情志活动异常，其常见病理表现有口苦、黄疸、惊悸、胆怯以及消化不良等。

　　肝病的证候可分为虚证、实证、虚实夹杂证三类。实证包括因情志所伤，肝失疏泄，气机郁结，气郁化火，气火上逆而致的肝郁气滞证、肝火上炎证；或寒、热、湿热之邪内犯而致的寒滞肝脉证、肝胆湿热证；虚证包括因久病失养，或他脏病变所累及，或失血，使肝阴、肝血不足而致的肝阴虚证、肝血虚证；虚实夹杂证包括火劫肝阴，阴不制阳而致肝阳上亢证；阳亢无制，肝阳化风而致的肝风内动证；肝阴虚，筋脉失养所致的阴虚动风证，以及肝血虚，筋脉失养所致的血虚生风证。胆的病变多见胆郁痰扰证及肝胆同病的肝胆湿热证。

一、肝血虚证

1. **概念**　指肝血不足，肝所系的组织、器官失养所表现的虚弱证候。本证常因脾胃虚弱，化源不足或肾精亏虚，生血不足；或失血、久病、重病，伤及营血所致。

2. **临床表现**　头晕目眩，视力模糊或夜盲，或见肢体麻木，关节拘急，手足震颤，肌肉瞤动，或妇女月经量少、色淡，甚则闭经。面白无华或萎黄，爪甲不荣，舌淡，脉细。

3. **证候分析**　肝开窍于目，肝血不足，目失所养，故目眩，视物模糊或夜盲；肝在体合筋，爪甲为筋之余，筋失血养，故肢体麻木、关节拘急、手足震颤、肌肉瞤动、爪甲不荣；女子以肝为先天，肝血不足，冲任失养，血海空虚，故月经量少、色淡，甚则闭经；血虚不能上荣头面，故面白无华或萎黄，头晕；舌淡，脉细均为血虚之征。

4. **辨证要点**　以筋、目、爪甲失于濡养，月经量少及血虚症状并见为辨证要点。

5. **类证鉴别**　肝血虚证与心血虚证均有面、唇、甲、舌淡白，脉细等血虚失荣的临床表现，临床应加以鉴别，见表8-18。

表8-18　肝血虚证、心血虚证鉴别表

证型	相同点	不同点
肝血虚证	均有血虚病理，均出现面、唇、甲、舌等淡白，脉细，肝心病理相互影响	病位在肝，以筋、爪、目及冲任失养为主，除相同表现外，以肢麻震颤，视物不清，经少经闭等为主要表现
心血虚证		病位在心，以心神失养为主，除相同表现外，以心悸、失眠为主要表现

二、肝阴虚证

1. **概念**　肝阴虚证是指肝脏阴液亏损，滋养、濡润功能不足，阴不制阳，虚热内扰的证候。又称为肝虚热证。本证多由情志不遂，气郁化火，火灼肝阴；或温热病后期，耗伤肝阴；或肾阴不足，水不涵木，致使肝阴不足而成。

2. **临床表现**　头晕眼花，耳鸣，两目干涩，视力减退，或胁肋隐隐灼痛，或手足蠕动，面部烘热，两颧潮红，口咽干燥，五心烦热，潮热盗汗，舌红少苔，脉弦细而数。

3. **证候分析**　肝阴不足，头目失濡，故头晕眼花，耳鸣，两目干涩，视力减退；虚火内灼肝经，故胁肋隐隐灼痛；筋脉失滋，筋脉挛急，故见手足蠕动；阴虚不能制阳，虚热内蒸，故五心烦热，午后潮热，盗汗；虚火上炎，故面部阵阵烘热、两颧潮红；阴液不能上承，故口干咽燥；舌红少津、脉弦细数，阴虚内热之征。

4. **辨证要点**　以头晕眼花、两目干涩、胁痛、脉弦及阴虚内热证症状并见为辨证要点。

5. **类证鉴别**　本证与肝血虚均为肝脏的虚证，均可见濡养功能不足，均出现头晕或虚风内动之证，临床应加以鉴别，见表8-19。

表8-19　肝血虚证、心血虚证鉴别表

证型	相同点	不同点
肝血虚证	均为肝的虚证，均肝的筋脉失于濡养，均可见眩晕及虚风内动证候	主要兼眩晕、视物模糊、经少、肢麻手颤等血虚证候，无热象
肝阴虚证		主要兼眼干涩、潮热、颧红、手足蠕动等阴虚内热证候

三、肝郁气滞证

1. **概念**　指肝失疏泄，气机郁滞所表现的证候，又称肝气郁结证。多因情志不遂或病邪侵扰，阻遏肝脉，或其他脏腑病变的影响，使肝气郁结，失于疏泄、条达所致。

2. **临床表现**　情志抑郁，善太息，胸胁、少腹胀满疼痛，走窜不定；或咽部有异物感，或颈部有瘿瘤、瘰疬，或有胁下肿块；或女性乳房胀痛，月经不调，痛经，舌苔薄白，脉弦。病情轻重与情绪变化关系密切。

🔖 岗位情景模拟26

朱某，女，28岁，技术员。3个月前，因失恋有情志抑郁病史。1个月前，开始出现两胁胀闷不舒，半月前初又感右胁胀痛，叹气后觉舒，伴头晕、失眠、不欲食、口微苦、大便欠爽、精神不振，舌苔薄白，脉弦。自以为患肝炎，经检查肝功能正常，服"维生素B₁""三磷酸腺苷二钠片"等药品无效。

问题与思考
1. 请写出该患者的主诉。
2. 请用脏腑辨证进行分析并做出证候诊断。

答案解析

3. **证候分析** 肝性喜条达而恶抑郁，肝失疏泄，气机郁滞，经气不利，故胸胁或少腹胀满窜痛；肝气不疏，情志失调，故情志抑郁、善太息；女子以血为本，肝郁气滞，血行不畅，气血失和，冲任失调，故见乳房胀痛、月经不调、痛经；若肝气郁结，气不行津，津聚为痰，或气郁化火，灼津为痰，肝气夹痰循经上行，搏结于咽喉，故见咽部有异物感；痰气搏结于颈部，故见瘿瘤、瘰疬；若气滞日久，血行瘀滞，日久可形成肿块结于胁下；苔薄白、脉弦，为肝气郁滞之征。

4. **辨证要点** 以情志抑郁、胸胁或少腹胀痛、妇女月经不调，发病与情志因素有关为辨证要点。

四、肝火炽盛证

1. **概念** 肝经火热炽盛，内扰于肝，气火上逆所表现的实热证候，又称肝火上炎证、肝经实火证。多因情志不遂，肝郁化火，或因火热之邪内侵，或他脏火热累及于肝，以致肝经气火上逆所致。

2. **临床表现** 头晕胀痛，痛如刀劈，面红目赤，口苦口干，烦躁易怒，耳鸣如潮，甚则突发耳聋，失眠，噩梦纷纭，或胁肋灼痛，吐血，衄血，小便短黄，大便秘结，舌红苔黄，脉弦数。

3. **证候分析** 肝火炽盛，循经上攻头目，故头晕胀痛，气血壅滞脉络，故面红目赤；肝失条达柔和之性，故胁肋灼痛；肝藏魂、心藏神，热扰神魂，心神不宁，魂不守舍，故烦躁易怒，失眠，噩梦纷纭；肝热移胆，循胆经上冲于耳，故见耳鸣如潮，甚则突发耳聋；肝火夹胆气上溢，故口苦；火热迫血妄行，故见吐血、衄血；火邪灼津，故口干、大便秘结、小便短黄；舌红苔黄、脉弦数，均为肝经实火内炽之征。

4. **辨证要点** 以头痛、烦躁、耳鸣如潮、胁肋灼痛与火热症状并见为辨证要点。

五、肝阳上亢证

1. **概念** 指肝肾阴亏于下，肝阳亢扰于上所表现的上实下虚证候。多因情志化火，耗伤肝肾之阴，或平素肾阴亏虚，或房劳太过伤肾，或因年老肾阴亏虚，水不涵木，阴不制阳，肝阳偏亢所致。本证为本虚标实的虚实夹杂证。

2. **临床表现** 眩晕耳鸣，头目胀痛，面红目赤，急躁易怒，失眠多梦，头重脚轻，甚则步履不稳，腰膝酸软，舌红少津，脉弦有力，或弦细数。

3. **证候分析** 肝为刚脏，体阴用阳，肝肾阴虚，阴不制阳，肝阳上亢，血随气逆，上扰头面，故头目胀痛，眩晕耳鸣，面红目赤；阳亢扰动心神、肝魂，故急躁易怒、失眠多梦；肾阴亏于下，肝阳亢于上，上盛下虚，故头重脚轻、步履不稳；肝肾阴亏，筋骨失养，故腰膝酸软；舌红少津、脉弦有力或弦细数，为肝肾阴亏，肝阳上亢之征。

4. **辨证要点** 以眩晕耳鸣、头目胀痛、面红目赤、急躁易怒、头重脚轻、腰膝酸软为辨证要点。

5. **类证鉴别** 肝火炽盛证与肝阳上亢证病位均在肝，均有阳热亢逆的病理变化，均可见头面部的阳热症状，临床应加以鉴别，见表8-20。

表8-20　肝火炽盛证、肝阳上亢证鉴别表

证型	相同点	不同点
肝火炽盛证	均有肝的阳热亢逆病理，均表现为头晕胀痛，面红目赤，急躁易怒，耳鸣、失眠等面部阳热症状	为实热证，以目赤头痛，胁肋灼痛，口苦口渴，便秘尿黄等火热证候为主，阴虚证候不明显。病程较短，病势较急
肝阳上亢证		为上实下虚，肝肾阴虚，肝阳上亢的本虚标实的证候，以眩晕、头目胀痛、头重脚轻的上亢证候兼见腰膝酸软等下虚证候为主，阴虚证候明显，病程较长

六、肝风内动证

　　肝风内动证则是泛指患者出现眩晕欲仆、抽搐、震颤等具有"动摇"特点为主的一类证候。多由肝肾阴虚，阴不制阳，血不养筋，肝阳升动无制所致。肝风内动是指内风出于体内病变中。《临证指南医案》说"内风，乃身中阳气之变动"，就是这种病机的概括。"内风"冠以"肝"是由于内风之生成与肝的关系最为密切。故《素问·至真要大论》曰"诸风掉眩，皆属于肝"。不同的病因病机形成不同类型的肝风内动证，临床常见有肝阳化风、热极生风、阴虚动风和血虚生风等证候。

> ### 🏥 岗位情景模拟27
>
> 　　邹某某，男，61岁，2011年3月12日入院。有饮酒史20年，吸烟史30年。患者近2年来时有眩晕，多于情绪激动或劳累后发作，自服硝苯地平可缓解。1周来因家务琐事，情绪波动，少寐多梦，3天前晨起时突感眩晕，耳鸣如潮，头胀痛，口苦咽干，自测血压155/105mmHg，服硝苯地平1粒，休息后无好转。1天前感头晕加重如坐车船，不能站立，恶心欲呕，来我院就诊。刻下：眩晕，耳鸣如潮，头胀痛，不能站立，面红目赤，口苦咽干，睡眠欠佳，腰膝酸软，舌红，苔黄，脉弦。
>
> **问题与思考**
> 1. 请写出该患者的主诉。
> 2. 请用脏腑辨证进行分析并做出证候诊断。
>
> 答案解析

（一）肝阳化风证

　　1. **概念**　指阴虚阳亢，肝阳升发无制，亢极化风所表现的动风证候。多由肝阳素亢，耗伤阴液；或情志不遂，化火伤阴；或肝肾阴亏，阴不制阳，阳亢日久而化风，从而形成本虚标实，上实下虚的动风证候。

　　2. **临床表现**　眩晕欲仆，步履不稳，头胀头痛，急躁易怒，耳鸣，项强，头摇，肢体震颤，手足麻木，语言謇涩，面赤，舌红，或苔腻，脉弦细有力；甚至突然昏仆，口眼歪斜，半身不遂，舌强语謇，或兼喉中痰鸣。

　　3. **证候分析**　肝阳上亢，亢极化风，故经常眩晕欲仆、头摇；阳亢于上，阴亏于下，上实下虚，故行走飘浮、步履不稳；气血上涌，阻滞络脉，故头胀头痛、面赤；肝肾阴虚，筋脉失养而牵急，肝风内动，故项强、肢体震颤、手足麻木；风阳窜扰，夹痰阻碍舌络，故语言謇涩；舌红、脉弦细有力，为阴虚阳亢化风之征。若风阳暴升，气血逆乱，肝风夹痰，蒙蔽心神，故见突然昏仆、喉中痰鸣；风痰窜扰经络，经气不利，故见口眼歪斜、半身不遂、舌强语謇。

　　4. **辨证要点**　以眩晕欲仆、肢体震颤、手足麻木，甚至突然昏仆、口眼歪斜、半身不遂为辨证

要点。

（二）热极生风证

1. **概念**　指邪热炽盛，伤津耗液，筋脉失养所表现的动风证候。多因外感温热病邪，邪热亢盛，燔灼肝经，伤津耗液，筋脉失养所致。

2. **临床表现**　高热烦躁，神志昏迷，颈项强直，两目上视，手足抽搐，甚则角弓反张，牙关紧闭，舌质红绛，苔黄燥，脉弦数。

3. **证候分析**　邪热炽盛，故持续高热；热扰心神，轻则烦躁不安，重则神志昏迷；邪热炽盛，燔灼肝经，伤津耗液，筋脉失养而拘挛，故四肢抽搐、颈项强直、两目上视、角弓反张、牙关紧闭；舌红绛、苔黄燥、脉弦数，为肝经热盛之征。

4. **辨证要点**　以高热、神昏、抽搐为辨证要点。

（三）阴虚动风证

1. **概念**　指阴液亏虚，筋脉失养所表现的动风证候。本证多见于热病后期，壮热已退，阴液耗伤未复，或内伤久病，阴液亏虚，濡润功能不足，筋脉失养，出现手足蠕动，或筋肉跳动，多属大病之后缓慢的恢复过程。

2. **临床表现**　手足震颤、蠕动，眩晕耳鸣，两目干涩，口燥咽干，形体消瘦，五心烦热，潮热颧红，舌红少津，脉弦细数。

3. **证候分析**　阴液亏虚，筋脉失养而挛急，故见手足震颤、蠕动；阴虚不能上濡头目，故眩晕耳鸣，两目干涩；阴虚不能制阳，虚热内蒸，故五心烦热、午后潮热、两颧发红；阴液不能上承，故口燥咽干；舌红少津、脉弦细数，为肝阴不足，虚热内炽之征。

4. **辨证要点**　以眩晕，手足震颤或蠕动与阴虚症状并见为辨证要点。

（四）血虚生风证

1. **概念**　指血液亏虚，筋脉失养所表现的动风证候。多见于内伤杂病，因久病血虚或急、慢性失血，而致营血亏虚，筋脉、肌肤失养所致。

2. **临床表现**　眩晕，肢体震颤，麻木，手足拘急，肌肉瞤动，皮肤瘙痒，爪甲不荣，面白无华，舌质淡白，脉细或弱。

3. **证候分析**　血液不足，不能上荣头面，故头晕目眩、面白无华；肝在体为筋，爪甲为筋之余，血虚筋脉失养，故肢体震颤、手足拘急、肌肉瞤动、爪甲不荣；肢体、皮肤失于濡养，故见肢体麻木、皮肤瘙痒；舌淡白、脉细或弱，为血虚之征。

4. **辨证要点**　以眩晕、肢麻、震颤、拘急、瞤动、瘙痒等与血虚症状并见为辨证要点。

5. **类证鉴别**　肝风内动四证均有"动摇"特征，临床应加以鉴别，见表8-21。

表8-21　肝阳化风证、热极生风证、阴虚动风证、血虚生风证鉴别表

证型	相同点	不同点			
		性质	主症	兼症	舌脉
肝阳化风证	均为内风证，其症状均有"动摇"特征	上实下虚证（肝肾阴虚、肝阳化风）	眩晕欲仆，头摇肢颤，舌强语謇或突然昏仆，不省人事，口眼歪斜	手足麻木，步履不正	舌红，苔白或白腻，脉弦有力

续表

证型	相同点	不同点			
		性质	主症	兼症	舌脉
热极生风证	均为内风证，其症状均有"动摇"特征	实证（实热）	手足抽搐，颈项强直，两目上视，牙关紧闭，角弓反张	高热、神昏、谵语	舌红绛，脉弦数
阴虚动风证		虚证（阴虚）	手足蠕动	潮热，五心烦热、口燥咽干，形体消瘦	舌红少津，脉细数
血虚生风证		虚证（血虚）	手足震颤，肌肉眴动，关节拘急不利，肢体麻木	眩晕耳鸣，面白无华	舌淡，脉细

七、寒滞肝脉证

1. **概念** 指寒邪侵袭，凝滞肝经，以致肝经经脉循行部位冷痛为主症的实寒证候，又称寒凝肝经证、肝经实寒证或肝寒证。多因感受外寒，如淋雨涉水或房劳受寒等导致的寒凝肝脉所致。

2. **临床表现** 少腹冷痛，阴部坠胀作痛，或阴器收缩引痛，或颠顶冷痛，得温则减，遇寒痛增，恶寒肢冷，舌淡，苔白润，脉沉紧或弦紧。

3. **证候分析** 足厥阴肝经绕阴器，循少腹，上颠顶。寒性收引、凝滞，寒邪凝滞肝经，阳气受阻，气血运行不畅，经脉收引挛急，故见少腹牵引阴器收缩引痛或坠胀冷痛，或见颠顶冷痛；寒为阴邪，阻遏阳气，故见恶寒肢冷；寒凝气血，得温则气血流通而疼痛稍缓，遇寒加剧；舌淡、苔白润、脉沉紧或弦紧，均为寒盛之征。

4. **辨证要点** 本证以少腹、前阴、颠顶冷痛与实寒证症状并见为辨证要点。

八、肝胆湿热证

1. **概念** 指湿热蕴结肝胆，疏泄功能失常所表现的证候。以阴痒、带下黄臭及湿热症状为主要表现者，也称肝经湿热（下注）证。多因外感湿热之邪，侵犯肝胆或肝经；或嗜食肥甘，酿生湿热；或脾胃纳运失常，湿浊内生，郁而化热，熏蒸肝胆所致。

2. **临床表现** 身目发黄，胁肋胀痛，或胁下有痞块，纳呆，厌食油腻，泛恶欲呕，腹部胀满，大便不调，小便短赤，发热或寒热往来，口苦口干，舌红，苔黄腻，脉弦滑数；或为阴部潮湿、瘙痒、湿疹，阴器肿痛，带下黄稠臭秽等。

3. **证候分析** 湿热蕴阻，肝胆疏泄失常，气机不畅，故胁肋胀痛；湿热内阻，脾胃升降纳运失司，胃气上逆，故厌食恶油、泛恶欲呕、腹部胀满、大便不调；湿热内阻，胆汁不循常道，泛溢肌肤，故身目发黄；湿热郁蒸，胆气上溢，故见口苦口干；肝经绕阴器，过少腹，湿热循经下注，故可见阴部潮湿、瘙痒、起湿疹，或阴器肿痛，或带下色黄秽臭，小便短赤；邪居少阳胆经，枢机不利，正邪相争，故见发热或寒热往来；舌红、苔黄腻、脉弦滑数，均为湿热内蕴之征。

4. **辨证要点** 本证以胁肋胀痛、身目发黄或阴部瘙痒、带下黄臭与湿热证症状并见为辨证要点。

九、胆郁痰扰证

1. **概念** 指痰浊或痰热内扰，胆失疏泄所表现的证候。多因情志不遂，气郁化火，灼津为痰，痰热互结，内扰心神，胆气不宁，心神不安所致。

2. **临床表现** 胆怯易惊，惊悸失眠，烦躁不安，胸胁闷胀，善太息，头晕目眩，口苦，呕恶，舌红，苔黄腻，脉弦滑数。

3. **证候分析** 胆为中精之府，主决断，痰热内扰，胆气不宁，失于决断，故胆怯易惊，惊悸失眠，烦躁不安；胆失疏泄，经气不畅，故胸胁闷胀、善太息；胆脉上络头目，痰热循经上扰，故头晕目眩；胆气犯胃，胃失和降，故呕恶；热迫胆气上溢，故口苦；舌红、苔黄、脉弦滑数，则为痰热内蕴之征。

4. **辨证要点** 本证以胆怯易惊，惊悸失眠、烦躁不安、眩晕呕恶为辨证要点。

（张方毅）

第五节 肾与膀胱病辨证

肾居腰部，脊柱两旁，左右各一。《素问·脉要精微论》说："腰者，肾之府也。"肾为"封藏之本"，水火之宅，为先天之本，蕴藏元阴元阳，肾的生理功能主要有三点：肾主藏精、肾主水和肾主纳气。人的生长、发育、生殖，有赖于肾中所藏之精气。人体水液代谢的主持和调节主要是肾主水的功能。同时肾主纳气可以保持呼吸深度，防止呼吸表浅的作用。此外，肾在体合骨，生髓通脑，其华在发，开窍于耳及二阴，与膀胱互为表里。膀胱为州都之官，主贮存和排泄尿液。

肾的主要病理表现是藏精、主水、主纳气功能异常，出现腰膝酸软而痛，耳鸣耳聋，发白早脱，牙齿动摇，阳痿遗精，男子精少不育，女子经少、经闭不孕，以及水肿、呼多吸少、二便异常等症状。膀胱的病变主要反映为排尿异常及尿液的改变，临床常见尿频、尿急、尿痛、尿闭，以及遗尿、小便失禁等症状。

> **岗位情景模拟 28**
>
> 王某，男，28岁，已婚5年不育，自诉常自觉腰酸痛，头晕耳鸣目眩，足膝痿软无力，伴随有脱发等症状，舌淡苔薄白，脉沉尺脉弱。
>
> **问题与思考**
> 本案患者的病变在何脏？
>
> 答案解析

肾病证候多为虚证，多见肾的精气阴阳虚损，如肾阳虚证、肾虚水泛证、肾阴虚证、肾精不足证、肾气不固证。膀胱证候主要是膀胱湿热证。

一、肾阳虚证

1. **概念** 是指肾阳虚衰，温煦失职，虚寒内生所致的证候。

2. **临床表现** 腰膝酸软而冷痛，畏寒肢冷，下肢尤甚，精神萎靡，神疲乏力，面色㿠白或黧黑，或男子阳痿、早泄、滑精、精冷，女子宫寒不孕，或大便久泻不止，完谷不化，五更泄泻，或小便频数清长，夜尿频多。舌淡胖苔白滑，脉沉细无力，尺脉尤甚。

3. **证候分析** 本证多因素体阳虚，或久病损及肾阳，或年老命门火衰，或房劳过度等因素所致。肾阳亏损，失于温煦，不能温养腰膝，则见腰膝酸软而冷痛；不能温煦于肌表，则见畏寒肢冷，下肢尤甚；阳气不足，不能温养脏腑，脏腑功能衰退，气血化生不足，神失所养，则见精神萎靡，神疲乏力；阳虚无力温运气血上养头面，面络不充，则见面色㿠白；肾阳衰极，阴寒内盛，气血运行不畅，则见面色黧黑；命门火衰，性功能减退则见男子阳痿、早泄、滑精、精冷，女子宫寒不孕；肾阳虚衰，火不暖土，脾失健运则见大便久泻不止，完谷不化，五更泄泻；肾阳不足，气化失职，肾气不固则小便频数清长，夜尿频多；阳虚阴寒内盛则见舌淡胖苔白滑，脉沉细无力，尺脉尤甚。

4. **辨证要点**　本证以腰膝酸软冷痛，生殖功能下降伴虚寒证见症为辨证要点。

> ### 🧑‍⚕️ 岗位情景模拟29
>
> 周某，女，35岁。患头痛不寐半月余，其症右侧卧则左侧头痛，左侧卧则右边头痛，仰卧则前额痛。冷汗出，腰酸痛，白带甚多，如涕如唾，月经量极少，面白无华，唇淡不荣，脉沉弱无力，两尺尤甚。［李继昌医案整理小组.李继昌医案.昆明：云南人民出版社，1978，8：55］
>
> **问题与思考**
>
> 请用脏腑辨证进行分析并做出证候诊断。
>
> 答案解析

二、肾虚水泛证

1. **概念**　指肾阳亏虚，气化失司，水液泛滥所致的证候。

2. **临床表现**　全身浮肿，腰以下为甚，按之没指，腰膝冷痛，畏寒肢冷，小便短少，或脘腹胀满，或心悸气短，或咳喘痰鸣，舌淡胖苔白滑，脉沉迟无力。

3. **证候分析**　本证多因素体阳虚，或久病损及肾阳所致。肾阳虚衰，气化失司，水液代谢失调，水邪泛溢肌肤，则见全身浮肿；阴水为患，湿性趋下，则见腰以下肿甚，按之没指；肾阳虚，失于温煦，则见腰膝冷痛，畏寒肢冷；肾阳虚，膀胱气化失职，水液内停，则见小便短少；湿停中焦，火不暖土，脾失健运，气机阻滞，则见脘腹胀满；肾虚水泛，水气凌心则心悸；寒水射肺，肺失宣降则见气短，咳喘痰鸣；肾阳虚，水饮内停则见舌淡胖，苔白滑，脉沉迟无力。

4. **辨证要点**　本证以浮肿，腰以下肿甚，小便短少及肾阳虚见症为辨证要点。

5. **类证鉴别**　均有肾阳虚证，其鉴别见表8-22。

表8-22　肾阳虚证、肾虚水泛证鉴别表

证型	相同点	不同点
肾阳虚证	虚寒之象	脏腑功能衰退、性功能减弱
肾虚水泛证		气化失司、水湿内停而见水肿、尿少

> ### 🧑‍⚕️ 岗位情景模拟30
>
> 肖某，男，24岁，职员。患者于2年前曾出现面、睑浮肿，尿量减少，在某医院诊断为"急性肾炎"，经住院治疗，水肿缓解。自半年前起经常发生浮肿，经休息、服利尿药后可暂时缓解消肿。2天前又出现水肿，下半身尤甚，双足按之凹陷不起，尿少，身倦无力，畏冷，腰膝酸软，食纳尚可，大便调，面白唇淡，舌质淡，舌体稍胖，舌苔薄白，脉沉细。
>
> **问题与思考**
>
> 1. 请归纳该病的主诉。
> 2. 请用脏腑辨证进行分析并做出证候诊断。
>
> 答案解析

三、肾阴虚证

1. **概念**　是指肾阴不足，失于濡养，虚火内扰所致的证候。

2. **临床表现**　腰膝酸软而痛，头晕目眩，耳鸣耳聋，失眠多梦，男子遗精早泄，女子经少或经闭，或崩漏，伴咽干口燥，五心烦热，潮热盗汗甚或骨蒸发热，或形体消瘦，两颧潮红，舌红少苔甚或无苔，脉细数。

3. **证候分析**　本证多为先天禀赋不足，或久病及肾，或温病后期，或房劳过度，或过嗜温燥，暗耗阴液，损伤肾阴所致。肾阴亏损，髓海不足，腰膝失养，则见腰膝酸软而痛；阴虚精亏，清窍失养，则见头晕目眩，耳鸣耳聋；肾水亏虚，心肾不交，虚火上扰心神，则见失眠多梦；相火妄动，扰动精室，精关不固，则见男子遗精早泄；肾阴虚，精血化生不足，则见女子月经量少甚或经闭；虚火内扰，迫血妄行，则见崩漏；肾阴不足，失于滋润，则见咽干口燥；虚火内扰，则见五心烦热，潮热盗汗甚或骨蒸发热，或形体消瘦，两颧潮红，舌红少苔甚或无苔，脉细数等均为阴虚内热之象。

4. **辨证要点**　本证以腰酸耳鸣，男子遗精，女子经少或经闭伴阴虚症状为辨证要点。

5. **类证鉴别**　心阴虚证、肺阴虚证、肝阴虚证、肾阴虚证鉴别见表8-23。

表8-23　心阴虚证、肺阴虚证、肝阴虚证、肾阴虚证鉴别表

证型	相同点	不同点
心阴虚证	阴虚内热之象： 咽干口燥，五心烦热，潮热盗汗，形体消瘦，两颧潮红，舌红少苔，脉细数	心悸怔忡，失眠多梦
肺阴虚证		干咳无痰，痰黏难咯，痰中带血
肝阴虚证		眩晕目涩，胁肋灼痛，视物模糊
肾阴虚证		腰膝酸痛，遗精早泄，经少经闭

四、肾精不足证

1. **概念**　是指因肾精亏损，导致以生长发育、生殖功能低下为主要临床特征的证候。

2. **临床表现**　小儿发育迟缓，身材矮小，骨骼痿软，囟门迟闭，动作迟钝，智力低下；成人早衰，腰膝酸软，发脱齿摇，健忘恍惚，耳鸣耳聋，两足痿软；男子精少不育，女子经闭不孕，性功能低下，舌淡，脉弱。

3. **证候分析**　本证多为先天禀赋不足，或后天失养，或房劳过度，或久病劳损，耗伤肾精所致。肾藏精，主生长、发育。肾精亏损，则见小儿发育迟缓，身材矮小，骨骼痿软，囟门迟闭；精亏无以生髓充脑则见动作迟钝，智力低下；肾精亏损，则见成人早衰，发为血之余，齿为骨之余而见发脱、齿摇；肾开窍于耳，肾精不足，耳失所养则见耳鸣耳聋，无力生髓充脑则见健忘恍惚；腰为肾之府，在体合骨，肾精亏损，则见腰膝酸软，足软无力；肾主生殖，肾精亏虚，生殖功能减退则见性功能低下，男子精少不育，女子经闭不孕。舌淡，脉弱为肾精不足之象。

4. **辨证要点**　本证以小儿生长发育迟缓，成人早衰，生育功能低下为辨证要点。

五、肾气不固证

1. **概念**　是指由于肾气不足，固摄、封藏功能失职所致的证候。

2. **临床表现**　腰膝酸软，神疲乏力，耳鸣耳聋，小便频数而清长，夜尿频多，或尿后余沥不尽，或小便失禁，或遗尿，男子滑精早泄，女子月经淋漓不尽，或带下清稀，或胎动易滑，舌淡苔白，脉

沉弱。

3. **证候分析**　本证多为先天禀赋不足，肾气不充，或年老体弱，肾气亏虚，或久病劳损，或房劳过度、早婚伤肾所致。肾气亏虚，腰膝、脑、耳失养则见腰膝酸软，神疲乏力，耳鸣耳聋；肾为封藏之本，与膀胱互为表里，肾气不足，固摄无力，膀胱失约则见小便频数而清长，夜尿频多，尿后余沥不尽，甚或小便失禁，遗尿；肾气亏虚，失于封藏，男子精关不固而失泄则见男子滑精早泄；冲任之本在肾，肾气亏虚，女子冲任不固则见女子月经淋漓不尽，带脉失约则见带下清稀，或胎动易滑；舌淡苔白，脉沉弱为肾气虚弱之象。

4. **辨证要点**　本证以小便、精液、月经、带下等外泄及胎元不固伴肾气虚见症为辨证要点。

六、膀胱湿热证

1. **概念**　是指湿热下注，蕴结膀胱，膀胱气化失司所致的证候。

2. **临床表现**　小便频数而急迫，小腹胀痛，排尿灼热涩痛，色黄短少，或尿有砂石，或尿血，小腹胀痛，或腰腹掣痛，舌红，苔黄腻，脉滑数或濡数。

3. **证候分析**　本证多为湿热之邪内侵，或饮食不节，湿热内生，下注所致。湿热下迫膀胱，气化不利，则见小便频数而急迫，小腹胀痛，排尿灼热涩痛；湿热熏灼津液，则小便短少色黄；热灼津液煎熬成垢，则尿有砂石；热盛灼伤血络，则见尿血；膀胱湿热累及肾脏，可见腰、腹牵引而痛。舌红，苔黄腻，脉滑数或濡数为湿热内盛之象。

4. **辨证要点**　以小便频急涩痛，小腹胀痛，伴湿热症状为辨证要点。

第六节　脏腑兼病辨证

人体是一个有机的整体，其脏与脏、脏与腑、腑与腑之间密切联系，在生理上它们互相合作，在病理上它们相互影响。当疾病发生发展到一定程度，常可出现两个或两个脏腑以上病证同见的证候，称作脏腑兼病。

当然，脏腑兼病，并非脏腑间证候的简单相加，而是脏腑间有着密切的联系和影响，如表里、生克、乘侮关系及功能联系等。因此在辨证时，应当注意辨析发病脏腑之间有无上述关系，只有这样才能准确把握病机，正确辨证。脏腑兼病在临床上证候复杂，证型较多，现将最为常见的辨证分型介绍如下。

一、心肾不交证

1. **概念**　指心肾阴虚火旺，水火既济失调所致的证候。

2. **临床表现**　心烦不寐，失眠多梦，心悸头晕，健忘耳鸣，腰膝酸软，或遗精，潮热盗汗，五心烦热，咽干口燥，便黄尿赤，舌红少苔，脉细数。

3. **证候分析**　本证多因思虑劳神过度，或情志抑郁，郁而化火，耗伤心肾之阴；或因为久病劳损，或房劳过度等损伤肾阴，虚阳上亢，扰动心神所致。在人体中，在上的心阳下降于肾，以温肾水；在下的肾阴上济于心，以制心阳，心肾相交，则水火既济。若肾阴亏虚，心阴失济，则心阳偏亢，或心火独炽，下伤肾水，致肾阴亏于下，而心火炽于上，扰动心神，则心烦不寐，失眠多梦，心悸头晕；肾阴不足，骨髓不充，脑髓失养，则见健忘耳鸣，腰膝酸软；虚火内炽，扰动精室，故见遗精；阴虚失润，虚热蕴蒸，故五心烦热、潮热盗汗、咽干口燥，舌红少苔，脉细数，为阴虚火旺之象。

4. **辨证要点** 本证以心烦不寐，腰膝酸软，失眠多梦，梦遗，伴阴虚内热证症状为辨证要点。

二、心肾阳虚证

1. **概念** 是指心肾两脏阳气虚弱，失于温煦，阴寒内生所致的证候。

2. **临床表现** 心悸怔忡，面色苍白，畏寒肢冷，神疲欲睡，腰膝酸软冷痛，肢体浮肿，下肢尤甚，小便不利，唇甲青紫，舌淡紫，苔白滑，脉沉弱。

3. **证候分析** 本证多因心阳虚衰，病久及肾，或因肾阳亏虚，气化失职，水气凌心所致。心阳衰微，心失濡养，则见心悸怔忡；不能上荣于面，则见面色苍白；阳虚不能温煦肌肤，则见畏寒肢冷；形神失于温养，故神疲欲睡；肾阳虚，失于温煦，则见腰膝酸软冷痛；阳虚气化失司，水湿停聚，泛溢肌肤，故肢体浮肿；肾阳不振，膀胱气化失司，则见小便不利；阳虚运血无力，血行不畅而瘀滞，可见口唇、瓜甲青紫；舌淡紫，苔白滑，脉沉弱，皆为心肾阳气衰微，阴寒内盛，血行瘀滞，水气内盛之象。

4. **辨证要点** 本证以心悸，水肿，伴虚寒证症状为辨证要点。

三、心肺气虚证

1. **概念** 是指心肺两脏气虚，推动无力，宣降失常所表现的证候。

2. **临床表现** 心悸咳喘，气短胸闷，动则尤甚，痰液清稀，面色苍白，神疲体倦，语声低微，少气懒言，自汗乏力，舌淡苔白，或唇舌淡紫，脉沉弱或结代。

3. **证候分析** 本证多因咳喘日久，耗伤肺气，累及于心或年高体弱，劳倦太过等因素所致。心主血脉，肺主呼吸，依靠宗气的推动作用以协调两脏的功能。心气不足，鼓动无力，则见心悸。肺气虚弱，主气功能减弱，肃降无权，气机上逆，则见咳喘。气虚则气短乏力，呼吸功能减弱；气机不畅，则见胸闷不舒；动则耗气，故活动后诸症加重。肺主通调水道，肺气虚不能输布津液，水液停聚为痰，则见痰液清稀。气虚血行无力，不能上荣于头面，则见面色苍白、神疲体倦。肺气虚，宗气不足则见语声低微，少气懒言；肺气虚，卫外不固则见自汗。气虚则血弱，不能上荣舌体，则见舌淡苔白；行血无力，则见唇舌淡紫。气血运行无力或心脉之气不续，故脉见沉弱或结代。

4. **辨证要点** 本证以心悸咳喘，气短胸闷，伴气虚见症为辨证要点。

四、心脾两虚证

1. **概念** 是指脾气虚弱，心血不足所表现的虚弱证候。

2. **临床表现** 心悸怔忡，神疲乏力，失眠多梦，眩晕健忘，食欲不振，腹胀便溏，面色苍白或萎黄，或见皮下紫斑，或妇人月经后期、量少色淡，或淋漓不尽。舌淡嫩，脉细弱。

3. **证候分析** 本证多因久病失调，或思虑过度，或饮食不节，损伤脾胃，致气血化生乏源，或因慢性出血、血亏气耗，日久导致心脾气血两虚证。心血不足，心失所养，则见心悸怔忡，神疲乏力；心神失养，则见失眠多梦；头目失养，则见眩晕健忘；肌肤失养，则见面色萎黄无华。脾胃虚弱，升降运化功能失调，则见食欲不振、腹胀便溏；脾虚不能统摄血液，可见皮下紫斑，妇人月经后期、量少色淡，或淋漓不尽。舌淡嫩，脉细弱均为气血不足之象。

4. **辨证要点** 本证以心悸失眠，神疲乏力，纳呆便溏，慢性出血伴气血不足症状为辨证要点。

五、心肝血虚证

1. **概念** 指心肝两脏血虚，组织器官失养所表现的证候。

2. **临床表现**   心悸健忘，失眠多梦，头晕耳鸣，面色无华，两目干涩，视物模糊，爪甲不荣，或肢体麻木、拘挛、震颤，或妇人月经后期、量少、色淡，甚则闭经。舌淡苔白，脉细弱。

3. **证候分析**   本证多因久病亏损，或因思虑过度，耗伤心血，或因失血过多，或因脾虚化源不足所致。心主血，肝藏血，二者的相互配合才能维持血液的正常运行和化生。心血不足，心失所养，心神不宁，则见心悸健忘、失眠多梦；血虚不能上荣于头面肌肤，则见头晕耳鸣，面色无华。肝开窍于目，肝血不足，目失濡养，则见两目干涩、视物模糊；肝在体合筋，肝血虚，筋脉、爪甲失养，则见爪甲不荣、肢体麻木、震颤拘挛；女子以血为本，肝血不足，月经之源匮乏，则见妇人月经后期、量少、色淡，甚则闭经。舌淡苔白，脉细弱，均为血虚之象。

4. **辨证要点**   本证以心悸健忘，失眠多梦，目涩肢麻，伴血虚症状为辨证要点。

> 🧑‍💻 **岗位情景模拟31**
>
> 钟某，男，14岁，学生。患者自幼偏食，经常饮食不调，2年来常感头晕，神疲乏力，心慌气短，四肢倦怠，多梦夜寐不安。近1周因临近期末，复习应考而头晕加重，遂来就诊。现症：头晕、形体偏瘦，面色苍白，唇甲色淡，神疲乏力，心慌气短，多梦，不思饮食，便溏，舌质淡红苔薄白，脉象细弱。西医诊断为轻微缺铁性贫血。
>
> **问题与思考**
> 1. 请归纳该病案的主诉。
> 2. 请用脏腑辨证进行分析并做出证候诊断。
>
> 答案解析

六、脾肺气虚证

1. **概念**   是指肺脾两脏气虚，所致脏腑功能低下所表现的证候。

2. **临床表现**   食欲不振，腹胀便溏，久咳不止，气短而喘，痰多稀白，神疲乏力，声低懒言，面色无华，舌淡苔白（滑），脉弱。

3. **证候分析**   本证多因久病咳喘，耗伤肺气，肺病及脾，或饮食不节，损伤脾胃，脾虚累及肺所致。肺为主气之枢，脾为生气之源。脾气虚失于健运，则见食欲不振，腹胀不舒；脾不升清，湿浊下注，则见便溏。肺气虚失于宣降，则见久咳不止，气短而喘；气虚水津不布，聚湿生痰，则见痰多稀白。气虚功能活动减退，则见神疲乏力，声低懒言；气虚生血运血无力，则见面色无华。舌淡苔白（滑），脉弱，均为气虚之象。

4. **辨证要点**   本证以食少，腹胀便溏，咳喘气短，伴气虚症状为辨证要点。

七、肺肾阴虚证

1. **概念**   是指肺肾两脏阴虚，虚火内扰所表现的证候。

2. **临床表现**   干咳少痰，或痰中带血甚或咳血，或声音嘶哑，口干咽燥，腰膝酸软，或形体消瘦，骨蒸潮热，颧红盗汗，男子遗精，女子经少，舌红少苔，脉细数。

3. **证候分析**   本证多因久病咳喘，肺阴受损，累及于肾，或由燥热、痨虫耗伤肺阴，病久及肾，或房劳太过，肾阴亏损，不能上滋肺金所致。肾阴液互相滋养，肺金为肾水之母，肺阴充足，下输于肾，使肾阴充盈；肾阴为诸阴之本，肾阴充足，上滋于肺，使肺阴充足，称为金水相生。肺阴不足，失于清肃，则见干咳少痰；阴不制阳，虚火灼伤肺络，则见痰中带血甚或咳血。肺肾阴亏，喉失滋养，则见声音嘶哑；阴液匮乏，不能上承，则见口干咽燥；腰为肾府，肾阴亏虚，则见腰膝酸软；肌肉失养，则见形体消瘦；阴虚生内热，则见骨蒸潮热；虚火上浮则见颧红，虚热迫津外泄则见盗汗；热扰精室，则见遗精；肾阴不足，冲任空虚，则见月经量少。舌红少苔，脉细数为阴虚内热之象。

4. **辨证要点** 本证以干咳少痰，腰膝酸软，男子遗精早泄，女子经少，伴阴虚症状为辨证要点。

八、肝肾阴虚证

1. **概念** 指肝肾两脏阴虚，虚火内盛所表现的证候。

2. **临床表现** 腰膝酸软，耳鸣健忘，头晕目眩，失眠多梦，胁肋隐痛，口燥咽干，五心烦热，颧红盗汗，男子遗精，女子经少，舌红少苔，脉细数。

3. **证候分析** 本证多因久病耗损，阴液不足，或因温热病日久，邪热伤津耗液，或因情志内伤，阳亢耗阴，或因房事不节，耗伤阴津所致。肺肝肾同源，肾阴为五脏之阴的根本，肾阴旺盛，则可涵养肝木，肝阴充足，则下藏于肾，二者互滋互用。肾阴亏虚，腰膝失养则见腰膝酸软；肾开窍于耳，耳失充养则耳鸣；髓海不足则健忘。肾阴不足，水不涵木，肝阳上亢，则头晕目眩；阴不制阳，虚热内生，扰其心神，故失眠多梦；肝阴不足，肝脉失养，故胁部隐隐作痛；阴津不足，口咽失润，故咽干口燥；阴虚生内热，热蒸于里，故五心烦热；火炎于上，则两颧潮红；内迫营阴，故盗汗；扰动精室，精关不固则见遗精；肝肾阴亏，冲任失充，故女子经少。舌红少苔，脉细数，为阴虚内热之象。

4. **辨证要点** 本证以腰膝酸软，眩晕耳鸣，胁痛失眠伴阴虚内热症状为辨证要点。

岗位情景模拟 32

陈某，男，39岁，技术员。患者于半年前开始出现咳嗽，干咳少痰，时轻时重，缠绵不愈，近1个月来咳嗽加剧，出现声音嘶哑，咯痰量少痰中带有血丝。现症见：咳嗽，咯痰量少有血丝，伴口燥咽干，午后潮热，颧红，盗汗，腰酸，梦遗，大便干结，小便短赤，舌红少苔，脉细数。

问题与思考

1. 请归纳该病案的主诉。

2. 请用脏腑辨证进行分析并做出证候诊断。

答案解析

九、肝火犯肺证

1. **概念** 指肝火炽盛，上逆灼肺，肺失肃降所致的证候。

2. **临床表现** 胸胁灼痛，面红目赤，头胀头晕，急躁易怒，口苦而干，咳嗽阵作，痰黄而黏，甚则咳血，舌红苔黄，脉弦数。

3. **证候分析** 本证多因郁怒伤肝，气郁化火，或肝经邪热上犯于肺所致。肝火内郁，热壅气滞，经气不畅，则见胸胁灼痛；火邪上扰，则见面红目赤、头胀头晕；肝性失柔，则见急躁易怒；热蒸胆气上逆，故觉口苦；肝火循经犯肺，肺失清肃，气机上逆，则为咳嗽阵作；津为火灼，炼液为痰，故痰黏色黄量少；火灼肺络，络伤血溢，则为咳血；舌红，苔薄黄，脉弦数，为肝经实火内炽之征。

4. **辨证要点** 本证以胸胁灼痛，急躁易怒，咳嗽痰黄或咳血，伴实热症状为辨证要点。

十、肝脾不调证

1. **概念**　是指肝失疏泄，郁而乘脾，脾失健运所致的证候，又称为肝脾不和证或肝郁脾虚证。

2. **临床表现**　胸胁胀满窜痛，喜太息，情志抑郁，或急躁易怒，纳呆腹胀，大便溏而不爽或大便溏结不调，肠鸣矢气，腹痛欲泻，泻后痛减，舌苔白，脉弦或缓。

3. **证候分析**　本证多因情志不调，郁怒伤肝，肝失条达横犯脾土；或因饮食、劳倦伤脾，脾失健运而为肝乘。肝主疏泄，畅达气机，有助于脾的运化功能；脾主健运，升降有序，有助肝气的疏泄，故在发生病变时，二者可相互影响，形成肝脾不调证。肝失疏泄，经气郁滞，则见胸胁胀满窜痛；太息则使气郁得达，胀闷得舒，故善太息；气机郁结不畅，肝失条达则情志抑郁；若气郁化火，肝失柔顺则急躁易怒；肝气横逆犯脾，脾运失健，气机郁滞，故纳呆腹胀；气滞湿阻，则便溏不爽、肠鸣矢气；"不通则痛"，排便后气滞得畅，故泻后疼痛得以缓解。舌苔白，脉弦或缓为肝脾不和之征。

4. **辨证要点**　本证以情志抑郁，胁肋胀痛，纳呆腹胀，便溏为辨证要点。

十一、肝胃不和证

1. **概念**　是指肝失疏泄，横逆犯胃，胃失和降所致的证候。

2. **临床表现**　胃脘、胁肋胀满窜痛，嗳气呃逆，情志抑郁，喜太息，嘈杂吞酸，纳呆食少，或烦躁易怒，纳食减少，舌淡红，苔薄黄，脉弦。

3. **证候分析**　本证多因情志不舒，肝气郁结，横逆犯胃所致。肝气郁滞，疏泄失职，横逆犯胃，胃失和降，则胸胁胃脘胀满疼痛，走窜不定；胃气不降，其气上逆，则见嗳气呃逆；肝气不舒，情绪抑郁，喜太息；肝火犯胃，则见吞酸嘈杂。若气郁化火，肝性失柔，则烦躁易怒；肝气犯胃，胃纳失司，则见纳食减少。舌淡红，苔薄白，脉弦为肝气郁结之象。

4. **辨证要点**　本证以情志抑郁，脘胁胀痛，嗳气呃逆，嘈杂吞酸为辨证要点。

十二、脾肾阳虚证

1. **概念**　是指脾肾两脏阳气虚弱，失于温煦，阴寒内生所致的证候。

2. **临床表现**　腰膝脘腹冷痛，形寒肢冷，面色㿠白，久泻久痢，或五更泻、完谷不化，便质清稀，或面浮肢肿，甚见腹胀如鼓，小便不利，舌质淡胖、边有齿痕，苔白滑，脉弱或沉迟无力。

3. **证候分析**　本证多因脾肾久病，阳气被损，或久泄久痢，或水邪久踞，损伤肾阳，肾阳虚衰，火不暖土，致脾阳不足，或脾阳久虚不能温养肾阳，最终导致脾肾阳虚。肾阳虚，阴寒内盛，气机凝滞，则见腰膝、下腹冷痛；阳虚无以温煦形体，则见畏寒肢冷；脾阳虚不能运化水谷，气血化生不足，则见面色㿠白。脾主运化，肾司二便，二便功能失职，则见久泻久痢；寅卯之交，阴气极盛，阳气未复，故黎明前泄泻，又称为"五更泻"，甚则完谷不化。肾主水，肾阳虚，无以运化水湿，溢于肌肤，则见面浮肢肿；水湿泛滥，停于腹内则见腹胀如鼓。膀胱气化失职，故小便不利。舌淡胖，苔白滑，脉沉迟无力属阳虚水寒内停之征。

4. **辨证要点**　本证以腰膝脘腹冷痛，久泻久痢，水肿伴阳虚症状为辨证要点。

（谭忠乐）

目标检测

答案解析

一、A1 型选择题

1. 心气虚与心阳虚的共有症状是（　）
    A. 心悸怔忡，胸闷气短　　　　　B. 五心烦热，潮热盗汗　　　　　C. 头晕目眩，面白无华
    D. 畏寒肢冷，面色㿠白　　　　　E. 大汗淋漓，四肢厥冷

2. 心悸失眠，头晕眼花等可见于（　）
    A. 心气虚　　　　B. 心血虚　　　　C. 肝血虚　　　　D. 脾气虚　　　　E. 肺气虚

3. 心血虚与心阴虚的共有症状是（　）
    A. 头晕目眩，面白无华　　　　　B. 五心烦热，潮热盗汗　　　　　C. 心悸，失眠，多梦
    D. 唇舌淡白，脉细数　　　　　　E. 舌红少苔，脉细数

4. 下列哪项是燥邪犯肺证与肺阴虚证的鉴别要点（　）
    A. 有无发热恶寒　　　　　　　　B. 有无胸痛咳血　　　　　　　　C. 有无口干咽燥
    D. 痰量的多少　　　　　　　　　E. 咯痰的难易

5. 饥不欲食，舌质光红与下列哪项并见，对诊断胃阴虚证最有意义（　）
    A. 口泛清水　　　　B. 呕吐酸腐　　　　C. 干呕呃逆　　　　D. 呕吐鲜血　　　　E. 泛恶吞酸

6. 肝气郁结常见的临床表现是（　）
    A. 少气　　　　B. 太息　　　　C. 呃逆　　　　D. 噫气　　　　E. 气喘

7. 下列哪项是热极生风证的表现（　）
    A. 手足震颤　　　　B. 肢体麻木　　　　C. 手足蠕动　　　　D. 角弓反张　　　　E. 肌肉𤓰动

8. 肝胆湿热不可见（　）
    A. 尿频尿急，尿道灼痛，尿黄短少　　　　B. 头痛目赤，急躁易怒，胁痛便秘
    C. 腹部痞闷，纳呆便溏，面目发黄　　　　D. 腹痛下痢，赤白黏冻，里急后重
    E. 阴囊湿疹，瘙痒难忍，小便短赤

9. 诊断肾虚证最有意义的临床表现是（　）
    A. 小便频数，滑精早泄　　　　　B. 大便稀薄，完谷不化　　　　　C. 下肢水肿，凹陷不起
    D. 畏寒肢冷，精神萎靡　　　　　E. 腰膝冷痛，精冷不育

10. 下列哪项不是肾阴虚证的表现（　）
    A. 阳强易举　　　　B. 遗精　　　　C. 崩漏　　　　D. 经少、经闭　　　　E. 滑精早泄

11. 下列不属于肾精不足证的临床表现的是（　）
    A. 生长发育迟缓　　　　　　　　B. 囟门迟闭　　　　　　　　　　C. 智力低下
    D. 动作迟钝　　　　　　　　　　E. 尿后余沥不尽

12. 以下症状由于肾气不固导致的是（　）
    A. 畏寒　　　　　　　　　　　　B. 小便失禁　　　　　　　　　　C. 呼多吸少
    D. 男子精少不育　　　　　　　　E. 腰膝酸软

13. 以胸胁胃脘胀痛，急躁易怒，嗳气吞酸，不思饮食，舌淡红，脉弦为特征的证候是（　）
    A. 肝胃不和证　　　　　　　　　B. 胃肠气滞证　　　　　　　　　C. 脾气虚证
    D. 肝郁气滞证　　　　　　　　　E. 肝脾不调证

二、A2型选择题

1. 患者，男，68岁。神情痴呆，表情淡漠，喃喃独语，面色晦暗，苔白腻，脉滑。其辨证是（　　）

    A. 心气虚证　　　　　　　　　　B. 心阳虚证　　　　　　　　　　C. 痰蒙心神证

    D. 痰火扰神证　　　　　　　　　E. 肝郁气滞证

2. 患者，男，61岁。自诉胃脘冷痛1年，喜温喜按，泛吐清水，畏寒，舌淡，脉弱。其辨证是（　　）

    A. 胃阴虚证　　　　　　　　　　B. 胃气虚证　　　　　　　　　　C. 胃阳虚证

    D. 寒滞胃脘证　　　　　　　　　E. 寒饮停胃证

3. 患者，女，45岁。胃脘胀满疼痛，走窜不定，痛而欲泻，嗳气，肠鸣，矢气，得嗳气后痛胀可缓解，苔厚，脉弦。其辨证是（　　）

    A. 食滞胃肠证　　　B. 肝脾不调证　　　C. 胃肠气滞证　　　D. 肝胃不和证　　　E. 肝郁气滞证

三、B1型选择题

（1~2题共用以下选项）

    A. 肝阳化风证　　　B. 阴虚动风证　　　C. 血虚生风证　　　D. 热极生风证　　　E. 肝阳上亢证

1. 可见步履不稳，眩晕欲仆症状的是（　　）

2. 可见眩晕肢体震颤，面白无华症状的是（　　）

（3~4题共用以下选项）

    A. 腰膝酸软，眩晕耳鸣，烦躁易怒

    B. 腰膝酸软，听力减退，神疲乏力

    C. 腰膝酸软，下肢浮肿，小便清长

    D. 腰膝酸软，小便频数，余沥不尽

    E. 腰膝酸软，失眠多梦，盗汗遗精

3. 肾阳虚证的临床表现是（　　）

4. 肾阴虚证的临床表现是（　　）

（5~6题共用以下选项）

    A. 肾气不固　　　B. 肾虚水泛　　　C. 肾精不足　　　D. 肾阳虚　　　E. 肾阴虚

5. 患者，女，31岁。妊娠3个月，精神不振，今日突感腰痛难忍，小腹坠痛，舌质淡白，脉弱。其证候是（　　）

6. 患者，男，30岁。结婚3年不育，脱发腰软无力，舌质淡白，尺脉弱。其证候是（　　）

（7~8题共用以下选项）

    A. 心肝血虚证　　　　　　　　　B. 心肾阴虚证　　　　　　　　　C. 脾肺气虚证

    D. 心肾不交证　　　　　　　　　E. 心脾气血虚证

7. 心悸怔忡，纳呆腹胀，便溏乏力，舌淡嫩，脉弱，其证候是（　　）

8. 心烦失眠，腰膝酸软，遗精盗汗，舌红少苔，脉细数，其证候是（　　）

（9~10题共用以下选项）

    A. 肺肾气虚　　　B. 肺气虚　　　C. 脾肺气虚　　　D. 心肺气虚　　　E. 肾气不固

9. 久病咳喘，乏力少气，呼多吸少，自汗耳鸣，舌淡脉弱。其证候是（　　）

10. 久病咳喘，胸闷心悸，乏力少气，自汗声低，舌淡脉弱。其证候是（　　）

（11~12题共用以下选项）

    A. 咳嗽，咳频稀白　　　　　　　B. 咳嗽，痰多泡沫　　　　　　　C. 咳喘，咯痰黄稠

    D. 咳嗽，痰少难咳　　　　　　　E. 咳喘，痰多易咳

11．热邪壅肺证，可见（　　）

12．燥邪犯肺证，可见（　　）

四、简答题

1．心脉痹阻证可由哪些病因引起？

2．请鉴别脾气虚证与脾阳虚证。

书网融合……

知识回顾　　习题

第九章　其他辨证方法

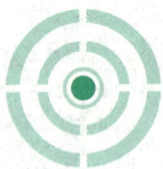

学习目标

知识要求：

1. 熟悉六经病、卫气营血病、三焦病各证候的临床表现和辨证要点。
2. 了解六经病、卫气营血病、三焦病各证候的概念和证候分析。

技能要求：

具备对实际病例进行病机分析，做出六经辨证、卫气营血辨证、三焦辨证结论的能力。

第一节　六经辨证

岗位情景模拟33

刘某某，男，50岁。隆冬季节，因工作需要出差外行，途中不慎感受风寒邪气，当晚即发高热，体温达39.8℃，恶寒甚重，虽覆两床棉被仍洒淅恶寒，发抖，周身关节无一不痛，无汗，皮肤滚烫而咳嗽不止。视其舌苔薄白，切其脉浮紧有力。[陈明，刘燕华，李方.刘渡舟验案精选.北京：学苑出版社.2007，4：1]

问题与思考

请按照六经辨证，辨出上述案例属于何种证候？

答案解析

六经辨证是中医学辨证论治的先河，是汉代张仲景在《素问·热论》的基础上，根据外感病的证候特点与传变规律所创立的重要的辨证方法。在《伤寒论》中，六经指太阳、阳明、少阳、太阴、少阴、厥阴。阴阳由一而为三，是以阴阳气之多少而分类的。就三阳而言，太阳为三阳，阳明为二阳，少阳为一阳。就三阴而言，太阴为三阴，少阴为二阴，厥阴为一阴。因此，六经辨证实质是三阴三阳辨证，是用三阴三阳概括脏腑、经络及气化功能与病理演变，将外感病过程中所出现的各种证候，综合归纳为太阳病、阳明病、少阳病、太阴病、少阴病和厥阴病六类疾病，以辨明病邪、病位、病性、病势、预后等，从而确立相应的治疗原则。总体来说，凡正盛邪实，抗病力强，表现为热、为实者，多属三阳病证；凡正气虚衰，抗邪无力，表现为寒、为虚者，多属三阴病证。

六经辨证的每一经病分别设有本证、兼证、变证、类证，内容丰富，变化多端。本书重点介绍六经病本证的临床表现与证候分析。由于人体的脏腑、经络是不可分割的整体，六经病证也可以相互传变。由某一经病证转变为另一经病证，称为"转属"；两经或三经同时出现病证，称为"合病"；凡一经病证未罢，又见他经病证者，称为"并病"。总之，六经辨证具体的病脉证治，揭示了既原则又灵活的辨证思维方法，不仅对于外感病，对于内伤杂病的治疗同样具有广泛的指导意义。

一、太阳病

太阳为六经之首，一身之表。外邪侵袭人体，太阳首当其冲，故太阳病是六经病的初期阶段。外邪侵袭，太阳经经气不利，正气起而抗之，常出现恶寒、头项强痛、脉浮等症。因患者体质强弱不同，感邪性质相异，太阳病主要分为太阳中风证与太阳伤寒证。

（一）太阳中风证

1. **概念** 腠理疏松之人，感受风寒邪气，以致卫不外固，营不内守，出现发热，汗出，恶风，脉浮缓等症，称为太阳中风证。

2. **临床表现** 发热，恶风寒，汗出，脉浮缓或弱，或见鼻鸣，干呕。

3. **证候分析** 外邪侵袭，卫阳浮盛，抗邪于外则发热，腠理疏松，卫阳不固，营阴失护则汗出。本证因汗出，发热程度较伤寒证为轻。营阴外泄，故脉象松弛而呈浮缓之象。肺合皮毛，开窍于鼻，皮毛受邪，肺窍不利，则见鼻鸣。胃为卫之源，表气失和，卫病干胃，胃气上逆，则见干呕。

4. **辨证要点** 低热，恶寒，汗出，脉浮缓或弱。

（二）太阳伤寒证

1. **概念** 腠理固密之人，感受风寒较重，以致卫阳被遏，营阴郁滞，出现恶寒发热，无汗，头身疼痛，脉浮紧等症，称为太阳伤寒证。

2. **临床表现** 发热，恶风寒，头身骨节疼痛，无汗，脉浮紧，或见气喘、呕逆。

3. **证候分析** 风寒闭表，卫阳受损，正邪斗争，故恶寒发热。太阳经经气不畅，故见周身疼痛。腠理闭塞则无汗，无汗导致阳郁无法外泄，故本证发热程度较中风证为重。卫闭营郁，脉管拘急，故脉浮紧。肺主气而外合皮毛，现毛窍闭塞，故肺失宣降而见气喘。风寒束表，阳郁不宣，胃失和降则呕逆。

4. **辨证要点** 高热，恶寒，无汗，脉浮紧。

二、阳明病

阳明，指手阳明大肠和足阳明胃，胃主受纳腐熟水谷，大肠主传导糟粕，阳明是"多气多血"之经。病邪侵袭阳明，易致胃肠功能失常，邪从燥热之化，多属里实热证。常见于外感热病过程中的邪热极盛阶段。阳明病主要分为阳明经证和阳明腑证。

（一）阳明经证

1. **概念** 阳明燥热亢盛，弥漫全身，肠胃无燥屎阻结，以身热，汗出，口渴，脉洪等为主要表现的证候，称为阳明热证。

2. **临床表现** 不恶寒反恶热，身大热、汗自出、口大渴、舌上干燥而烦，渴欲饮水数升，脉洪大。

3. **证候分析** 阳明里热炽盛，蒸腾于外，故见身热，不恶寒反恶热。邪热亢盛，迫津外泄，故汗自出。热盛伤津，故舌上干燥，渴欲饮水数升。胃热上扰，心神不安则烦。阳热蒸腾，气盛血涌则脉洪大。

4. 辨证要点 身热，汗出，口渴，脉洪。

（二）阳明腑证

1. 概念 阳明燥热之邪与肠中糟粕搏结，以大便结硬，腹满腹痛，脉沉实有力为主要表现的证候称为阳明腑证。阳明实证包括太阳阳明证、正阳阳明证和少阳阳明证，其中尤以正阳阳明证最能体现阳明病里、实、热证的特点。

2. 临床表现 有燥屎，不大便，大便结硬或自利清水，腹胀满，绕脐痛，日晡潮热，手足濈然汗出，睛不和，谵语，不识人，脉沉实有力。

3. 证候分析 邪热与糟粕结于肠中，腑气不通，故见腹痛腹胀，不大便，甚则形成燥屎。燥屎熏蒸，肠液下流，可见自利清水，实为热结旁流。阳明气旺于日晡，故日晡潮热。阳明主四肢，热结津亏，难以全身作汗，仅见手足汗出。阳热燔灼，阴液消亡，目睛失养，则睛不和。胃热上犯，扰乱心神，故见谵语、不识人。实热阻结在里，故脉沉而有力。

4. 辨证要点 燥屎，便秘，腹痛，日晡潮热。

三、少阳病

少阳为枢，居半表半里，包括手少阳三焦与足少阳胆，为人身阴阳气机升降出入开阖的枢纽。邪气侵犯少阳，或少阳胆气失和，常出现口苦，咽干，目眩的症状，反映了少阳胆火内郁，郁火上炎的特点。根据少阳病病位深浅、病情轻重的不同，可将少阳病分为邪气偏表的轻证和邪结偏里的重证。

（一）邪气偏表轻证

1. 概念 邪入少阳，枢机不利，正邪分争，木郁乘土，以往来寒热，胸胁苦满，默默不欲饮食，心烦喜呕，脉弦为主要表现的证候称为少阳邪气偏表轻证。

2. 临床表现 往来寒热，胸胁苦满，默默不欲饮食，心烦喜呕，脉弦，或出现渴、咳、腹中痛、心下悸、小便不利等症。

3. 证候分析 邪入少阳，枢机不利，正邪分争于表里之间，正胜则发热，邪胜则恶寒，邪正互有胜负，故往来寒热。邪犯少阳，经气不利，故胸胁苦满。胆热犯胃，胃失和降，故不欲食而喜呕。胆气失和，疏泄失职，影响情志，故神情默默。胆火内郁，上扰心神，则心烦。弦脉为少阳主脉。

4. 辨证要点 往来寒热，胸胁苦满，默默不欲饮食，心烦喜呕。

（二）邪结偏里重证

1. 概念 邪结少阳，胆热内郁，疏泄失职，横逆犯胃，以呕不止，心下急，郁郁微烦为主要表现的证候称为少阳邪结偏里重证。

2. 临床表现 呕不止，心下急，郁郁微烦，胸胁苦满，脉弦。

3. 证候分析 从邪气偏表轻证的"喜呕"到本证的"呕不止"，说明本证胆热犯胃，胃气上逆之势更为严重，从"默默"到"郁郁微烦"，说明胆气郁结，扰乱情志更为明显。木郁乘土，致脾络不和，则心下拘急疼痛。少阳经气不畅，则胸胁苦满，脉弦。与少阳邪气偏表轻证对比，本证当属少阳邪结偏里重证。

4. 辨证要点 呕吐，脘腹疼痛，胸胁苦满，脉弦。

四、太阴病

太阴为三阴之始，在《伤寒论》中主要论述足太阴脾的功能。太阴病为三阴病的初始阶段，反映了脾阳虚衰，寒湿内盛，升降失常的病理变化。病由三阳转入太阴，标志着邪气由六腑向五脏发展。太阴病主要包括太阴里虚证与太阴里实证。

（一）太阴里虚证

1. **概念** 脾阳虚弱，寒湿内生，以腹满腹痛，食不下而吐，自利为主要表现的证候称为太阴里虚证。

2. **临床表现** 腹满而吐，食不下，自利益甚，时腹自痛，四肢欠温，脉沉缓或弱。

3. **证候分析** 脾胃虚弱，寒湿内阻，运化失职，故腹满、食不下。中焦阳虚，脾胃升降失职，清阳不升，浊阴上逆，见下利与呕吐并见。寒凝湿聚，气机不畅，故时腹自痛。阳虚无以温煦四肢，则四肢欠温。脉沉缓或弱反映了太阴病里虚寒的本质。

4. **辨证要点** 腹满腹痛，呕吐，下利，脉沉缓或弱。

（二）太阴里实证

1. **概念** 误用攻下，导致邪陷脾络，络脉拘急，以腹痛为主要表现的证候称为太阴里实证。

2. **临床表现** 腹满时痛，或腹痛剧烈，持续不减，痛而拒按。

3. **证候分析** 误用攻下，导致邪气内陷于脾络，脾主大腹，脾络瘀阻，气血不和，经脉拘急则腹痛。本证胃肠内无糟粕阻结，疼痛缘由脾络不通。

4. **辨证要点** 腹满时痛，或腹痛持续，无其他典型症状。

五、少阴病

少阴包括手少阴心和足少阴肾。病入少阴，损及心肾，涉及根本，阳气虚衰，阴血不足，常出现"脉微细，但欲寐"等全身性虚衰证候。故少阴病常为外感疾病过程中的危重阶段。少阴为真阴真阳之脏，邪气可从阴化寒，或从阳化热，故少阴病分为寒化证和热化证。

（一）少阴寒化证

1. **概念** 心肾阳虚，邪从寒化，阴寒内盛，以无热恶寒，下利清谷，四肢厥逆，脉微细为主要表现的证候称为少阴寒化证。

2. **临床表现** 无热恶寒，四肢厥逆，下利清谷，小便清白，精神萎靡，脉沉微细或脉微欲绝。或突然面赤，身反不恶寒。

3. **证候分析** 阳气衰微，阴寒内盛，失于温养，故见无热恶寒，四肢厥逆。肾阳虚，火不暖土，故下利清谷，不能制水，则小便清白。"阳气者，精则养神"，阳虚已甚，神疲不支，故精神萎靡。阳气虚弱，无力鼓动，则脉微细或脉微欲绝。若阴盛格阳，虚阳浮越，则面色赤，身反不恶寒。

4. **辨证要点** 恶寒蜷卧，四肢逆冷，下利清谷，小便清白，精神萎靡，脉微。

（二）少阴热化证

1. **概念** 心肾精血不足，虚热内生，邪从热化，以心烦，失眠，舌红少苔，脉细数为主要表现的证候称为少阴热化证。

2. **临床表现**　心中烦，不得卧，口燥咽干，舌红少苔，脉细数等症。

3. **证候分析**　心属火，肾属水，少阴心肾素体阴虚，肾水不足，不能上济心阴，而致心火独亢于上，故心烦不得卧。阴亏失润，则口燥咽干。舌红少苔，脉细数均是阴虚火旺之象。

4. **辨证要点**　心烦，失眠，咽干，舌红少苔，脉细数。

六、厥阴病

厥阴主阴阳之枢，具有物极必反、阴尽阳生的变化特点。厥阴主司阴阳之气的交接，病至厥阴，常出现阴阳逆乱、变化多端的病证。《伤寒论》的厥阴病，主要论述的是厥阴肝的病变。

1. **概念**　凡是能反映厥阴肝的脏腑特点，或反映厥阴阴尽阳生的气化特点的病证均是厥阴病，主要包括厥阴寒厥证、厥阴寒呕证、厥阴热利证、上热下寒证、厥热胜复证。

2. **临床表现**　手足厥寒，脉细欲绝；或干呕，吐涎沫，颠顶痛；或下利脓血，红多白少，肛门灼热，里急后重，口渴；或消渴，气上撞心，心中疼热，饥而不欲食；或厥逆与发热交替出现。

3. **证候分析**　平素肝血虚少，则脉细欲绝。复感寒邪，寒凝经脉，四末失于温养，则手足厥寒，本证称为厥阴寒厥证；肝寒犯胃，寒浊上逆，故干呕、吐涎沫。肝经上达颠顶，肝寒循经上逆，则颠顶作痛，本证称为厥阴寒呕证；肝经热盛，失于疏泄，下迫大肠，则肛门灼热，里急后重。湿热火毒，损伤肠络则下利红白，本证称为厥阴热利证；肝火炽盛，耗灼津液则消渴。肝失疏泄，气郁化火，横逆上冲，可见气上撞心，心中疼热。肝犯胃，热则消谷，土为木乘，运化失职，故饥而不欲食，本证称为上热下寒证；厥阴为阴阳转换之枢，厥为阴寒胜，热为阳气复，本证称为厥热胜复证。

4. **辨证要点**　厥阴寒厥证、厥阴寒呕证、厥阴热利证、上热下寒证、厥热胜复证的主症。

第二节　卫气营血辨证

🧍 岗位情景模拟34

张某，男，9岁。患儿3天前曾去外地，回来后发热、头痛、呕吐。诊见面赤汗出，头痛如裂，口渴引饮，烦躁不安，神昏谵语，抽搐频作，胸前可见散在粟粒大小瘀血斑，舌苔黄，脉洪大。查体：项强，巴氏征（+），克氏征（+），白细胞计数18×10^9/L，体温39.5℃。县医院诊为流行性脑脊髓炎。[杨德昌.白虎汤证验案.吉林中医药，1983（06）：23-24.]

问题与思考

请按照卫气营血辨证，辨出上述案例属于何种证候？

答案解析

卫气营血辨证，是清代叶天士在《外感温热篇》中创立的一种适用于外感热病的辨证方法。叶天士借用《黄帝内经》中关于卫、气、营、血四种物质的生理概念，在充分继承张仲景六经辨证思维方法与历代医家对温热邪气认识的基础上，结合自身临床实践，开创性地提出了卫气营血辨证。

具体地说，叶天士用卫气营血的表里层次来概括温病病变的浅深层次及病情的轻重程度，即将外感热病发展过程中，不同病理阶段所反映的证候，分为卫分证、气分证、营分证、血分证四类。外邪先犯于卫，继则发展至气，再影响到营，最后深入到血，病位逐步加深，病情逐渐加重。就其病位与发展趋势而言，卫分证主表，是外感温热病的初期，邪在肺与皮毛；气分证主里，是邪正斗争较为亢盛的阶段，病在胃、肺、胸膈、肠、胆等脏腑；营分证病情深重，热邪陷入营阴，病在心与心包；血分证则为病变的后期，病情最为危重，邪热已深陷心、肝、肾等重要脏腑。

温病的整个发展过程，实际上就是卫气营血证候的传变过程，具体可分为顺传和逆传两种方式。顺传是指温邪从卫分开始，依次传入气分、营分、血分。病邪由表入里，由浅入深，病情由轻至重，由实致虚，是温病发展演变的一般规律。逆传是指邪入卫分后，跨过气分而直入营分、血分，病势更急剧，病情更凶险。此外，由于病邪和机体反应的特殊性，温病的发病也可无卫分证，而径见气分证或营分证，或出现"卫气同病""气营两燔""气血两燔"等复杂的证候类型。总之，卫气营血辨证深刻地揭示了温病的致病特点与传变规律，直至今日仍然是辨治温病的重要的辨证方法。

一、卫分证

1. **概念**　温邪初犯人体肌表，导致卫气功能失调，肺失宣降的证候类型称为卫分证。卫分证是温病的初期。

2. **临床表现**　发热，微恶风寒，无汗或少汗，头痛，口微渴，苔薄黄，舌边尖红，脉浮数。或有咳嗽、咽喉肿痛等症。

3. **证候分析**　温邪侵及肌表，卫阳为邪所遏，肌肤失于温养则恶寒，卫气与邪抗争则发热。因感受温邪，故热重寒轻。卫气受损，不能司汗孔开合，故无汗或少汗。温邪上扰清窍，则头痛。温为阳邪，易伤阴津，可见口微渴。卫气郁阻，肺气失宣则咳嗽。温邪上灼咽喉则咽痛。苔薄黄，舌边尖红，脉浮数均是温邪在表之象。

4. **辨证要点**　发热，微恶风寒，口微渴，脉浮数。

二、气分证

1. **概念**　温热邪气由表入里而未入营动血的一切病证称为气分证，病变部位有在胃、肺、胸膈、肠、胆等不同，但均属于正盛邪炽，阳热亢盛的里实热证。

2. **临床表现**　身体壮热，不恶寒但恶热，汗多，大渴欲饮冷，心烦，尿赤，舌红苔黄燥，脉数有力。或兼咳嗽气喘，咯痰黄稠；或兼心中懊侬，坐立难安；或兼腹痛拒按，大便结硬，甚则下利污黑粪水；或兼口苦，胁痛，干呕，脉弦等症。

3. **证候分析**　气分证可由卫分证内传而来，或是温邪直入气分。里热炽盛，故身体壮热，不恶寒但恶热。邪热迫津外泄，则汗多。热盛伤津，故大渴欲饮冷、尿赤。热扰心神，则心烦。舌红苔黄燥，脉数有力均是里热蒸腾之象。若邪热恋肺，则肺失宣肃，咳嗽气喘，咯痰黄稠；若热扰胸膈，则心中懊侬，坐立难安；若热结肠道，则腑气不通，腹痛拒按，大便结硬，甚则热结旁流；若热郁胆腑，则胆热犯胃，口苦干呕，胆经不利，则胁痛。

4. **辨证要点**　身热，汗多，大渴，舌红苔黄燥，脉数有力。根据兼症不同，判断气分实热在何脏、何腑。

三、营分证

1. **概念**　热邪内陷，燔灼营阴，营阴受损，扰乱心神的证候类型称为营分证。营分证是温病发展过程中较为深重的阶段。

2. **临床表现**　身热夜甚，心烦不寐，时有谵语，斑疹隐隐，口干但不甚渴饮，舌质红绛苔少，脉细数。

3. **证候分析**　气分证不解，内传营分，或由卫分证直接传入营分而成，称为"逆传心包"。亦有营阴素亏，初感温热邪气，便直入营分者。热入营分，灼伤阴液，营阴不足则身热夜甚。营气通于心，热扰心神则心烦不寐，时有谵语。营为血之清者，与脉相贯，热窜血络则斑点隐隐。邪热蒸腾营阴上承于口，则口干但不甚渴饮。舌质红绛苔少，脉细数，为营热阴亏之象。

4. **辨证要点**　身热夜甚，心烦，斑疹隐隐，舌质红绛苔少，脉细数。

四、血分证

1. **概念**　热邪深入血分，引起动血、生风、伤阴之变的证候类型称为血分证。血分证是温热病发展过程中最为深重的阶段，病变主要累及心、肝、肾三脏。

2. **临床表现**　身热夜甚，躁扰不安，甚则神昏谵语，斑疹显露，色紫黑，舌质深绛，脉细数。或见吐血、衄血、便血、尿血；或见抽搐，颈项强直，角弓反张，牙关紧闭，或手足蠕动、震颤；或见骨蒸潮热，五心烦热，夜热早凉，口干咽燥。

3. **证候分析**　营分邪热不解，或气分热炽，均可传入血分，或素体阴亏，伏热内蕴，温热初期即发为血分证。邪热深入血分，灼伤阴血，内扰心神，其身热夜甚，神昏躁扰的症状较营分证更重，且血受热邪煎熬而成瘀，阻滞脉络，则见斑疹显露、色紫黑，舌质深绛。脉细数亦是血热阴亏之象。除了原有营分病变加重外，血分证多有动血、生风、伤阴的表现。或血热炽盛，灼伤血络，迫血妄行，溢于脉外，故见多部位、多窍道的急性出血。或血分热炽，燔灼肝经，筋脉挛急，则见抽搐，颈项强直，角弓反张，牙关紧闭等症。若肝阴不足，筋失所养，可见手足蠕动、震颤之象。或邪热羁留，耗伤肝肾之阴，阴虚内热，可见骨蒸潮热，夜热早凉。阴液匮乏，无以上承，可见口干咽燥。

4. **辨证要点**　身热夜甚，躁扰神昏，斑疹显露，舌质深绛，脉细数。或兼见动血、生风、伤阴症状。

第三节　三焦辨证

岗位情景模拟35

杜某，男，56岁。患病20余天，初起发热恶寒，因没有得到适当治疗，后潮热不退，病情加重。就诊时面色黧黑，两目直视，神昏不识人，不能言语，喘促，四肢僵直。家人代诉已5天不进饮食，8天无大便，已为其准备后事。视其全身干涩无汗，腹部坚硬，可扪及硬块。用压舌板撬开口腔，观其舌苔焦黑起刺，脉沉迟有力。[刘宇，梁兆松.伤寒变证治验一则.新医药学杂志，1976，(11)：37.]

问题与思考

请按照三焦辨证，辨出上述案例患者属于何种证候？

答案解析

三焦辨证是清代吴鞠通在《温病条辨》中创立的适合辨治外感温热病的一种辨证方法。他依据《黄帝内经》对三焦部位的论述，在《伤寒论》六经辨证和叶天士卫气营血辨证的基础上，结合自身对温病实践的体会，给三焦赋予了新的病理概念，将三焦辨证作为温病的辨证纲领。

吴鞠通将外感温热病的证候归纳为上焦病证、中焦病证、下焦病证，用以说明病邪所犯脏腑的病理变化及其证候特点，阐述温邪在病变过程中由上及下、由浅及深的发展变化规律。具体地说，上焦病证主要包括手太阴肺和手厥阴心包经的病变，邪在肺经，多为疾病的初起阶段。中焦病证主要包括足阳明胃、足太阴脾和手阳明大肠经的病变。阳明主燥，太阴主湿，邪入阳明则燥化，表现为里热燥实证，邪入太阴则湿化，表现为湿热证。中焦病证一般属温病的中期或极期。下焦病证主要包括足少阴肾和足厥阴肝的病变，多为肝肾阴虚，属温病的末期阶段。可见，三焦辨证客观反映了温病初期、中期、后期的病机特点。

三焦病证多由上焦肺经开始，传入中焦，进而传入下焦，称为"顺传"，病位由浅入深，病情由轻至重。若病邪从肺卫而直入心包者，称为"逆传"，说明邪热炽盛，病势急重。因病邪性质与患者体质的不同，有上焦病证未罢而又见中焦病证者，或中焦病证未解而又见下焦病证者。又有上焦之邪径传下焦者，亦有起病即见下焦病证者，甚至还有热邪弥漫三焦者。因此，运用三焦辨证对临床资料进行全面、综合地分析，对于外感温病的辨治具有重要的指导意义。

一、上焦病证

1.　**概念**　温热之邪侵袭手太阴肺和手厥阴心包形成的证候类型称为上焦病证。邪在肺经多为疾病的初起阶段。

2.　**临床表现**　发热，微恶风寒，咳嗽，头痛，口微渴，舌边尖红，苔薄黄，脉浮数；或见身热，不恶寒，汗出，咳喘气促，口大渴，苔黄，脉数；或身灼热，神昏谵语或昏愦不语，肢厥，舌謇，舌绛，脉数。

3.　**证候分析**　温邪犯表，卫气失和，不能正常敷布，肌肤失于温煦则恶寒。卫气奋起抗邪，正邪斗争则发热。温属阳邪，故发热重，恶寒轻。肺外合皮毛，与卫气相通，肺气失宣，故咳嗽。阳邪上扰清窍，故头痛。温邪易伤津液，故口渴。舌边尖红，苔薄黄，脉浮数，均是温邪初侵肺卫之象。该证候类型实际上属于卫气营血辨证中的卫分证。

犯于肺卫的温邪进一步由表入里，可导致邪热壅肺，肺气上逆，则咳喘气促。热邪充斥内外，故身热，不恶寒。里热蒸腾，迫津外泄则汗出。热盛伤津则口大渴。苔黄，脉数，均为邪热内盛之征。

肺经热邪不解，可逆传心包，外邪直中，也可径入心包。里热炽盛，故见高热，心包热邪逼乱神明，则见神志异常，或神昏谵语或昏愦不语。热邪内闭，气血不能布达四肢，故肢厥。心开窍于舌，心包热盛，故舌謇。心主血属营，热入心包，营血受病，故舌质红绛，脉数。

4.　**辨证要点**　邪犯肺卫，以发热，微恶风寒，脉浮数为辨证要点；邪热壅肺，以咳喘，身热，汗出，苔黄，脉数为辨证要点；邪陷心包，以高热，神昏，舌绛，脉数为辨证要点。

二、中焦病证

1.　**概念**　温热之邪侵袭中焦脾胃，或邪从燥化，或邪从湿化的证候类型称为中焦病证，一般属温病的中期或极期。中焦病证以阳明腑实证与太阴湿热证最为典型。

2.　**临床表现**　身热面赤，呼吸气促，腹满痛，便秘，渴欲饮冷，神昏谵语，苔黄燥或焦黑起刺，脉沉实有力。或身热不扬，头身困重，脘腹痞闷，泛恶欲呕，大便黏腻，苔黄腻，脉滑数。

3.　**证候分析**　温邪直入中焦，或从上焦传入，中焦脾胃受病，或邪从阳明燥化，表现为阳明腑实证，或邪从太阴湿化，表现为太阴湿热证。热入阳明，则身热面赤，呼吸气促。肠道热结津伤，传导失职，故腹满痛，大便秘结。热灼津液，则渴欲饮冷。热扰心神，则神昏谵语。苔黄燥或焦黑起刺，脉沉实有力，为实热内结，津液耗伤之象。热入太阴，与湿相合，热势为湿所遏，不能外越，故身热不扬。湿热郁阻，气机不畅，故头身困重。湿阻中焦，清阳不升，浊阴不降，气机呆滞，故脘腹痞闷，泛恶欲呕。湿性重浊黏滞，故大便黏腻。苔黄腻，脉滑数，均为湿热内蕴之象。

4. 辨证要点　阳明腑实证以便秘，腹满痛，身热，苔黄燥，脉沉实有力为辨证要点。太阴湿热证以身热不扬，脘腹痞闷，大便黏腻，苔黄腻，脉滑数为辨证要点。

三、下焦病证

1. 概念　温热之邪深入肝、肾，劫夺肝肾之阴的证候类型称为下焦病证，属温病的末期阶段。

2. 临床表现　低热颧红，手足心热，神疲消瘦，口燥咽干，舌绛苔少，干枯而痿，脉细数或虚。或见手足蠕动、瘛疭、心中憺憺大动。

3. 证候分析　温病后期，邪传下焦，损伤肝肾之阴。阴亏不能制阳，虚热内生，则见身热颧红，手足心热。阴精耗损，神明失养则神疲，形体失养则消瘦。阴液不能上滋，故口燥咽干。舌绛苔少，干枯而痿，脉细数是真阴匮乏之象。热邪久羁，肾阴亏耗，肝失涵养，则风从内生，症见手足蠕动、瘛疭，肾水不能上济心火，心神浮越，则悸动不安。

4. 辨证要点　低热颧红，手足心热，神疲消瘦，或阴虚风动，舌绛苔少，脉细数。

目标检测

答案解析

一、A1型选择题

1. 开创中医学辨证论治先河的是（　）
   A. 六经辨证　　　　　　　　B. 三焦辨证　　　　　　　　C. 卫气营血辨证
   D. 脏腑辨证　　　　　　　　E. 经络辨证

2. 以下哪项不是太阳中风证的表现（　）
   A. 发热　　　　B. 恶寒　　　　C. 脉浮缓　　　　D. 鼻鸣　　　　E. 无汗

3. 下列哪项临床表现不属于少阳邪气偏表的轻证（　）
   A. 往来寒热　　　　　　　　B. 胸胁苦满　　　　　　　　C. 默默不欲饮食
   D. 心烦喜呕　　　　　　　　E. 心下急

4. 创立卫气营血辨证的是（　）
   A. 张仲景　　　　B. 叶天士　　　　C. 薛雪　　　　D. 吴鞠通　　　　E. 王孟英

5. 六经病中最为变化多端，阴阳逆乱的病是（　）
   A. 太阴病　　　　B. 少阴病　　　　C. 厥阴病　　　　D. 太阳病　　　　E. 少阳病

6. 气分证的病变部位不包括（　）
   A. 胃　　　　B. 肺　　　　C. 肝　　　　D. 肠　　　　E. 胸膈

7.《温病条辨》中创立的辨证方法是（　）
   A. 六经辨证　　　　　　　　B. 三焦辨证　　　　　　　　C. 卫气营血辨证
   D. 脏腑辨证　　　　　　　　E. 经络辨证

8. 按照三焦辨证，属温病末期阶段的是（　）
   A. 上焦病证　　B. 中焦病证　　C. 下焦病证　　D. 气分证　　E. 营分证

9. 以下哪项不是太阴湿热证的表现（　　）
　　A. 身热不扬　　　　B. 头身困重　　　　C. 脘腹痞闷　　　　D. 便秘　　　　E. 泛恶欲呕
10. 上焦病证主要包括（　　）
　　A. 手太阴肺　　　　B. 足太阴脾　　　　C. 手阳明大肠　　　　D. 足少阴肾　　　　E. 足厥阴肝
11. 按照三焦辨证，身灼热，神昏谵语，肢厥，舌謇，舌绛，脉数属于（　　）
　　A. 上焦病证　　　　B. 中焦病证　　　　C. 下焦病证　　　　D. 太阳病　　　　E. 阳明病

二、A2型选择题

1. 患者，男，32岁，昨日来出现恶寒重发热，头身疼痛，无汗而喘，脉浮紧，辨为（　　）
　　A. 太阳病　　　　B. 阳明病　　　　C. 少阳病　　　　D. 太阴病　　　　E. 少阴病
2. 患者，女，24岁，昨日出现恶寒发热，头身疼痛，今晨不恶寒反恶热，体温39.2℃，大汗出，口渴喜冷饮，脉洪大，辨为（　　）
　　A. 太阳病　　　　B. 阳明病　　　　C. 少阳病　　　　D. 太阴病　　　　E. 少阴病

三、B1型选择题

（1~2题共用以下选项）
　　A. 太阳病　　　　B. 阳明病　　　　C. 少阳病　　　　D. 太阴病　　　　E. 少阴病
1. 日晡潮热见于（　　）
2. 以无热恶寒，下利清谷，四肢厥逆，脉微细为主要表现的证候是（　　）
（3~4题共用以下选项）
　　A. 卫分证　　　　　　　　B. 营分证　　　　　　　　C. 血分证
　　D. 气分证　　　　　　　　E. 气营两燔证
3. 在卫气营血辨证中，温病的初期是（　　）
4. 引起动血、生风、伤阴之变的证候类型称为（　　）

四、简答题

1. 怎样鉴别阳明经证和阳明腑证？
2. 何谓卫气营血辨证？简述卫气营血的意义。

（尚云冰）

书网融合……

知识回顾　　　习题

综合运用篇

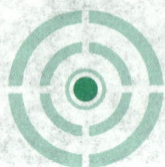

PPT

学习目标

知识要求：

1. 掌握病情综合处理方法和主症诊断思路。
2. 熟悉证候诊断思路。
3. 了解疾病诊断思路。

技能要求：

具备中医诊断思维，能综合运用四诊和辨证理论，对病例进行分析，做出主症判断，最终进行病名和证名的诊断。

第一节 病情资料的综合处理

通过四诊收集到的各种病情资料，是医生进行辨病、辨证的依据。病情资料包括病史、症状、体征、与疾病相关的社会环境、自然环境、心理状况等信息。临床上收集到的病情资料，不能直接用于辨病或辨证，需要综合各种诊法特点，对其进行综合处理，从错综复杂的信息中多方验证，方可下结论。

一、完整、系统

患者的临床表现多样，亦受诸多方面影响，患者所述信息未必完整可靠，因此，收集病情资料时，应对患者进行系统的调查，深入、广泛、全面、细致的收集病情资料，力求完整而系统。

病情资料收集不够完整，容易导致漏诊或误诊。在收集病情资料时，不仅要重视患者的症状与体征，在整体观念指导下，还应注意人与自然环境、社会环境的统一性，发掘与疾病相关的社会、心理、时令气候等因素。

病情资料的系统性，是指将病情资料梳理清楚，使其具有条理性。由于患者的陈述、病情的演化、症状体征的轻重与缓急，往往杂乱无序，因此，对病情资料需要综合处理，使其主次有序，层次分明，条理清晰，避免使其缺乏连贯性和关联性。

二、准确、客观

正确诊断的关键在于病情资料的准确性和客观性。由于患者的临床表现错综复杂，某些病情资料可能出现不够准确或不够客观的情况，从而会影响诊断的准确性。评价病情资料准确性与客观性，主要受主观和客观因素影响。

主观因素主要来源于医患双方。一方面是防止医生存在主观性和片面性，在四诊时，是否存在主观臆断、片面诊察、先入为主，或用暗示或诱导的方式收集病情资料，不可只"问其所需"，否则会影响病情资料的完整性与客观性。另一方面，患者或陪伴者由于受年龄、文化程度、神志情况、表达能力及其他因素的影响，可能出现表达不准确、不全面、不清楚，甚至隐晦、夸大、编造等情况，医生应及时发现，设法加以弥补或修正，以保证病情资料准确、可靠。

客观因素主要受以下几个方面的影响。一方面是医生是否能够准确应用每一种诊法，熟练掌握专业技能，避免出现"按寸不及尺，握手不及足"的情况。应抓住病情主次，透过现象看本质，不被假象所迷惑。另一方面，对具有诊断与鉴别诊断意义的病情资料，应清晰明确；对不确定的病情资料应反复核实与动态观察，运用相关检查手段，如常规体格检查、专科检查等，必要时结合现代检查手段（仪器探测、实验室检查等），以弥补医生凭主观感觉诊察的不足，从而增强病情资料的可靠性。

三、主症、次症与兼症分明

疾病的临床表现往往比较复杂，可能出现较多的症状和体征，因此要分清主次，找出主要矛盾和次要矛盾。

病情的主要矛盾指的是主症，主症是指患者当前最痛苦、最需要解决、具有代表性的主要症状或体征，是患者前来就诊的主要原因，也是辨病辨证的主要依据，一般是从主诉中加以分析确定。主症的确定，要求突出重点、简明扼要、高度概况。确定了主症，围绕主症进行诊察，可以做到条理清晰、诊察有序，避免出现杂乱无章地罗列症状和体征，还可以为诊断提供基本思路与方向。

病情的次要矛盾指的是次症和兼症。次症与主症密切相关，其反映的病机与主症相同。兼症与主症反映的病机不同。次症、兼症均为主症的伴随症，在辨病、辨证过程中是相对次要的病情资料，起着辅助、补充、相佐，甚至反证的作用。

🧑‍⚕️ **岗位情景模拟 36**

雷某，男，42岁，农民。8年前因务农繁忙，期间未能按时进餐，出现胃脘部隐痛，曾就诊于当地医院进行胃镜检查，诊断为"十二指肠球部溃疡"。服用药物治疗（具体药物不详），症状略有缓解，但期间反复发作。5天前因劳累后胃脘部疼痛复发遂来院就诊。刻下见：胃痛隐隐不止，喜温喜按，喜热饮，空腹痛甚，得食则缓，神疲倦怠，大便溏薄，手足不温，前额胀痛，舌淡苔白，脉虚弱。

问题与思考

请找出该病案的主症、次症与兼症。

答案解析

第二节　诊断的思维方法与思维方式

中医学与西医学的思维方式存在着明显不同，思维、研究角度不同，因而对疾病的分析、诊断、治疗方法都不同。在中国古代哲学思想的指导下，中医辨证中应用到多种思维方式与方法，对正确诊断有着重要意义。

一、诊断的思维方法

（一）类比法

指通过未知或不确定的对象与已知对象进行比较，从而明确诊断的一种思维方法。在临床上，医生将患者的临床表现与常见证型进行比较，找出主要特征相吻合的证型，即可确立诊断。如患者表现为恶寒，头身痛，无汗，脉浮紧等，这与《伤寒论》中记载的"太阳病，或已发热，或未发热，必恶寒……名为伤寒"之说相符合，便可诊断为太阳伤寒证。类比法具有迅速、简捷的特点，适用于病情不复杂、表现很典型时，采用此法可得出较为准确的诊断。

（二）归纳法

是将病情资料进行归纳分析，从而明确诊断的一种思维方法。换言之，将各种症状、体征，按照辨证要点，将有关联的症状或体征分组归纳，进而确立诊断。如少气懒言、倦怠乏力，常见于虚证；面色萎黄，多属脾胃气虚；纳呆、腹胀、便溏，提示病位在脾；脉弱，主气血不足。当患者出现少气懒言、倦怠乏力、面色萎黄、腹胀纳呆、大便稀溏、脉弱等症状时，上述临床表现所反映的共性为气虚，病位在脾，便可诊断为脾气虚证。

（三）演绎法

指从一般到个别的思维，对事物本质的认识由浅入深、从粗到精，层层深入的辨证分析方法，即医生运用中医理论进行推演辨证的方法。如肺主宣发肃降，而肺失宣肃易产生咳嗽、气喘等症状，因此，病情资料中若以咳嗽、气喘为主症，则可推测其病位在肺。

（四）反证法

又称否定法。指疑似证难以从正面进行鉴别时，可以从反面寻找不属于类似证的证据，通过否定而达到确立诊断的目的。如患者长期发热，余症不显，此前用清热、化痰、利湿、疏肝、滋阴诸法，疗效不显，其舌不红，苔不黄不腻，脉不数不弦不浮，无恶寒发热，无肢冷畏寒，无头晕眼花，无唇甲色淡。综合上述资料，患者无恶寒发热，脉不浮，结合长期发热，可排除外感发热，考虑内伤发热。通过上述否定信息，可排除实热、湿热、阴虚、阳虚、血虚证，尽管气虚表现不突出，经过否定排除疑似证后，亦可诊断为气虚发热证。

（五）比较法

指将患者的某些临床表现之间的相同点和不同点进行比较，可以进一步确定其病因、病位、病性，提高对病、证的认识。如同为咳嗽，通过比较可以进一步明确咳嗽是新病咳嗽还是久病咳嗽，咳嗽是否伴有咳痰，痰的色质量味，干咳无痰或少痰，咳嗽痰多等方面进行比较；又如不同证型之间临床表现的比较，也是比较法的应用。

除了上述常用思维方法外，还有多种诊断思维方法。病情资料综合分析、诊断的确立往往需要运用多种思维方法。如"以方测证"的"试探法"，指通过治疗结果肯定或否定某证；疑难杂症的诊断，由于此类病症常无确切依据，有经验的医生可采取经验再现法；危急重症的诊断，应以急救为先，应准确、果断而迅速。

二、诊断的思维方式

（一）先考虑常见多发证，再结合特征性症状

临床上出现常见、多发证的概率较高，因此，在辨证过程中应先考虑常见、多发证，这种思维方式可以在辨证过程中排除或减少一些非必要的环节，提高诊断的效率。面对危急重症或疑难杂症时，则需结合特征性症状，考虑罕见证或少发证。如喘证患者若出现汗出如珠，面唇青紫，脉浮大无根等症状，则意味着病情危急，治疗上应以急救为主。虽常见、多发证多见，若常见证患者久治未愈，可考虑是否有罕见证的可能性。

临床上病情复杂，证候未必都典型，教材中所列证型与临床表现亦会存在差异。也不可完全按照教材中证型去寻找临床资料，刻舟求剑，此种思维方式局限，易出现偏差，对正确诊断产生影响。

（二）因人、因地、因时而异，全面分析

疾病的发生、发展变化受多种因素的影响，如性别、体质、年龄、自然、社会环境、时令气候等对人体及其发生的病证产生影响。在诊断过程中，应结合上述因素，根据病证与个体特点、环境、气候等的关系确定诊断及相应治法。因人、因地、因时而异的思维方式也是天地人一体的思维方式与整体观念的体现，从整体出发看待疾病过程，根据个体特点，症状、体征所关联的脏腑、经络、气血，结合气候与自然、社会环境等因素对病证的影响，全面考虑，方能做出准确诊断，制定适宜的治法。

（三）各种辨证方法综合运用，正确判断

中医在长期医疗实践中，创立了多种辨证方法。在临床辨证过程中，以八纲辨证为基础，结合各种辨证方法综合运用。伤寒病的六经辨证，温病的卫气营血及三焦辨证，均适用于外感病的辨证方法。内伤杂病的辨证则多运用脏腑、气血津液、病因等多种辨证方法。如脾主运化，脾虚易出现食少、纳呆、便溏的特征性表现，若结合神疲、乏力、脉弱，则可以诊断为脾气虚证。

（四）动态观察，随时修正与完善

辨证的过程是一个由浅入深、司外揣内、见微知著、从感性到理性认识的演变。在辨证的初期，所作出的证名诊断还处于假设阶段，其是否准确还有待验证。疾病是处于动态变化中，随着病情变化，主症有可能发生变化，故辨证应是动态的过程。如感冒患者随着病情发展可转为以咳嗽为主症，咳嗽患者亦有可能会发展为喘证，因此，证名的诊断在后续诊疗过程中需不断进行修正与完善。

第三节　诊断思路

一、辨主症诊断思路

主症是患者最主要的症状或体征，准确抓住主症，能为临床诊断提供重要线索。围绕主症对病情资料进行整理与分析，有助于理清思路，抓住重点，提高诊断的准确性。在问诊过程中，针对主症深入开展问诊，有助于对患者的病位与病性作出判断。

（一）判断病位

脏腑的病变往往有其相应的主症，因此，主症的确立可以反映与病变相关的脏腑，对主症进行分析，有时可以确定病位。如以呕吐、胃痛为主症者，其病位在胃；以咳嗽、咳痰为主症者，其病位在肺；以心悸为主症者，其病位在心；以便秘为主症者，其病位在大肠。

（二）判断病性

病情资料的收集全面与否影响着诊断的正确性，在诊断过程中应注意兼症的病情资料收集，同一症状与不同的兼症相组合，可以体现相应证候的病理性质。如发热的患者是否有恶寒、有无口渴、有无汗出等症，可对表里与寒热的判断有重要意义。又如胃痛患者，若胃痛剧烈，遇寒加剧，得温痛减，口不渴者，多为寒邪客胃；若伴随胃脘部嘈杂，身重肢困，口干口苦者，多为湿热中阻；若胃痛隐隐，喜温喜按，手足不温，倦怠乏力者，多为脾胃虚寒。

二、辨证诊断思路

辨证是在中医理论指导下，通过对症状、体征等病情资料进行综合分析，揭示疾病发展过程中某一阶段的病理性质，归纳病机，最终确定证候名。临床中采用正确的思维方法与步骤进行辨证，可以提高临床辨证水平。

八纲辨证是辨证的基本纲领，可以分别反映证候的部位、性质与类别。脏腑辨证、经络辨证、卫气营血辨证、三焦辨证等，是八纲辨证的具体深化，以辨别病变现阶段的病位为纲，以辨病性为具体内容。

（一）辨证的基本内容

辨证的关键与基本要求，主要在于明确病证现阶段的病因、病位及病性等因素。通过分析而探求病因，确定病位、病性等要素，便可抓住辨证的本质。

1. **辨病因**　辨病因是指分析探求疾病发生的根本原因。中医学中常见的病因多分为外感与内伤，也可概括为原发性病因与继发性病因，原发性病因指六淫、饮食、七情、劳逸、外伤等，继发性病因有痰饮、结石、瘀血等。病因的确定一般可以通过问诊收集引起疾病的致病因素，如湿痹多因冒雨涉水、水中作业、久居湿地所致。但有些病因必须通过审证求因，通过分析病情资料以探求病因，如胃痛、呕吐可由饮食不洁、外邪侵袭、情志失调等因素所致，一些继发性病因也需仔细审证方可探求。

2. **辨病位**　辨病位是指辨别病证现阶段所在的位置，可用空间性病位与层次性病位概括。

空间性病位包括是从空间位置上辨别病证所在，具体体现在脏腑、经络定位中，此法适用范围广泛，可用于一切疾病。脏腑、五官九窍、肢体经络等，可属于空间性病位。常用病因学说、五行学说、脏腑特定的临床表现等判断病位。

层次性病位往往可以揭示病情的不同阶段、病位深浅，常用于外感时病辨证，可分为表里定位法与上下定位法。

表里定位法代表着病证横向传变，如卫气营血辨证中，病在卫分病情轻浅，病在血分病情较重，从卫分到血分，也是由表及里的过程；六经辨证中，其中太阳主表，少阳为半表半里，阳明与三阴主里。

上下定位法代表着病证纵向传变，如三焦辨证中，有上焦病证、中焦病证、下焦病证。六淫致病特点是：风邪侵上，湿性趋下。

3. **辨病性** 病性是指以辨别病变现阶段的病理性质为主要目的，是对阴阳偏盛偏衰与邪正相互关系的认识，是寒热虚实辨证的具体深化。

（1）寒热定性 ①证候的寒热属性，在外感病与内伤杂病中的意义不同。在外感病中，常揭示邪气的性质，如外感风热、外感风寒；在内伤杂病中，往往揭示机体内阴阳盛衰的变化，如阴虚生内热、阴盛则寒等。②寒热病性可从临床表现体现，一般寒证以寒、冷、凉表现为特点，如畏寒、肢冷等；热证多以热扰心神、热伤津液等热邪致病特点为临床表现，如壮热、心烦、口渴咽干等。③寒热定性可从病因体现，如嗜食生冷多为寒证，过食辛辣刺激之品或感受暑热多为热证。但病因与病性并非绝对关系，如平素体质阳盛之人，感受寒邪易从阳化热而表现为热证。在某些情况下，病证无明显寒热偏性，如痰浊阻肺、瘀阻心脉证等。

（2）虚实定性 ①以临床表现定性，凡机体功能衰退、抗病能力低下者，可定性为虚；凡机体功能亢进、邪正交争剧烈者，可定性为实。②从体质定性，平素体质强壮者，多为实；平素体质虚弱者，多为虚。③从病程定性，新病多为实，久病一般为虚或虚实夹杂。④从病因定性，邪气盛则实，如外感六淫、瘀血、痰饮、气滞等所致病证多定性为实；精气夺则虚，如久病体虚、先天不足、后天失养等所致病证多定性为虚。

（二）规范证名的构成

临床上通用的比较规范的证候名称，一般是由病位与病性相互组合而成的，证名通常代表着辨证的结论。如脾气虚、肝气郁结、风寒袭肺、瘀阻心脉、脾胃虚寒等，其中常加入郁、蕴、束、袭、伤、犯、壅、阻、灼、凌等与病理相关的连接词。也有一些证型名称较为特殊，如阳明腑实、心肾不交等，仍可按辨证基本内容以明确，其病变实质为肠热腑实证、心肾阴虚阳亢证。

三、辨病诊断思路

疾病，是指特定的病因作用下，机体内部环境的平衡遭到破坏，从而引起生命活动异常的过程。通常能反映机体精、气、神的异常变化，包括功能与器质两方面的改变。辨病是对患者的病情资料进行综合、分析，确定所患病种的思维过程，主要揭示疾病全过程的基本矛盾。辨证和辨病均是对疾病本质的认识，中医诊断要求证名和病名的双重诊断。

（一）疾病诊断的一般途径

疾病的发生、发展、演变过程是极其复杂的，但是任何疾病均有其规律和特点，这些规律和特点是可以把握的。因此，结合病因病史、主症或特征性症状、发病特点、特发人群、流行情况等方面进行综合分析，可为病名诊断提供诊断思路。

1. **根据病因、病史辨病** 确定疾病发生的原因，可为正确诊断疾病提供重要思路。如因暑热高温下劳作而引发的昏迷，多为暑厥；因接触肺痨患者后出现的咳嗽、咯血，多考虑为肺痨。

同样，了解病史情况，根据既往病情的演变推测当前疾病，也是辨病的重要思路。如患者既往患有高血压病史，常出现头晕目眩、头痛等症状，可考虑为眩晕或头痛病，若近期因事情绪暴怒，难以平复，出现突然昏仆，不省人事，半身不遂，口眼㖞斜，则可快速诊断为中风。

2. **根据发病特点辨病** 就患者而言，有性别、年龄、职业、生活环境等不同，以此为线索进行辨病，常可提示或缩小疾病的范围。

从时令节气来看，中暑仅见于夏天，哮病与气候变化关系密切，多发于冬季。从邪气致病特点来看，时行感冒、肺痨、痄腮、痢疾等病具有传染性与流行性。从年龄来看，同为黄疸病，新生儿出现黄疸称为胎黄。黄疸发生于青年人，则以肝热病多见。黄疸若发生于中年人，未有发热等表现，女性则以胆石症为多，男性应考虑肝癌、胰腺癌。

3. 根据主症、特征症辨病 主症、特征症在许多疾病的诊断中作为重要线索与依据，通过此类症状能快速地抓住疾病的特点，为辨病提供重要思路。如以喉间有哮鸣音、呼吸喘促为主要表现，可诊断为哮病；若以腮部红肿热痛为主要表现，多为痄腮；若见目黄、身黄、小便黄，多为黄疸；若小便淋漓涩痛，尿色深红或淡红，多考虑为血淋。

4. 根据特发人群辨病 某些疾病仅在特定人群中发生，此类特定人群，因易患某病，就称为某病的特发人群，一般与性别、年龄、居住环境等密切相关。如胸痹、中风好发于中老年人；女性有经、带、胎、产等生理和病理现象，育龄期女性就诊，应首先考虑此类疾病；男性则有阳痿、遗精、早泄、不育等特发疾病；小儿则有鹅口疮、疳证、五迟、惊风、手足口病等特发病；居住在沿海、水乡地区因环境潮湿，此类人群易患风湿类疾病；居住在西北、沙漠地区的人群易感受燥邪而致病等。

（二）正确对待中医病名

中医病名的命名多以主症、病因病机、特殊临床表现、临床特点、病位结合主症等方式命名，如咳嗽、呕吐以主症命名；消渴、癫狂以特殊临床表现命名；黄疸、水肿以临床特点命名；胃痛、心悸、腰痛以病位结合主症命名。中医病名的命名具有形象、简明、科学的特点，有的病名如痢疾、感冒、水痘等一直为西医所沿用，但不可把中医病名与西医病名完全等同，如中医的痢疾与西医的痢疾不完全等同。

当然，有些中医病名还不能全面揭示疾病的本质，但在长期的医疗实践中积累了丰富经验，也能够有效地指导这类疾病的治疗。中医病名仍有不足之处，如病、证、症的概念混淆，有些定义不确切等，将逐步完善。

目标检测

答案解析

一、A1型选择题

1. 患者恶寒、无汗、头身痛、脉浮紧，与太阳伤寒证相符，此诊断思维方法属于（　　）

　　A. 类比法　　　　B. 归纳法　　　　C. 演绎法　　　　D. 反证法　　　　E. 比较法

2. 下列不属于疾病诊断思路的是（　　）

　　A. 病因病史　　　B. 发病特点　　　C. 特发人群　　　D. 主症　　　　　E. 时令节气

3. 将病情资料进行归纳分析，从而明确诊断的思维方法是（　　）

　　A. 类比法　　　　B. 归纳法　　　　C. 演绎法　　　　D. 反证法　　　　E. 比较法

4. 下列对事物本质的认识由浅入深、从粗到精，层层深入的思维方法是（　　）

　　A. 类比法　　　　B. 归纳法　　　　C. 演绎法　　　　D. 反证法　　　　E. 比较法

5. 咳嗽、呕吐的命名方式是根据（　　）

　　A. 主症　　　　　　　　B. 病因病机　　　　　　　　C. 临床特点

　　D. 特殊临床表现　　　　E. 病位结合主症

6. 根据年龄、体质、性别、环境等进行辨病辨证属于下列哪种诊断思维方式（　　）

    A. 以主症为中心，初步确定病位和病性

    B. 先考虑常见多发证，再结合特征性症状

    C. 因人、因地、因时而异，全面分析

    D. 各种辨证方法综合运用，正确判断

    E. 动态观察，随时修正与完善

7. 头身困重、恶心呕吐、苔腻脉滑等组合，主要反映疾病的（　　）

    A. 病因　　　　　B. 病性　　　　　C. 病位　　　　　D. 病名　　　　　E. 病势

8. 中暑仅见于夏天，此辨病思路是依据（　　）

    A. 病因病史　　　　　　　　B. 发病特点　　　　　　　　C. 特发人群

    D. 主症或特征症　　　　　　E. 病位

9. 通过表里、上下、脏腑等途径，主要是诊断疾病的（　　）

    A. 病因　　　　　B. 病性　　　　　C. 病位　　　　　D. 病名　　　　　E. 病势

10. 以咳嗽、咳痰为主症者，可确定其主要病位在（　　）

    A. 脾　　　　　B. 胃　　　　　C. 肺　　　　　D. 肝　　　　　E. 心

二、简答题

1. 试举例说明根据主症如何确定病位与病性。

2. 简述辨病位的几种方法。

（林　晶）

书网融合……

知识回顾　　　习题

第十一章 中医病历书写

PPT

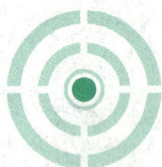

学习目标

知识要求：

1. 掌握中医在病历书写的重点内容、格式要求。
2. 熟悉中医病历书写内容与书写要求。

技能要求：

学会从复杂的病情资料中进行归纳、整理出重点、要点，并能按要求书写病历。

病历是指医务人员在医疗活动过程中形成的文字、符号、图表、影像、切片等资料的总和，包括门（急）诊病历和住院病历。

中医病历书写是指医务人员通过望、闻、问、切及查体、辅助检查、诊断、治疗、护理等医疗活动获得有关资料，并进行归纳、分析、整理形成医疗活动记录的行为。

病历是对临床诊疗过程医疗活动的真实记录，记载疾病发生发展、演变预后以及诊断治疗的整个过程。病历是医学临床经验总结和临床研究的重要依据，对医疗、教学、科研、医院管理等方面起着重要作用，同时也是解决医疗纠纷、医疗保险核算等事项的原始资料及证据。因此，病历书写是临床工作者必须掌握的基本技能。

第一节　中医病历书写的基本要求

病历书写的内容和要求，依照原卫生部和国家中医药管理局联合发布的《中医病历书写基本规范》（国中医药医政发〔2010〕29号）进行。

1. 病历书写应当客观、真实、准确、及时、完整、规范。
2. 病历书写应当使用蓝黑墨水或碳素墨水，需复写的病历资料可以使用蓝或黑色油水的圆珠笔。计算机打印的病历应当符合病历保存的要求。
3. 病历书写应当使用中文，通用的外文缩写和无正式中文译名的症状、体征、疾病名称等可以使用外文。
4. 病历书写应规范使用医学术语，中医术语的使用依照相关标准、规范执行。要求文字工整，字迹清晰，表述准确，语句通顺，标点正确。计量单位使用公制，如克（g）、千克（kg）等，不得使用

"斤""两"等计量单位。

5. 病历书写过程中出现错字时，应当用双线划在错字上，保留原记录清楚、可辨，并注明修改时间，修改人签名。不得采用刮、黏、涂等方法掩盖或去除原来的字迹。上级医务人员有审查修改下级医务人员书写的病历的责任。

6. 病历应当按照规定的内容书写，并由相应医务人员签名。实习医务人员、试用期医务人员书写的病历，应当经过本医疗机构注册的医务人员审阅、修改并签名。进修医务人员由医疗机构根据其胜任本专业工作实际情况认定后书写病历。

7. 病历书写一律使用阿拉伯数字书写日期和时间，采用24小时制记录。

8. 病历书写中涉及的诊断，包括中医诊断和西医诊断，其中中医诊断包括疾病诊断与证候诊断。中医治疗应当遵循辨证论治的原则。

9. 对需取得患者书面同意方可进行的医疗活动，应当由患者本人签署知情同意书。患者不具备完全民事行为能力时，应当由其法定代理人签字；患者因病无法签字时，应当由其授权的人员签字；为抢救患者，在法定代理人或被授权人无法及时签字的情况下，可由医疗机构负责人或者授权的负责人签字。因实施保护性医疗措施不宜向患者说明情况的，应当将有关情况告知患者近亲属，由患者近亲属签署知情同意书，并及时记录。患者无近亲属的或者患者近亲属无法签署同意书的，由患者的法定代理人或者关系人签署同意书。

中医病历书写内容及相关要求，应严格按照相关规定执行。由于目前广泛采用电子病历，其格式和要求参照国家中医药管理局制定发布的《中医电子病历基本规范（试行）》（国中医药发〔2010〕18号）。

思政课堂

病历书写是临床医师必备的基本技能，它反映着医务工作者的医疗技术、医疗质量、科学作风和文化修养的水平。近年来，中国卫生健康委员会已对病历书写做出严格规范与要求，医疗机构应当严格病历管理，严禁任何人涂改、伪造、隐匿、销毁、抢夺、窃取病历。除涉及对患者实施医疗活动的医务人员及医疗服务质量监控人员外，其他任何机构和个人不得擅自查阅该患者的病历。因科研、教学需要查阅病历者，需经患者就诊的医疗机构有关部门同意后查阅。阅后应当立即归还，不得泄露患者隐私。医疗机构应当受理患者本人或其代理人、死亡患者近亲属或其代理人、保险机构复印或者复制病历资料的申请。可以为申请人复印或者复制的病历资料包括：门（急）诊病历和住院病历中的住院志（即入院记录）、体温单、医嘱单、化验单（检验报告）、医学影像检查资料、特殊检查（治疗）同意书、手术同意书、手术及麻醉记录单、病理报告、护理记录、出院记录。因此，书写完整而规范的病历是每位医师必须掌握的一项临床基本功，各级医师必须以高度负责的精神和科学严谨的科学态度来对待，努力学习和刻苦练习，认真地写好病历。

第二节　中医病历书写的重点内容

中医病历书写的基本内容是主诉、现病史、既往史、个人史、中医病名、辨证诊断等几个方面。

（一）主诉的确定与正确书写

1. 主诉的确定

主诉是指促使患者就诊的主要症状（或体征）及持续时间，是疾病主要矛盾的体现，患者就诊最主要的原因和持续时间的概括，具有重要的诊断价值。主诉对临床具有重要的诊断学意义如下。

（1）为确定第一诊断提供范围和依据　主诉反映的是通过问诊、检查、分析等确定的主症，这是辨证的核心，确定第一诊断指出方向和缩小了范围。

（2）决定现病史与既往病史书写内容的依据　主诉是现病史的高度浓缩，所定时间便是现病史和既往史的分界点。

（3）提示病情的轻重缓急、病程长短　主诉对主要症状、体征及发病时间的概括，可以体现患者病情的危重缓急情况，及病程的长短。

（4）确定询问或检查的主次和顺序　询问和检查首先都要围绕主诉展开进行。

2. 主诉的书写要求

（1）简洁规范　书写主诉要运用规范的书面语、医学术语，应体现症状、部位、时间三要素，表达简洁明了，字数通常不超过20个。主诉尽可能用患者自己描述的症状，不用诊断用语。对当前无症状，诊断资料和入院目的又十分明确的患者可适当用诊断术语。

（2）突出重点　主诉包含的是主要症状或体征，通常1~3个为宜，应避免把次要的症状和体征列入其中。

（3）时间准确　每一主诉都必须有明确的时间，国际统一使用阿拉伯数字，如年、月、日、时、分钟等。一般而言，病史在1年以上者以年为计，1年以内者精确到月或周，1个月以内者精确到天。急诊患者，应精确到小时或分钟。对于两个症状以上的复合主诉，应按其症状发生时间的先后顺序排列，如"反复发作性气喘10年，咳嗽2年，伴发热1天"。因两组不同系统疾病的症状或体质就诊时，应分段书写。如冠心病患者因肺炎出现高热，同时突发心绞痛，应写"高热2天，发作性胸前区疼痛2年，加重1天"。对于慢性病急性发作，除了写明发病的时间外，还要写明加剧时间，如"反复发作性气喘3年，加剧1天"。

此外，在某些特定情况下，当前无明显症状或体征表现，但诊断资料、治疗目的明确，如患者1年前因左侧桡骨骨干骨折，行内固定治疗，患者伤口已经康复，无不适症状，现已康复，骨折愈合。医师或患者自己要求拆除固定物再次住院，可用以下方式记述主诉，"左桡骨骨干骨折内固定术后1年，取内固定物"。

> **岗位情景模拟37**
>
> 李某，男，78岁　就诊日期：2019年4月25日。
>
> 5天前受凉后出现咳嗽，咳声重浊，气急，喉痒，咳痰稀薄色白，伴鼻塞，流清涕，头痛，肢体酸楚，恶寒发热。
>
> **问题与思考**
>
> 请结合病史，总结出主诉。
>
> 答案解析

（二）现病史的书写要求

现病史是指患者本次疾病的发生、演变、诊疗等方面的详细情况，应当按时间顺序书写。内容包括：发病情况、主要症状特点及其发展变化情况、伴随症状、发病后诊疗经过及结果、睡眠、饮食等一般情况的变化，以及与鉴别诊断有关的阳性或阴性资料等。与本次疾病虽无密切关系、但仍需治疗的其他疾病情况，可在现病史后另起一段予以记录。

1. **起病情况的记录**　记录现病史时，应从初次发病开始记录，写明患者发病的时间、地点、起病缓急、前驱表现、症状表现、发病经过、病因或诱因。对于急诊患者的发病时间要精确到分钟。

2. **主要症状或体征的特点**　按症状发生、发展、变化的先后顺序，描述主要症状的部位、性质、持续时间、程度、缓解或加重的因素之间有何关系。

3. **伴随症状表现**　主症以外的伴随症状出现的时间、特点及演变过程，各伴随症状表现之间与主要症状直接的关系。

4. **记载与鉴别诊断有关的阴性资料**　如"3天前患者无诱因出现头晕，无视物旋转，无恶心呕吐"。

5. **诊治经过**　发病以来在何时、何处就诊，接受检查，治疗的详细经过及效果。对患者提供的诊断（包括手术名称），使用的药物名称、剂量要加""以示区别。如"2021年3月21日在某医院行胸部CT检查，示：右上肺占位"。若患者确实无法描述诊治情况，且无法提供详细的病历资料以供查询时，可注明"具体诊断与治疗不详"，"具体药物、用法、用量不详"。

6. **一般情况**　检验记录患者发病后的精神状态、食欲、睡眠、大小便、体重变化等。

7. **现在症状的记录**　现在症状是指患者此次就诊时的症状和体征。中医辨证主要依据现在症状和体征，可围绕主症、伴随症及结合"十问歌"的部分内容进行书写。在记录现在症状时，应当将最主要的症状放在首位，按照主次顺序依次记录。具有鉴别诊断意义的主要阴性症状也应记录在现在症状中。

（三）既往史

是指患者过去主诉所述病证及其时间以外的其他疾病与健康状况则属既往史的内容。内容包括：既往一般健康状况、疾病史、传染病史、预防接种史、手术外伤史、输血史、药物过敏史等。

（四）个人史

家族史、婚育史、女性患者的月经史。

（五）体格检查应当按照系统循序进行书写

内容包括：体温、脉搏、呼吸、血压、一般情况、皮肤、黏膜、全身浅表淋巴结、头部及其器官、颈部、胸部（胸廓、肺部、心脏、血管）、腹部（肝、脾等）、直肠肛门、外生殖器、脊柱、四肢、神经系统等。

（六）专科情况应当根据专科需要记录专科特殊情况

应当根据专科需要记录专科特殊情况，如呼吸科，对咳嗽、咳痰、咳血等症状的描述；消化内科，对恶心、呕吐、腹部肿块等症状的描述；肾病科，对水肿、血尿、腰痛等症状的描述。

（七）辅助检查

指入院前所做的与本次疾病相关的主要检查及其结果。应当写明日期，如系在其他医疗机构所作检查，应当写明该机构名称。

（八）诊断

是指经治医师根据患者入院时的情况，综合分析所做出的诊断。如初步诊断为多项时，应当主次分明。中医病历书写中所规定的诊断内容，应包括中医诊断和西医诊断，其中中医诊断包括疾病诊断与证候诊断。书写中医病名、证名诊断应符合以下要求。

1. 规范使用病名、证候名

诊断书写应依据中华人民共和国国家标准《中医临床诊疗术语》，规范使用病名和证候名。

2. 明辨病名与证候

病名与证候是不同的诊断概念，如感冒（病名）风寒表证（证候）、黄疸（病名）肝胆湿热（证候）；不能将病名与证候混为一谈，混淆概念，如血瘀头痛、气滞腰痛、湿热呕吐、血虚眩晕等。证候应具备病位、病性等，如肝郁气滞证、胃气上逆证、肝胆湿热证等。多种病并存时，不能每个病名之后分别写出证名，而应写出一个能够反映整体病机的统一证名。如患者诊断为头痛、心悸、闭经三病同时存在，均与气血不足有关，其证名应诊断为气血两虚证。

3. 诊断结论的主次排序

患者若同时患有多种疾病，应按重要的、急性的、本系统科室的在前，次要的、慢性的、他系统科室的在后的顺序分行排列，如内科门诊患者同时患有感冒、痹证等病，其诊断书写格式如下。

诊断：1.感冒 风寒犯表证；2.痹证 风寒湿证。

4. 待确诊的处理方法

在对具体病种尚不能明确诊断时，可采用"某（症）待查""肺痿待排""癫闭？"等形式记录，一旦病名诊断明确，应及时予以纠正、更新。不能使用"初步推断""印象""拟诊"等名称。

（九）医师签名

病历书写完整后，医师需手写签名。实习生或未取得执业医师资格证书的住院医师，不具有独立签名权。

岗位情景模拟 38

周某某，男，3 岁　就诊日期：2020 年 5 月 1 日。

患者自幼易于伤风感冒，每次须静脉滴注青霉素、头孢，方能收敛。2 天前，患者因天气骤变，出现咳嗽，鼻流清涕。畏寒发热，经服用"小儿止咳糖浆""小儿安"等药，咳嗽仍不缓解。后又服用杏苏散、桑菊饮、止嗽散等加减的汤剂仍未见明显好转。现症见：咳嗽剧烈，夜间尤甚，痰白清晰，精神不振，饮食不佳，舌苔白滑，指纹红滞。

问题与思考

请结合以上内容，总结出中医诊断及证型，并分析其辨证依据。

答案解析

第三节　中医病历书写格式

一、门诊病历的书写格式

（一）初诊记录

年　月　日　　　　科别

姓名　　　　　　　性别　　　　　　年龄　　　　　职业

主诉：促使患者就诊的主要症状（或体征）及持续时间。

病史：主症发生的时间、病情的发展变化、本次就诊前的诊治经过及目前情况、重要的既往史、个人史、过敏史、婚育史、女性月经史等。

中医四诊情况：运用中医术语，简明扼要地记录望、闻、问、切四诊情况，特别要注意舌象、脉象。

体格检查：记录生命体征、与本病相关的中西医检查阳性体征及具有鉴别意义的阴性体征。

辅助检查：记录就诊时已获得的相关检查结果。

诊断：

中医诊断（包括病名诊断和证候诊断）：

西医诊断：

处理：

1. 中医论治　记录治则治法、方药、用法及其他治疗方法等。

2. 西医治疗　记录具体用药、剂量、用法及其他治疗方法等。

3. 拟进一步检查项目的具体名称。

4. 饮食起居宜忌、随诊要求、注意事项等。

医师：（签名）

岗位情景模拟39

姓名：谢某某　性别：女　年龄：59岁　科别：中医内科　时间：2014年9月17日。

患者今日就诊，诉因吹风后感染风寒，咳嗽10多天，干咳、痰液少不易咯出，咯出痰液后咳嗽症状会好转，痰液为白色稀痰。自行口服"头孢""阿奇霉素"，咳嗽未好转。3天前再次不慎受凉后咳嗽加重，伴咽干、咽部不适、声音嘶哑、无汗、微恶风寒。自行口服"双黄连口服液"症状未见缓解，遂来诊治。现精神欠佳，乏力，饮食差，睡眠可，二便尚可。

问题与思考

根据以上描述，总结出主诉、现病史。写出中西医诊断以及中药方剂。

答案解析

（二）复诊记录

年　月　日　时　　　　　科别

记录内容及要求如下。

（1）前次诊疗后的病情变化，中医四诊情况，体格检查和辅助检查结果，简要的辨证分析，补充诊断、更正诊断。

（2）各种诊治措施的改变及其原因。

（3）随诊要求，注意事项等。

（4）同一医师守方超过3次后要重新誊写处方。

（5）3次没有确诊或疗效不佳者必须有上级医师的会诊意见。上级医师的诊疗意见应详细记录，并经上级医师签字负责。

医师：（签名）

二、住院病历的书写格式

（一）入院记录

姓名：	性别：
年龄：	民族：
婚况：	职业：
发病节气：	出生地：
常住地址：	单位：
入院时间：　　年　月　日　时	病史采集时间：　　年　月　日　时
病史陈述者：	可靠程度：

主诉： 促使患者就诊的主要症状（或体征）及持续时间。

现病史： 是指患者本次疾病发生、演变、诊疗等方面的详细情况，应当按时间顺序书写，并结合中医问诊记录目前的情况。凡有鉴别意义的阴性症状亦应列入。内容应包括以下几个方面。

（1）起病情况　记录发病的时间、地点、起病缓急、前驱症状、可能的原因或诱因。

（2）主要症状、特点及发展变化情况　按主要症状发生的先后顺序对其部位、性质、持续时间、程度、缓解或加剧因素，以及演变发展情况进行描述。

（3）伴随症状　记录伴随症状，并描述伴随症状与主要症状之间的相互关系。

（4）发病以来诊治经过及结果　记录患者发病到入院期间，在院内、外接受检查与治疗的详细经过及效果。对患者提供的药名、诊断和手术名称需加引号以示区别。

（5）发病以来一般情况　结合"十问歌"简要记录患者发病后的寒热、饮食、睡眠、情志、二便、体重等情况。

（6）与本次疾病虽无紧密关系，但仍需治疗的其他疾病情况　可在现病史后另起一段予以记录。

（7）疑为自杀、被杀、被打、车祸或其他意外情况　应注意真实记录，不得主观推断、评论或猜测。

既往史： 指患者过去的健康和疾病情况。包括既往健康状况、疾病史、传染病史、预防接种史、手术外伤史、输血史、食物或药物过敏史等。

既往史可从各系统进行描述，系统回顾如下。

（1）呼吸系统　慢性咳嗽、咳痰、呼吸困难、咯血、低热、盗汗、与肺结核患者密切接触史。

（2）循环系统　心悸、气急、咯血、发绀、心前区疼痛、晕厥、水肿及高血压、动脉硬化、心脏疾病、风湿热病史等。

（3）消化系统　慢性腹胀、腹痛、嗳气、反酸、呕血、便血、黄疸和慢性腹泻、便秘史等。

（4）泌尿系统　尿频、尿急、尿痛、排尿不畅或淋沥、尿色（洗肉水样或酱油色）、尿清浊度、水肿、肾毒性药物应用史，铅、汞化学毒物接触或中毒史，下疳、淋病、梅毒等性病史。

（5）造血系统　头晕、乏力、皮肤或黏膜瘀点、紫癜、血肿、反复鼻出血、牙龈出血、骨骼痛，化学药物、工业毒物、放射性物质接触史等。

（6）内分泌系统及代谢　畏寒、怕热、多汗、食欲异常、烦渴、多饮、多尿、头痛、视力障碍、肌肉震颤、性格、体重、皮肤、毛发和第二性征改变史。

（7）神经精神系统　头痛、失眠或嗜睡、意识障碍、晕厥、痉挛、瘫痪、视力障碍、感觉及活动异常、性格改变、记忆力和智能减退等。

（8）肌肉骨骼系统　关节肿痛、运动障碍、肢体麻木、痉挛、萎缩、瘫痪史等。

个人史：记录出生地及长期居留地，特别要注意自然疫源地及地方病流行区，说明迁徙的年月。生活习惯、饮食习惯，有无烟、酒、药物等嗜好，职业与工作条件，有无工业毒物、粉尘、放射性物质接触史，有无冶游史。

婚育史、经产史：包括婚姻状况、结婚年龄、配偶健康状况、有无子女等。女性患者还应记录经带胎产史，初潮年龄、行经天数、经期间隔天数、末次月经时间（或闭经年龄），月经量、痛经及生育、流产次数等情况。

月经史记录格式为：

$$初潮年龄\ \frac{每次行经天数}{近期间隔天数}\ 末次月经时间（闭经年龄）$$

家族史：父母、兄弟、姐妹健康状况，有无与患者相类似的疾病，有无家族遗传倾向的疾病。

中医望、闻、切诊：应当记录神色、形态、语声、气息、舌象、脉象等。

体格检查：应当按照系统依次书写。

（1）生命体征　体温（T）　脉搏（P）　呼吸（R）　血压（BP）

（2）整体情况　望神、望色、望形、望态、声音、气味、舌象、脉象、小儿指纹。

（3）皮肤黏膜及全身浅表淋巴结。

（4）头面部　头颅、眼、耳、鼻、口腔。

（5）颈项　形、态、器官、甲状腺、颈脉。

（6）胸部　胸廓、乳房、肺脏、心脏、血管。

（7）腹部　肝脏、胆囊、脾脏、肾脏、膀胱。

（8）二阴及排泄物。

（9）脊柱及四肢　脊柱、四肢、指（趾）甲。

（10）神经系统　感觉、运动、浅反射、深反射、病理反射。

专科情况：应当根据专科需要记录专科特殊情况。

辅助检查：指采集病史时已获得的与本次疾病相关的主要检查及其结果。应分类并按检查时间顺序记录，如是在其他医疗机构所做的检查，应当写明该机构名称及检查号。

辨病辨证依据：汇集四诊资料，运用中医临床辨证思维方法，分析病因病机，得出中医辨病辨证依据。

西医诊断依据：从病史、症状、体征和辅助检查等方面总结主要疾病的诊断依据。

入院诊断：指经治医师根据患者入院时的情况，综合分析所做出的诊断。如初步诊断为多项时，应当主次分明。对待查病历应列出可能性较大的诊断。

中医诊断：病名（包括主要疾病和其他疾病）。

证名（含相兼证候）。

西医诊断：（包括主要疾病和其他疾病）。

实习医师：（签名）。

住院医师：（签名）。

如有修正诊断、确定诊断、补充诊断时，应书写在原诊断的左下方，并签上医师姓名和诊断时间。

附：住院病历体格检查基本内容

体格检查应注意光线、室温及体位等。检查时要认真、手法要正确、轻巧、切忌动作粗暴和大量暴露。态度要和蔼，检查应全面系统，从上到下循序进行，以免遗漏。但对危重症患者应根据病情重点进行，灵活掌控，应尽量避免因问诊、体检过繁增加患者痛苦，延误治疗时机。男性医师检查女性患者的泌尿生殖器官时，应有女性医护人员或第三者（亲属）在场。体格检查基本内容如下。

1. 生命体征　体温（T） 脉搏（P） 呼吸（R） 血压（BP）

2. 整体情况　①望神：包括神志、精神状况、表情等。②望色：面容、色泽、病容等。③望形：包括发育、营养、体型、体质等。④望态：包括体位、姿势、步态等。⑤声音：语言清晰度、强弱，如前轻后重、低微、异常声音，如咳嗽、呃逆、嗳气、哮鸣、呻吟等。⑥气味：是否正常、有无特殊气味等。⑦舌象：舌体的形质、动态、舌下脉络、舌色、苔质、苔色、有无津液等。⑧脉象：各种脉象。

3. 皮肤、黏膜及淋巴结　①皮肤黏膜：包括色泽、纹理、弹性、温度、汗液、斑疹、白痦、疮疡、瘢痕、肿物、腧穴异常征、血管征、蜘蛛痣、色素沉着等，并明确记录其部位、大小及程度，还要记录皮肤划痕症。②淋巴结：浅表淋巴结有无瘰疬（核），若有，应记录其大小、活动度、部位、数目、压痛、质地等。

4. 头面部　①头部：有无畸形、肿物、压痛、头发情况（疏密、色泽、分布），有无疖、癣、瘢痕。②眼：眉毛有无脱落，睫毛有无倒睫，眼睑有无水肿、下垂、闭合、歪斜，眼球活动情况（有无震颤、斜视），结膜有无充血、水肿、苍白、出血、滤泡，巩膜是否黄染、充血，角膜有无浑浊、瘢痕、反射，瞳孔大小（两侧是否等大、等圆，得神、失神、神呆），对光反射等。③耳：耳廓形状，外耳道是否通畅，有无分泌物，乳突有无压痛，听力情况等。④鼻：有无畸形、中隔偏曲或穿孔，有无鼻甲肥大或阻塞，鼻腔分泌物性状，出血部位、数量，鼻旁窦有无压痛及嗅觉情况等。⑤口腔：口唇颜色，有无疱疹、皲裂、溃疡；牙齿有无龋齿、缺齿、义齿、残根，并注明其位置；齿龈的色泽（有无肿胀、溢脓、出血、铅线、萎缩）；口腔黏膜有无发疹、出血、溃疡及腮腺导管口情况；扁桃体大小及有无充血和分泌物、假膜；咽部是否充血及反射等，悬雍垂是否居中等。

5. 颈部　颈部（是否对称，有无抵抗强直、压痛、肿块，活动度是否受限），颈动脉有无异常搏动及杂音，颈静脉有无怒张，有无肝颈静脉回流征，气管位置是否居中，有无瘿瘤（如有，应描述其形态、硬度，有无压痛、震颤及杂音）。

6. 胸部　①胸廓：是否对称，有无畸形、局部隆起、凹陷、压痛，有无水肿、皮下气肿、肿块，静脉有无怒张及回流异常。②乳房：大小，有无红肿、橘皮样外观、压痛，有无结节、肿块（若有应记录其部位、大小、活动度、数目、压痛质地）。③肺脏：呼吸类型、动度（两侧对比是否对称）、呼吸速度和特征、肋间隙（是否增宽、变窄、隆起、凹陷）。有无语颤、摩擦音、皮下气肿、捻发音。叩诊音（清音、浊音、鼓音、实音，异常者应注明部位）。肝浊音界、肺下界、呼吸时肺下缘移动度。呼吸音的性质（肺泡音、支气管肺泡音、管状性呼吸音）、强度（减弱、增强、消失）、有无干湿啰音，语音传导有无异常。有无胸膜摩擦音、哮鸣音。④心脏：心尖搏动的性质及位置（最强点），有无震颤或摩擦音（含部位、时间和强度）。心脏左右浊音界，心脏搏动的节律、频率，心音强弱、分裂，肺动脉瓣区第二心音与主动脉瓣区第二心音的比较，额外心音、奔马律等。有无心脏杂音及杂音的部位、性质、心动周期的传导方向、何处最响及强度。有无心包摩擦音。心律不齐时应比较心率和脉率。

7. 血管　①桡动脉的频率、节律，包括规则、不规则、脉搏短绌，有无奇脉，左右桡动脉搏动的比较，动脉壁的性质、紧张度和硬度。股动脉及肱动脉有无枪击音。②周围血管征：毛细血管搏动征，射枪音，水冲脉，动脉异常搏动，Duroziez征。

8. 腹部 ①视诊：对称性、大小、膨隆、凹陷、呼吸运动、皮疹、色素、条纹、瘢痕、体毛、脐疝、静脉曲张与血流方向、胃肠蠕动波、腹围测量（有腹水或腹部包块时）。②触诊：腹部柔软度、紧张，有无压痛、反跳痛（压痛部位及其程度），拒按或喜按。③叩诊：有无移动性浊音、包块（部位、大小、形态、软硬度、压痛、移动度）。④听诊：鼓音，有无移动性浊音。肠鸣音，有无气过水声、血管杂音及其部位、性质等。⑤肝脏：大小、质地、边缘钝或锐、压痛；表面光滑与否，有无结节；肝浊音界，如有肝大，应图示。⑥胆囊：可否触及、大小、形态、压痛。⑦脾脏：可否触及、大小、硬度、压痛、表面光滑度及边缘钝或锐；如有脾大，应图示。⑧肾脏：大小、硬度、是否有叩击痛、移动度。⑨膀胱：可否触及、上界，输尿管压痛点等。

9. 二阴及排泄物 ①二阴：根据需要进行检查。②排泄物：包括痰液、呕吐物、大便、小便、汗液等。

10. 脊柱四肢 ①脊柱：有无畸形、强直、叩击痛，活动度是否受限，两侧肌肉有无紧张、压痛。②四肢：肌力、肌张力，有无外伤、骨折、肌萎缩。关节有无红肿、疼痛、压痛、积液、脱臼、活动度，有无畸形（强直），下肢有无水肿、静脉曲张。指（趾）甲荣枯、色泽、形状等。

11. 神经系统 ①感觉：痛觉、温度觉、触觉、音叉振动觉及关节位置觉。②运动：肌肉有无紧张及萎缩，有无瘫痪（部位和程度，系迟缓性或痉挛性），有无不正常的动作，共济运动及步态如何。③浅反射：腹壁反射、跖趾反射、提睾反射及肛门反射等。④深反射：肱二、三头肌反射，桡骨骨膜反射，膝腱反射及跟腱反射。⑤病理反射：在一般情况下应检查Hoffmann征，Babinski征，Kerning征。

（二）再次或多次入院记录

是指患者因同一种疾病再次或多次住入同一医疗机构时书写的记录。要求及内容基本同入院记录。主诉是记录患者本次入院的主要症状（或体征）及持续时间；现病史中要求首先对本次住院前历次有关住院诊疗经过进行小结，然后再书写本次入院的现病史。

（三）病程记录

病程记录是指继入院记录之后，对患者病情和诊疗过程所进行的连续性记录。内容包括患者的病情变化情况，重要的辅助检查结果及临床意义，上级医师查房意见，会诊意见，医师分析讨论意见，所采取的诊疗措施及效果，医嘱更改及理由，向患者及其近亲属告知的重要事项等。

主要病程记录的要求及内容如下。

1. 首次病程记录 是指患者入院后由经治医师或值班医师书写的第一次病程记录，应当在患者入院8小时内完成。首次病程记录的内容包括病例特点、拟诊讨论（诊断依据及鉴别诊断）、诊疗计划等。首次病程记录必须由具备执业医师接诊资格的医师书写。

（1）病历特点 应当在对病史、四诊情况、体格检查和辅助检查进行全面分析、归纳和整理后写出本病例特征，包括阳性发现和具有鉴别诊断意义的阴性症状和体征等。

（2）拟诊讨论（诊断依据及鉴别诊断） 根据病例特点，提出初步诊断和诊断依据；对诊断不明的写出鉴别诊断并进行分析；并对下一步诊治措施进行分析。诊断依据包括中医辨病辨证依据与西医诊断依据，鉴别诊断包括中医鉴别诊断与西医鉴别诊断。

（3）诊疗计划 提出具体的检查项目、中西医治疗措施及中医调护等。

2. 日常病程记录　是指对患者住院期间诊疗过程的经常性、连续性记录。日常病程记录的书写要求及时、准确、详细、文字清晰简练、重点突出、讨论深入。由经治医师书写，也可以由实习医务人员或试用期医务人员书写，但应有经治医师签名。首先标明记录时间，另起一行记录具体内容。对病危患者应当根据病情变化随时书写病程记录，每天至少1次，记录时间应当具体到分钟。对病重患者，至少2天记录1次病程记录。对病情稳定的患者，至少3天记录1次病程记录。其基本内容与要求如下。

（1）病情变化的治疗情况，特别要注意对生命体征的检查和记录。病情平稳时，要记录一般情况如神志、精神、情绪、饮食、二便等；病情骤变时，应详细记载病情变化，并对可能的预后（如合病、并病）进行分析判断。抢救记录等紧急处理需操作完成后即可书写治疗经过。

（2）各项检查的回报结果，并进行前后对比、分析拟定新的治疗方案。

（3）新开医嘱、停用医嘱及其依据。若变更治法及用药，要求有理有据。

（4）原诊断的修改、新诊断的确定，均应说明理由。

（5）详细记录诊疗操作的情况（如拔罐、针灸、中药熏洗、穴位贴敷等）。

（6）与患者本人、家属或单位负责人的谈话内容。必要时请对方签字。

（7）急、危、重、难病历的病程记录，应由上级医师亲自书写或审核后签字。

（8）专科会诊记录由会诊医师在病程记录中或专用会诊单上书写。院外专家会诊或院内大会诊，由经管医生如实记录。

3. 上级医师查房记录　是指上级医师查房时对患者病情、诊断、鉴别诊断、当前治疗措施疗效的分析及下一步诊疗意见等的记录。

主治医师首次查房记录应当于患者入院48小时内完成。内容包括查房医师的姓名、专业技术职务、补充的病史和体征、理法方药分析、诊断依据与鉴别诊断的分析及诊疗计划等。

主治医师日常查房记录间隔时间视病情和诊疗情况确定，内容包括查房医师的姓名、专业技术职务、对病情的分析和诊疗意见等。

科主任或具有副主任医师以上专业技术职务任职资格医师查房的记录，内容包括查房医师的姓名、专业技术职务、对病情和理法方药的分析及诊疗意见等。

4. 疑难病例讨论记录　是指由科主任或具有副主任医师以上专业技术任职资格的医师主持、召集有关医务人员对确诊困难或疗效不确切的病例讨论记录。内容包括讨论日期、主持人、参加人员姓名及专业技术职务、具体讨论意见及主持人小结意见等。

5. 交（接）班记录　是指患者经治医师发生变更之际，交班医师和接班医师分别对患者病情及诊疗情况进行简要总结的记录。交班记录应当在交班前由交班医师书写完成；接班记录应当由接班医师于接班后24小时内完成。交（接）班记录的内容包括入院日期、交班或接班日期、患者姓名、性别、年龄、主诉、入院情况、入院诊断、诊疗经过、目前情况、目前诊断、交班注意事项或接班诊疗计划、医师签名等。

6. 转科记录　是指患者住院期间需要转科时，经转入科室医师会诊并同意接收后，由转出科室和转入科室医师分别书写的记录。包括转出记录和转入记录。转出记录由转出科室医师在患者转出科室前书写完成（紧急情况除外）；转入记录由转入科室医师于患者转入后24小时内完成。转科记录内容包括入院日期、转出或转入日期，转出、转入科室名称，患者姓名、性别、年龄、主诉、入院情况、入院诊断、诊疗经过、目前情况、目前诊断、转科目的及注意事项或转入诊疗计划、医师签名等。

7. 阶段小结　是指患者住院时间较长，由经治医师每月所作病情及诊疗情况总结。阶段小结的内容包括入院日期、小结日期，患者姓名、性别、年龄、主诉、入院情况、入院诊断、诊疗经过、目前情况、目前诊断、诊疗计划、医师签名等。

交（接）班记录、转科记录可代替阶段小结。

8. 抢救记录　是指患者病情危重，采取抢救措施时作的记录。因抢救急危患者，未能及时书写病历的，有关医务人员应当在抢救结束后6小时内据实补记，并加以注明。内容包括病情变化情况、抢救时间及措施、参加抢救的医务人员姓名及专业技术职称等。记录抢救时间应当具体到分钟。

9. 有创诊疗操作记录　是指在临床诊疗活动过程中进行的各种诊断、治疗性操作（如胸腔穿刺、腹腔穿刺等）的记录。应当在操作完成后即刻书写。内容包括操作名称、操作时间、操作步骤、结果及患者一般情况，记录过程是否顺利、有无不良反应，术后注意事项及是否向患者说明，操作医师签名。

10. 会诊记录（含会诊意见）　是指患者在住院期间需要其他科室或者其他医疗机构协助诊疗时，分别由申请医师和会诊医师书写的记录。会诊记录应另页书写。内容包括申请会诊记录和会诊意见记录。申请会诊记录应当简要载明患者病情及诊疗情况、申请会诊的理由和目的，申请会诊医师签名等。常规会诊意见记录应当由会诊医师在会诊申请发出后48小时内完成，急会诊时会诊医师应当在会诊申请发出后10分钟内到场，并在会诊结束后即刻完成会诊记录。会诊记录内容包括会诊意见、会诊医师所在的科别或者医疗机构名称、会诊时间及会诊医师签名等。申请会诊医师应在病程记录中记录会诊意见执行情况。

11. 术前小结　是指在患者手术前，由经治医师对患者病情所做的总结。内容包括简要病情、术前诊断、手术指征、拟施手术名称和方式、拟施麻醉方式、注意事项，并记录手术者术前查看患者相关情况等。

12. 术前讨论记录　是指因患者病情较重或手术难度较大，手术前在上级医师主持下，对拟实施手术方式和术中可能出现的问题及应对措施所做的讨论。讨论内容包括术前准备情况、手术指征、手术方案、可能出现的意外及防范措施、参加讨论者的姓名及专业技术职务、具体讨论意见及主持人小结意见、讨论日期、记录者的签名等。

13. 麻醉术前访视记录　是指在麻醉实施前，由麻醉医师对患者拟施麻醉进行风险评估的记录。麻醉术前访视可另立单页，也可在病程中记录。内容包括姓名、性别、年龄、科别、病案号，患者一般情况、简要病史、与麻醉相关的辅助检查结果、拟行手术方式、拟行麻醉方式、麻醉适应证及麻醉中需注意的问题、术前麻醉医嘱、麻醉医师签字并填写日期。

14. 麻醉记录　是指麻醉医师在麻醉实施中书写的麻醉经过及处理措施的记录。麻醉记录应当另页书写，内容包括患者一般情况、术前特殊情况、麻醉前用药、术前诊断、术中诊断、手术方式及日期、麻醉方式、麻醉诱导及各项操作开始及结束时间，麻醉期间用药名称、方式及剂量，麻醉期间特殊或突发情况及处理、手术起止时间、麻醉医师签名等。

15. 手术记录　是指手术者书写的反映手术一般情况、手术经过、术中发现及处理等情况的特殊记录，应当在术后24小时内完成。特殊情况下由第一助手书写时，应有手术者签名。手术记录应当另页书写，内容包括一般项目（患者姓名、性别、科别、病房、床位号、住院病历号或病案号）、手术日期、术前诊断、术中诊断、手术名称、施术者及助手姓名、麻醉方法、手术经过、术中出现的情况及处理等。

16. 手术安全核查记录　是指由手术医师、麻醉医师和巡回护士三方，在麻醉实施前、手术开始前和患者离室前，共同对患者身份、手术部位、手术方式、麻醉及手术风险、手术使用物品清点等内容进行核对的记录，输血的患者还应对血型、用血量进行核对。应有手术医师、麻醉医师和巡回护士三方核对、确认并签字。

17.　**手术清点记录**　是指巡回护士对手术患者术中所用血液、器械、敷料等的记录，应当在手术结束后即时完成。手术清点记录应当另页书写，内容包括患者姓名、住院病历号（或病案号）、手术日期、手术名称、术中所用各种器械和敷料数量的清点核对、巡回护士和手术器械护士签名等。

18.　**术后首次病程记录**　是指参加手术的医师在患者术后即时完成的病程记录。内容包括手术时间、术中诊断、麻醉方式、手术方式、手术简要经过、术后处理措施、术后应当特别注意观察的事项等。

19.　**麻醉术后访视记录**　是指麻醉实施后，由麻醉医师对术后患者麻醉恢复情况进行访视的记录。麻醉术后访视可另立单页，也可在病程中记录。内容包括姓名、性别、年龄、科别、病案号，患者一般情况、麻醉恢复情况、清醒时间、术后医嘱、是否拔除气管插管等，如有特殊情况应详细记录，麻醉医师签字并填写日期。

20.　**出院记录**　是指经治医师对患者此次住院期间诊疗情况的总结，应当在患者出院后24小时内完成。内容主要包括入院日期、出院日期、入院情况、入院诊断、诊疗经过、出院诊断、出院情况、出院医嘱、中医调护、医师签名等。

附：24小时内入出院记录

患者入院不足24小时出院的，可以书写24小时内入出院记录。内容包括患者姓名、性别、年龄、职业、入院时间、出院时间、主诉、入院情况、入院诊断、诊疗经过、出院情况、出院诊断、出院医嘱，医师签名等。

21.　**死亡记录**　是指经治医师对死亡患者住院期间诊疗和抢救经过的记录，应当在患者死亡后24小时内完成。内容包括入院日期、死亡时间、入院情况、入院诊断、诊疗经过（重点记录病情演变、抢救经过）、死亡原因、死亡诊断等。记录死亡时间应当具体到分钟。

附：24小时内入院死亡记录

患者入院不足24小时死亡者，可以书写24小时内入院死亡记录。内容包括患者姓名、性别、年龄、职业、入院时间、死亡时间、主诉、入院情况、入院诊断、诊疗经过（抢救经过）、死亡原因、死亡诊断，医师签名等。

22.　**死亡病例讨论记录**　是指在患者死亡一周内，由科主任或具有副主任医师以上专业技术职务任职资格的医师主持，对死亡病例进行讨论、分析的记录。内容包括讨论日期、主持人及参加人员姓名、专业技术职务、具体讨论意见及主持人小结意见、记录者的签名等。

目标检测

答案解析

一、A1型选择题

1. 对需取得患者书面同意方可进行的医疗活动，应当由除下列哪项（　　）签署知情同意书。

A. 患者本人　　　　　　B. 医疗机构负责　　　　C. 患者授权的人员

D. 法定代理人或关系人　E. 医院授权的医务人员

2. 关于主诉的写作要求，下列哪项不正确（　　）

A. 提示疾病主要属何系统　　　　B. 指出发生并发症的可能

C. 提示疾病的急性或慢性　　　　D. 指出疾病发生、发展、治疗及预后

E. 文字简洁、术语规范

3. 病历书写不正确的是（　　）
　　A. 入院记录需在24小时内完成
　　B. 出院记录应转抄在门诊病历中
　　C. 急会诊医师应当在会诊结束后12小时内完成会诊记录
　　D. 转出记录由原住院科室医师书写
　　E. 手术记录由主刀医师书写

4. 下列不属于既往史的是（　　）
　　A. 传染病史及接触史　　　　　B. 手术外伤史　　　　　　C. 家族遗传病史及外出史
　　D. 局灶病史　　　　　　　　　E. 预防接种史及药物过敏史

5. 现病史的要求及内容不正确的是（　　）
　　A. 与本次疾病虽无紧密关系、但仍需治疗的其他疾病情况，在现病史后另起一段予以记录
　　B. 应当按时间顺序书写记录发病的时间、地点、起病缓急、前驱症状、可能的原因或诱因
　　C. 中医望、闻、切诊，记录神色、形态、语声、气息、舌象、脉象等
　　D. 发病以来诊治经过及结果
　　E. 患者本次疾病的发生、演变、诊疗等方面的详细情况

6. 下列关于电子病历系统的描述正确的是（　　）
　　A. 电子病历数据应当保存备份，并定期对备份数据进行修改及恢复试验
　　B. 电子病历系统应当具有严格的复制、纠错管理功能。
　　C. 门诊电子病历记录以接诊医师录入确认即为归档，归档后经申请批准可以修改
　　D. 归档后的电子病历采用电子数据方式保存，必要时可修改后打印纸质版本
　　E. 电子病历系统应当设置医务人员修改的权限和时限

7. 关于病程记录书写，下列叙述不正确的是（　　）
　　A. 各级医师查房及会诊意见　　　　　　B. 医技检查结果及分析
　　C. 症状及体征改变　　　　　　　　　　D. 每周一次记录
　　E. 临床操作及诊疗方法

8. 下列哪项不是手术同意书中包含的内容（　　）
　　A. 经治医师或术者署名
　　B. 术前查房记录
　　C. 术中或术后可能出现并发症、手术风险
　　D. 患者或法定代理人签署意见并署名
　　E. 术前诊疗、手术名称

9. 术后首次病程记录完成时限为（　　）
　　A. 术后3小时　　　　　　　B. 术后4小时　　　　　　　C. 术后5分钟
　　D. 术后立即　　　　　　　　E. 术后12小时

10. 下列有审签院外会诊权利的是（　　）
　　A. 科主任　　　　　　　　　B. 主治医师　　　　　　　　C. 主任或副主任医师
　　D. 住院医师　　　　　　　　E. 实习医师

三、B1型选择题

（1~2题共用以下选项）
A. 7天　　　　　　　B. 8天　　　　　　　C. 9天　　　　　　　D. 3天　　　　　　　E. 1天

1. 死亡病历讨论记录应在多长时间内完成（ ）

2. 病情稳定的慢性病患者最少（ ）天记录一次病程。

（3~5题共用以下选项）

    A. 主诉   B. 现病史   C. 既往史   D. 个人史   E. 家族史

3. 记录疾病目前发展改变全过程，是指（ ）

4. 患者对青霉素、磺胺过敏应记录于（ ）

5. 患者有长期烟酒嗜好应记录于（ ）

（6~7题共用以下选项）

    A. 6小时   B. 24小时   C. 48小时   D. 4小时   E. 立即

6. 转入记录由转入科室医师于患者转入后（ ）小时内完成。

7. 有创诊疗操作记录应在操作完成（ ）后书写。

（孙景环）

书网融合……

知识回顾   习题

门诊病历和住院病历示范
（各个医院的格式要求略有不同）

（一）中医门诊病历（示范）

患者姓名：郑某	性别：男	出生日期：1990年2月23日
就诊日期：2022年4月11日		发病节气：清明
主诉：腹痛、腹泻3+天		
现病史：3+天前，患者因饮食不洁致腹痛，呈阵发性发作；腹泻，约10次/天，大便量时多时少，伴恶心，身软乏力，头晕不适，无呕吐、畏寒发热等症状。患者遂至当地诊所就诊，行输液、口服药物等治疗（具体用药不详），患者自觉疗效不佳，于今日前来我院就诊		
过敏史：患者否认药物及食物过敏史		
既往史：既往无特殊病史，否认疫情接触史		
体格检查：T 36.1℃　P 103次/分　R 20次/分　BP 106/74mmHg，面色红润，双肺、心脏未见明显异常，全腹柔软，中下腹轻度压痛，无反跳痛或肌紧张，肝、脾肋下未扪及，双下肢无水肿		
辅助检查：血常规+超敏C–反应蛋白、电解质、大便常规+隐血+轮状病毒测定		
中医诊断：泄泻——大肠湿热证		
西医诊断：急性胃肠炎伴脱水		
辨证依据：患者病势急迫，泻而不爽，肛门灼热，提示证候属实证；湿热伤中，湿热伤及肠胃，传化失常，故而暴注下迫，湿热阻遏气机，故见腹痛；湿热互结，腑气不畅故泻而不爽；舌红，苔黄腻，脉滑数，均为湿热内盛之象		
治则：祛邪		
治法：清热利湿，缓急止痛		
处方：葛根　12g　　黄芩　12g　　黄连　12g　　甘草　6g 　　　藿香　9g　　厚朴　9g　　茯苓　9g　　猪苓　9g 　　　泽泻　9g　　木香　6g　　芡实　9g　　肉桂　6g 　　　陈皮　9g　　白术　9g　　芍药　6g　　防风　6g 中药3剂，1日1剂，水煎，口服		
		医生：（签名）

（二）住院病历（示范）

姓　　名：吕某	出　生　地：重庆市江津区
性　　别：女	职　　　业：退（离）休人员
年　　龄：56岁	入 院 时 间：2022年1月11日19时46分
民　　族：汉族	记 录 时 间：2022年1月11日19时53分
婚姻状况：已婚	联 系 电 话：1815***6320

国　　籍：中国　　　　　　　　　　　　病史陈述者：患者及家属
家庭住址：重庆市江津区某小区某栋某号　　发 病 节 气：小寒后6天
主　　诉：呕吐、腹泻1天，发热4小时。

【现病史】1天前，患者无明显诱因出现呕吐3次，为胃内食物残渣，未见呕血及咖啡色物质，伴腹泻，解黄色黏液便3次，伴上腹部隐痛，无畏寒发热、无咳嗽咳痰、无胸闷心悸等不适，于院外诊所自行购买药物服用后症状无明显缓解，并于服药后4小时出现发热，当时体温37.3℃，现为求进一步诊治前来我院门诊就诊，门诊以"急性胃肠炎？"收入我科。

【现症见】患者神清，精神差，发热，体温39℃，恶心欲呕，中上腹隐痛，头晕痛，全身酸痛，小便正常，大便3日未解，昨日解黄色黏液便3次，睡眠一般，近期体重变化不详。

【既往史】既往体质一般，有糖尿病病史2⁺年，当时表现为口干多饮，自诉口服药物治疗，具体药物及剂量不详，自诉平时血糖在6~7mmol/L。既往有胃炎病史。否认"高血压、慢性肾病、冠心病、慢性肝病、慢性阻塞性肺疾病"等病史，否认"肝炎、结核"等传染病史，8⁺年前行半月板手术，5⁺年前行阑尾手术，否认外伤史，否认输血史及血制品使用史，对索米痛片过敏，否认其他过敏史，自诉曾经使用过布洛芬，无过敏反应等不适，预防接种史不详。系统回顾如下。

［呼吸系统］无咳嗽、咳痰，无呼吸困难、喘息，无胸痛及咯血，无低热、盗汗，与肺结核患者无密切接触史。

［循环系统］无心悸、活动后气促、晕厥、心前区疼痛、水肿。

［消化系统］恶心欲呕，腹痛、腹泻，无呕血，无反酸嗳气，无黑便、黄疸。

［泌尿系统］无尿频、尿急、尿痛、排尿困难、尿量改变、尿颜色改变、尿失禁、水肿。

［造血系统］头昏痛、全身酸痛乏力，无皮肤黏膜苍白、黄染、出血点、瘀斑，无胸骨压痛。

［内分泌系统及代谢］无畏寒、怕热、多汗，无食欲亢进，无多饮多尿，无双手震颤、性格改变，体重变化不详。

［神经精神系统］头昏痛，无晕厥，无失眠，无颤动、抽搐、瘫痪，无感觉异常，无意识障碍，无记忆力减退、视力障碍、情绪状态、智能改变。

［肌肉骨骼系统］无关节疼痛、运动障碍，无肢体肌肉麻木、震颤、痉挛萎缩。

【个人史】出生原籍，常住本地，否认粉尘放射性毒物等接触史，否认疫区居住史，否认吸烟史，否认饮酒史，否认性病及冶游史。

【婚育史】适龄结婚，丈夫已逝。

【月经史】已绝经，无绝经后阴道异常流血。

【生育史】育有1女，女儿体健。

【家族史】父亲健在，母亲健在，哥哥有糖尿病病史，否认三代近亲家族遗传性及精神性疾病史。

【中医四诊】

［望诊］神识清楚，精神萎靡不振，表情自然，面色晦暗暴露，双目目无精彩，形体壮实，平卧于床。

［闻诊］语声正常，气息平顺清晰，无咳嗽，无异常气味闻及。

［舌象］舌红，苔薄白，舌底络脉色暗，可见迂曲。

［脉象］脉滑数。

【体格检查】

体温：39.0℃ 　脉搏：121次/分 　呼吸：21次/分 　血压：114/77mmHg

［一般状况］步入病房，发育良好，营养中等，神志清楚，自动体位，检查合作。

［皮肤黏膜］全身皮肤弹性差，无黄染，无出血，无皮疹，无瘀点、瘀斑，无水肿，无肝掌，无蜘蛛痣。

［淋巴结］全身常见浅表淋巴结未触及肿大。

［头部及其器官］

头颅：大小正常，无畸形、肿物及压痛，无疖、癣、瘢痕。

眼：无水肿，无眼睑下垂，巩膜无黄染，结膜正常，双侧瞳孔等大同圆，直径约3mm，双侧瞳孔对光反应无异常，眼球各方向活动正常。

耳：耳外观无畸形，听力正常，外耳道无异常分泌物。

鼻：鼻外观无畸形，鼻腔通常，鼻中隔无偏曲，鼻腔无异常分泌物。

口腔：口唇红润，口腔黏膜无异常，伸舌居中，咽部充血，扁桃体无肿大。

颈部：颈部柔软，无抵抗，颈部双侧对称，气管居中，颈静脉无怒张，颈静脉回流征阴性，甲状腺无肿大、压痛、结节、震颤及杂音。

［胸部］胸廓对称，无畸形，以胸式呼吸方式为主，正常肋间隙，双侧乳房正常。

［肺］

视诊：呼吸动度两侧一致。

触诊：语颤正常，无胸膜摩擦感、皮下气肿、捻发音。

叩诊：双肺叩诊呈清音。

听诊：双肺呼吸音清晰，未闻及干湿性啰音、哮鸣音，无胸膜摩擦音。

［心脏］

视诊：心前区无异常搏动及隆起，未见明显心尖搏动。

触诊：心尖搏动位于第五肋间左锁骨中线内0.5cm处，无抬举性心尖搏动。

叩诊：心脏相对浊音界

右侧（cm）	肋间	左侧（cm）
2	Ⅱ	2
2	Ⅲ	3.5
3	Ⅳ	5
	Ⅴ	7

左锁骨中线距前正中线距离8cm。

听诊：心率121次/分，心律齐，心音有力，各瓣膜听诊区未闻及病理性杂音。未闻及心包摩擦音。

桡动脉：脉律齐，正常脉波。

周围血管征：未闻及。

［腹部］腹围70 cm。

视诊：腹部平坦，腹式呼吸存在，无胃肠型和蠕动波，腹壁静脉无曲张。

触诊：腹软无紧张，无异常包块，中上腹压痛，无反跳痛。

肝脏：肋下未扪及。

胆囊：未扪及，墨菲征阴性。

脾脏：肋下未扪及。

肾脏：未扪及，无压痛。

膀胱：无膨胀，无压痛

叩诊：呈鼓音，无肝、脾、肾区叩击痛，移动性浊音阴性。

听诊：肠鸣音正常，3次/分，无气过水声，未闻及腹部血管杂音。

肛门直肠：无异常表现。

外生殖器：无异常表现。

脊柱：外形正常无侧凸，活动度正常，无压痛、叩击痛。

四肢：外形正常，肌力、肌张力正常，双下肢静脉无曲张及水肿，无杵状指。

［神经系统］

生理反射：正常存在。

病理反射：未引出。

脑膜刺激征：颈强直（－）、凯尔尼格征（－）、布鲁津斯基征（－）。

【专科检查】

咽部充血，扁桃体无肿大，双肺呼吸音增粗，未闻及干湿性啰音、哮鸣音，无胸膜摩擦音。心界正常，心率121次/分，心律齐，心音有力，各瓣膜听诊区未闻及病理性杂音。腹软无紧张，无异常包块，中上腹压痛，无反跳痛。腹部平坦，腹式呼吸存在，无胃肠型和蠕动波，腹壁静脉无曲张，振水音阴性。

【辅助检查】

2022年1月11日，20：02尿常规：尿隐血（＋＋）、尿酮体（＋＋＋）、尿糖（＋＋＋＋）、尿蛋白（＋＋＋）、红细胞每高倍视野16个。2022年1月11日测电解质：Na^+124.45mmol/L、Cl^-89.13mmol/L、二氧化碳结合力13.70mmol/L。血清淀粉酶22.14mmol/L。血常规：WBC 10.26×10^9/L、N 91.10%、C-反应蛋白 152.10mg/L、超敏C-反应蛋白>5mg/L。

【初步诊断】

中医诊断：呕吐——外邪犯胃证

西医诊断：1. 呕吐、腹泻待诊

　　　　　　急性胃肠炎？

　　　　　　糖尿病酮症酸中毒？

　　　　　　其他？

　　　　2. 发热待诊：尿路感染？

　　　　　　　　　　　肺部感染？

实习医师：（签名）

日　　期：

（孙景环）

主要参考书目

［1］朱文锋.中医诊断学［M］.北京：中国中医药出版社，2019.

［2］李灿东.中医诊断学［M］.北京：中国中医药出版社，2016.

［3］陈家旭.中医诊断学［M］.北京：中国中医药出版社，2015.

［4］赵桂芝，杜金双.中医诊断学［M］.西安：西安交通大学出版社，2013.

［5］陈家旭，邹小娟.中医诊断学［M］.北京：人民卫生出版社，2012.

［6］袁肇凯，王天芳.中医诊断学［M］.北京：中国中医药出版社，2007.

［7］邓铁涛.中医诊断学［M］.上海：上海科学技术出版社，2006.

［8］王农银.中医诊断学［M］.北京：中国中医药出版社，2018.

［9］马维平.中医诊断学［M］.北京：人民卫生出版社，2013.

［10］孙景环.周天寒肺病证治［M］.北京：学苑出版社，2016.

彩　图

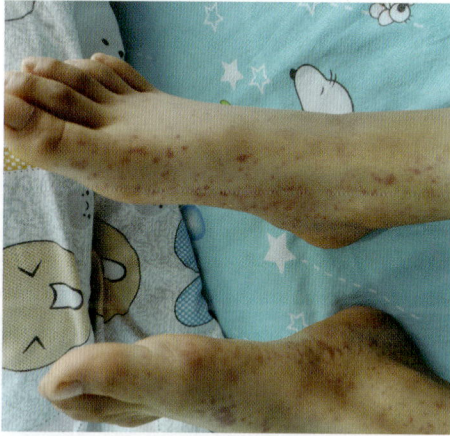

彩图1　斑

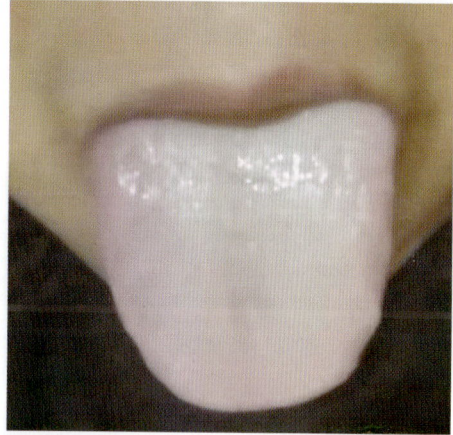

彩图2　淡白舌

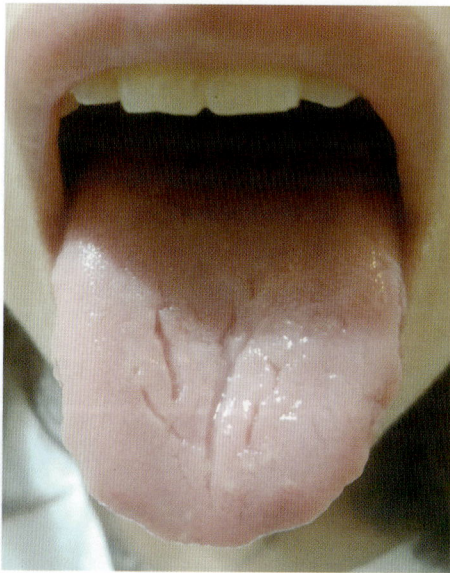

彩图3　舌淡胖嫩

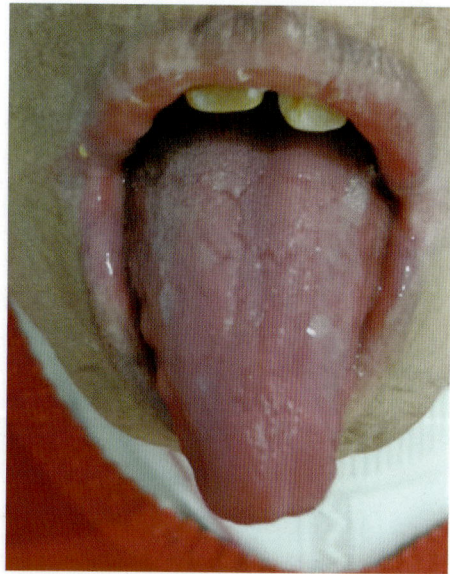

彩图4　红舌

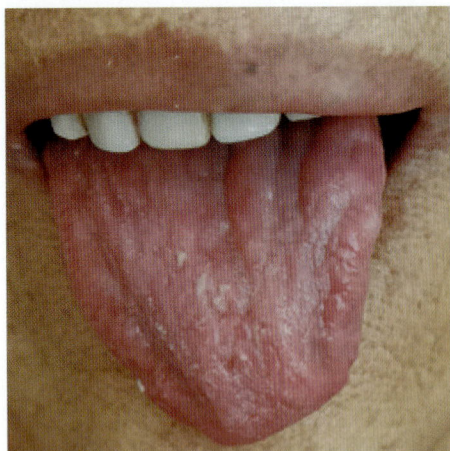

彩图5　舌光红无苔

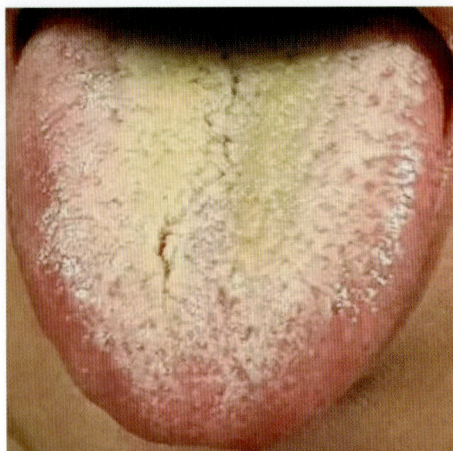

彩图6　舌红苔黄腻

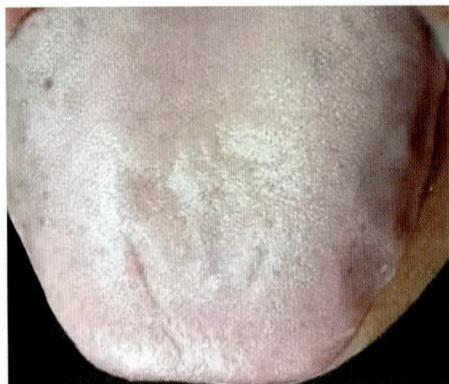

彩图7　青舌

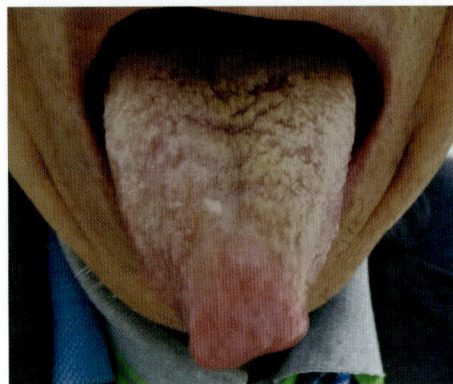

彩图8　老舌

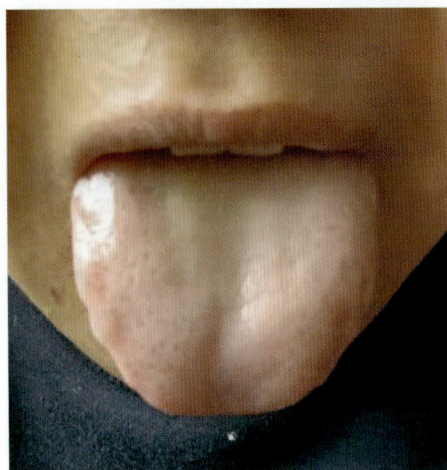

彩图9　嫩舌

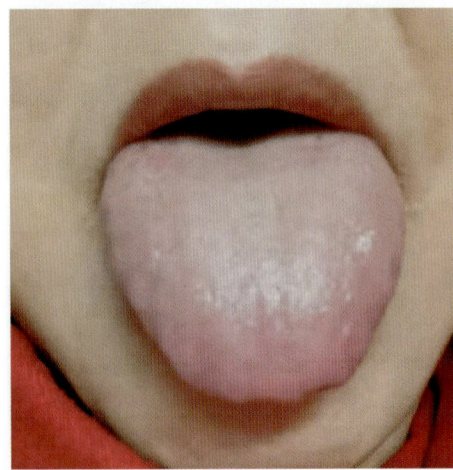

彩图10　胖大舌

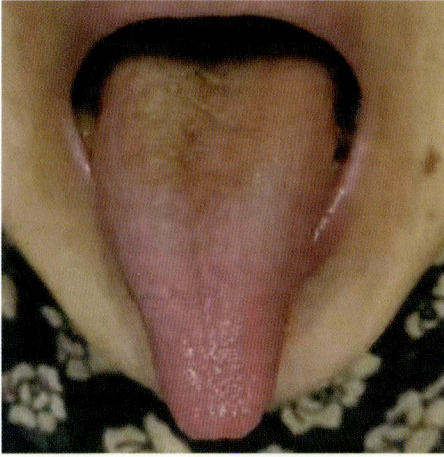

彩图 11　瘦舌

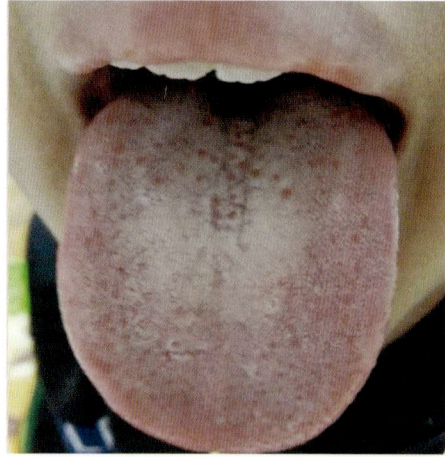

彩图 12　舌根点刺

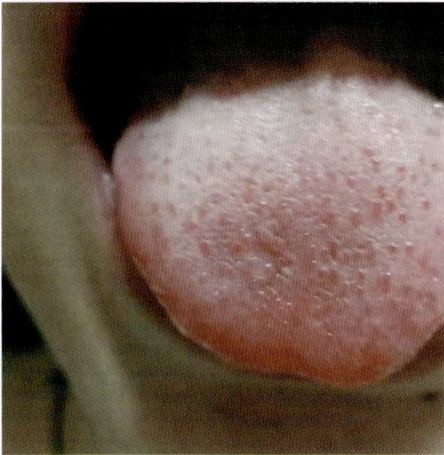

彩图 13　舌尖点刺

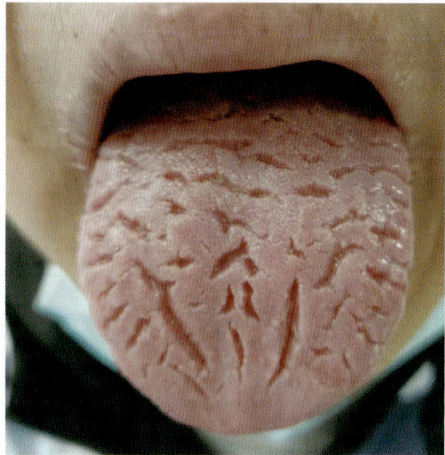

彩图 14　裂纹舌

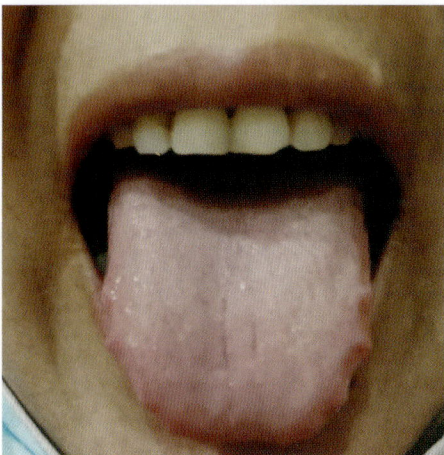

彩图 15　齿痕舌

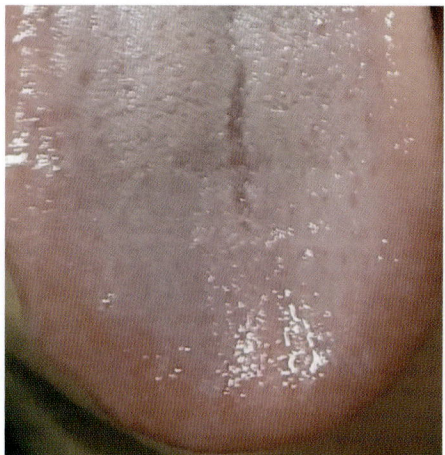

彩图 16　薄苔

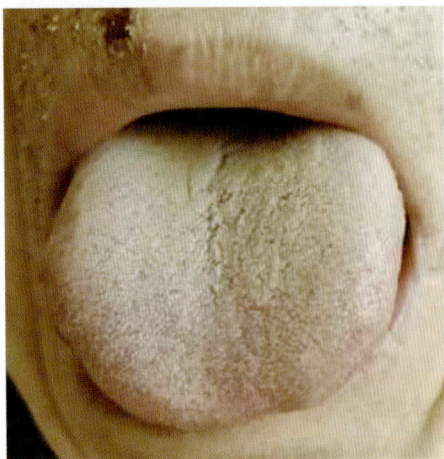

彩图17　厚苔

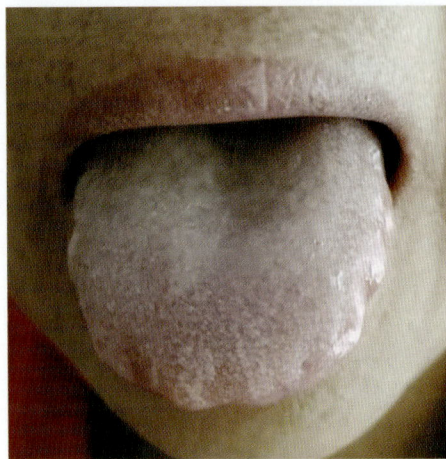

彩图18　滑苔

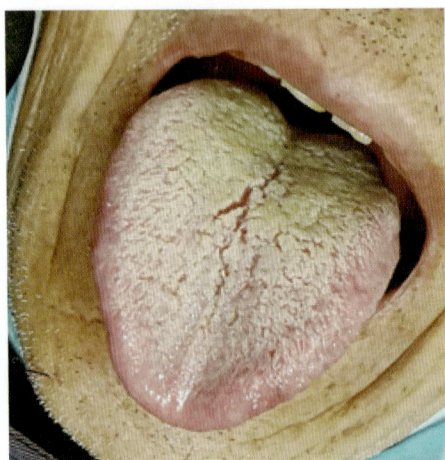

彩图19　燥苔

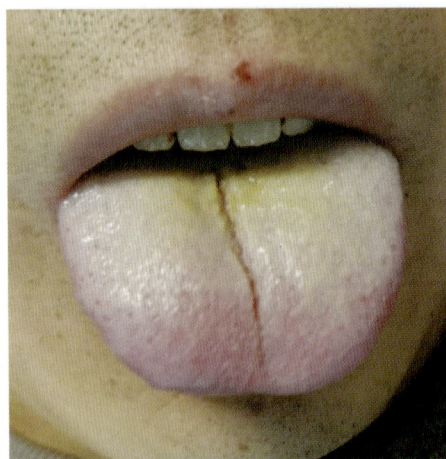

彩图20　腻苔（微黄）

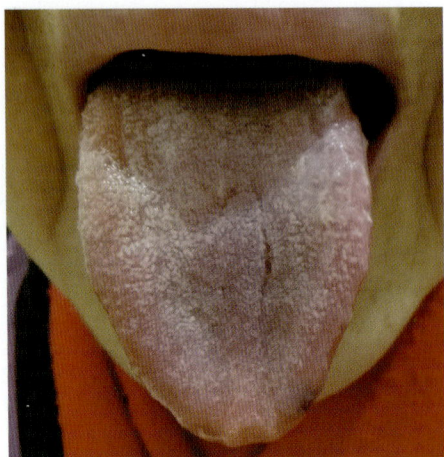

彩图21　腐苔

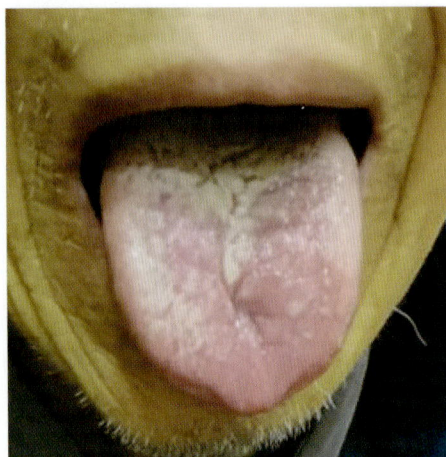

彩图22　前剥苔

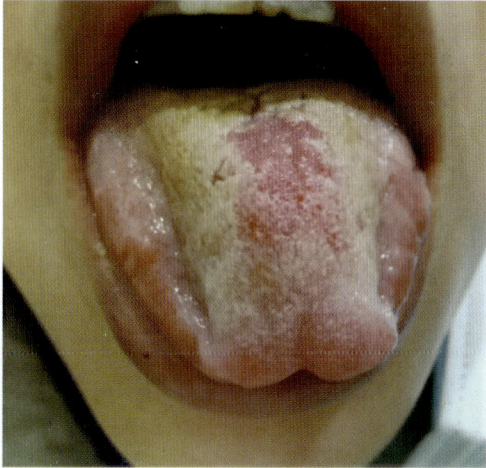

彩图23　中剥苔

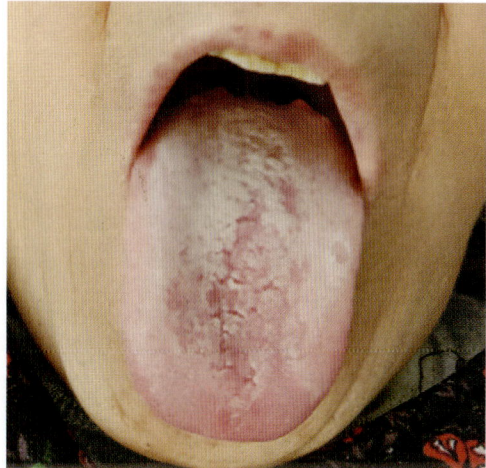

彩图24　类剥苔

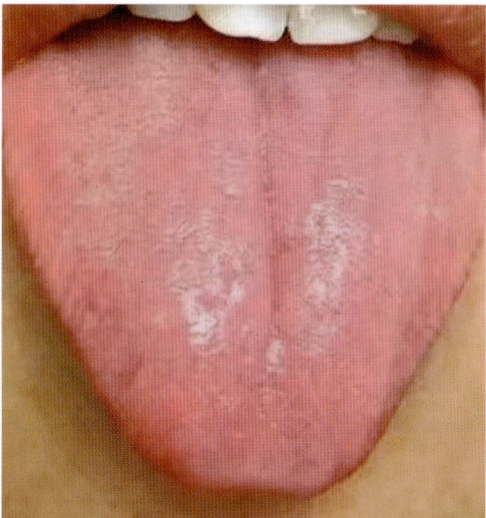

彩图25　镜面舌

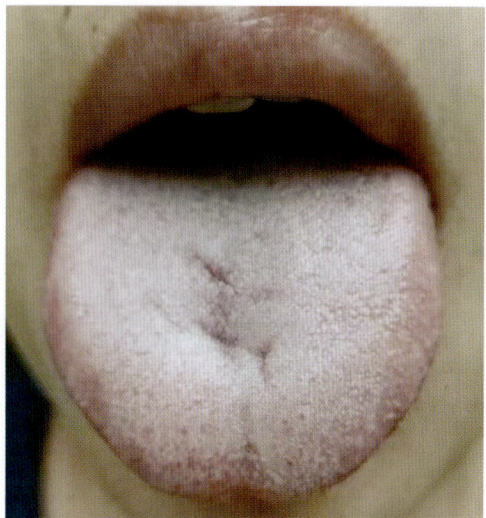

彩图26　白苔

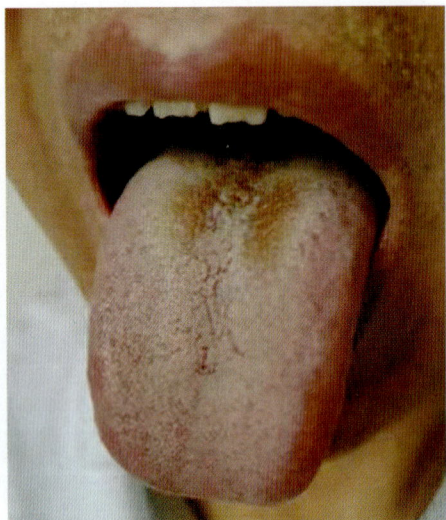

彩图27　焦黄苔

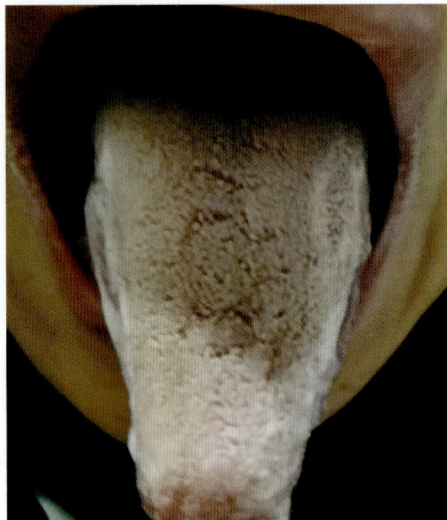

彩图28　灰苔

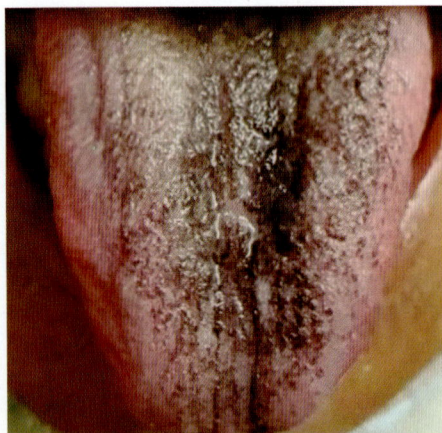

彩图29　黑苔

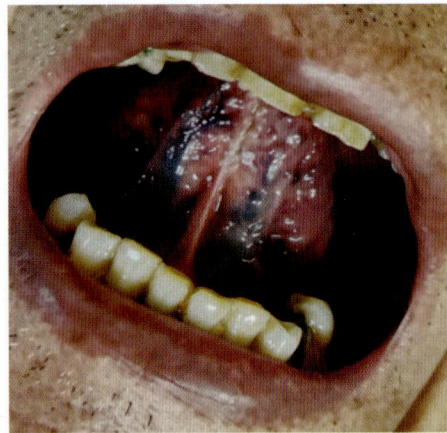

彩图30　舌下络脉瘀血